实用泌尿外科疾病的诊治与临床护理

董理鸣　张惜妍◎著

中国纺织出版社有限公司

图书在版编目（CIP）数据

实用泌尿外科疾病的诊治与临床护理 / 董理鸣，张惜妍著. --北京：中国纺织出版社有限公司，2021.8
ISBN 978-7-5180-8592-7

Ⅰ. ①实… Ⅱ. ①董… ②张… Ⅲ. ①泌尿系统疾病—诊疗②泌尿系统疾病—护理 Ⅳ. ①R69②R473.6

中国版本图书馆CIP数据核字（2021）第100349号

责任编辑：傅保娣　　责任校对：高　涵　　责任印制：王艳丽

中国纺织出版社有限公司出版发行
地址：北京市朝阳区百子湾东里A407号楼　邮政编码：100124
销售电话：010—67004422　传真：010—87155801
http://www.c-textilep. com
中国纺织出版社天猫旗舰店
官方微博 http://weibo.com/2119887771
三河市宏盛印务有限公司印刷　各地新华书店经销
2021年8月第1版第1次印刷
开本：787 × 1092　1/16　印张：14.5
字数：325千字　定价：88.00元

前　言

随着我国综合国力的不断增强，人们的生活水平也在不断提高。在这种形势下，泌尿外科疾病的发病率逐年上升，严重影响人们的身心健康，给社会、家庭及个人带来沉重的负担。为了解决当前所面对的问题，研究者们对泌尿外科疾病的诊疗与研究也日渐活跃起来，各种理论和方法不断更新和完善，新技术和新方法也应运而生。若使泌尿外科疾病得到正确的诊断和治疗，就要求每一名泌尿外科医师既要有扎实的理论基础又要有丰富的临床经验。医师们只有不断学习、实践，才能提高诊断水平，更好地诊治疾病，减轻患者负担。因此，为提高新技术在临床的规范应用，著者结合多年的临床工作经验编写了《实用泌尿外科疾病的诊治与临床护理》，力求使本书成为指导泌尿外科医师日常工作的工具书。

本书首先简要介绍了泌尿生殖系统的解剖与生理，然后对泌尿生殖系统损伤、泌尿生殖系统结石、泌尿生殖系统畸形、泌尿系统肿瘤、泌尿生殖系统感染、肾血管性疾病等进行了系统的论述，针对各种常见病和多发病，全面讲解了其病因、临床表现、诊断方法、治疗方案等内容；最后对泌尿外科常见病的护理技术进行了阐述。本书概念新颖、观点清晰、内容丰富、重点突出、实用性强，对临床工作具有良好的指导意义，适用于各级医院的泌尿外科医师及在校医学生参考阅读。

由于编者能力有限，且时间紧促，书中内容难免存在疏漏和不妥之处，恳请读者不吝赐教、指正。

著　者

2021 年 5 月

目 录

第一章　泌尿生殖系统的解剖与生理

第一节　肾　脏

一、肾脏的大体解剖

肾脏为成对的实质性器官。正常成年人肾脏的大小：长为 12～15 cm，宽为 5～6 cm，厚为 3～4 cm，重为 120～150 g。左肾较长，右肾较厚。两个肾脏位于腹膜后，呈八字形在脊柱两旁浅窝中。肾脏表面有 3 层被膜包绕，肾外缘凸面，内缘凹面；凹面中心部为肾门，肾门向内扩张，形成一个间隙，称为肾窦；肾脏血管、神经和淋巴管均由此进入肾脏，肾盂和输尿管则由此出肾外。肾门部进出组织称为肾蒂。由于肝脏对右肾的压迫，右肾低于左肾，右肾门中心对应第二腰椎横突，左肾门中心对应第一腰椎横突。两肾上极紧靠横膈，因而肾脏可随着呼吸移动，移动范围在 4 cm 左右，超出这一范围即可认为肾下垂。肾脏的包膜分为真包膜、脂肪囊和周围筋膜三部分。真包膜是紧贴于肾实质表面上的纤维膜。脂肪囊是真包膜外层，为极其丰富的脂肪组织，对肾具有保护和稳定作用。肾周围筋膜在两肾的外侧分为两叶，形成一个间隙，分别包围两个肾脏和肾上腺，两叶在中线及顶部彼此粘连，在下极则开放着形成一缺口。因此，有人认为这一缺口可能是造成肾下垂的原因之一。肾脏的稳定依赖肾周脂肪组织、肾周筋膜、肾蒂及邻近器官的紧密排列，腹肌的张力以及胰腺对左肾也起到一定支架的作用（图 1-1）。肾脏实质分为皮质和髓质（图 1-2）。肾皮质主要由肾小球和部分肾曲小管组成。皮质不仅分布在肾表层，而且部分深入到髓质各锥体间形成肾柱。接受尿液的漏斗称为小盏，2～3小盏汇成 1 个大盏，3～4 个大盏合并为肾盂。髓质由8～15个锥体所组成，其底部朝外与皮质相连，其尖端（乳头部）朝内对着个小盏。锥体主要的组织为髓袢和集合管，后者彼此结合成为乳头管，每个乳头有 12～30 个乳头管向肾小盏开口，尿液经小盏、大盏、肾盂和输尿管排入膀胱。

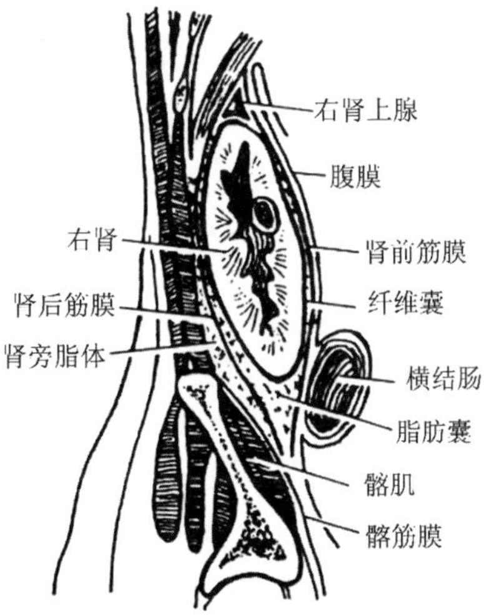

图 1-1　肾的被膜

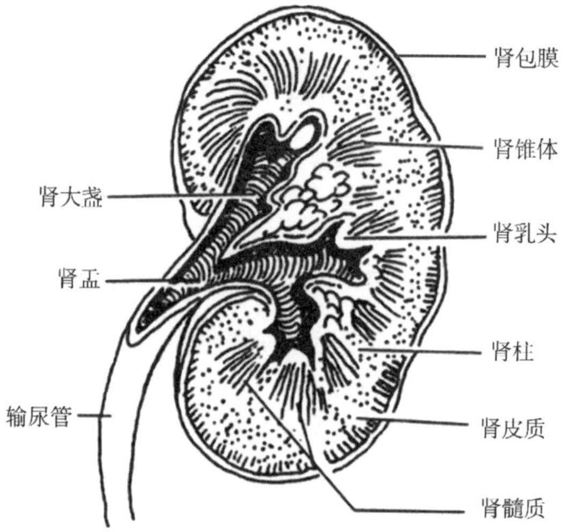

图 1-2　肾的结构

肾盂是由输尿管上端的扩张部分形成的一个漏斗状结构，位于肾动脉后，由肾门经肾窦进入肾实质，然后分为 2 个或 3 个大盏。肾盂大部分在肾门内的称为肾内肾盂，在肾门外的称为肾外肾盂。肾盂容量一般为 8～12 mL。

肾脏的血管分布：肾动脉的第一级分支在肾门处通常分两支，即前支和后支，前支较粗，再分成 4 个二级分支与后支一起进入肾实质内。肾动脉的 5 个二级分支在肾内呈阶段性分布，则分为大叶间和小叶间动脉；大叶间动脉由锥体间走向皮质。冠状弯转后再分出肾小球入毛细血管小动脉(图 1-3)。肾静脉：肾小球输出毛细血管走出肾小球后，联合组成毛细血管丛，供应肾曲小管。这些血管丛经肾叶间静脉汇成肾静脉注到下腔静脉。

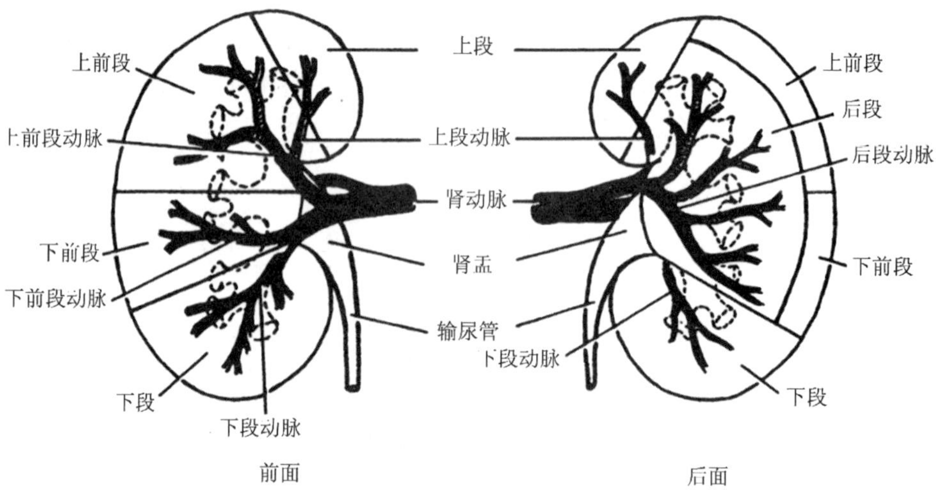

图 1-3　肾段动脉和肾段(右肾)

肾神经：肾脏有极其丰富的神经供应，如腹主动脉和肠系膜下神经节、腰交感神经以及上腹下神经丛等。但神经对肾脏的作用至今尚不清楚，如在手术中肾脏游离后，肾脏神经全被切断，但手术后的肾脏生理活动并未见有任何改变。

肾淋巴管：肾脏内有两组淋巴管道。一组分布在血管周围，另一组分布在肾脏包膜下。两组在肾门汇合，输入侧面主动脉淋巴管道，其他一组则与下腔静脉和腰部淋巴管道沟通，肾周各组淋巴管则与包膜下淋巴丛贯通。

二、肾脏的生理功能

肾脏的生理功能主要是调节人体内水、电解质、酸碱度的平衡，排泄人体代谢废物。维持人体的细胞外液及细胞内液处于一个稳定范围。

(一)肾小球的功能

相对稳定的肾血流量是肾脏维持生成尿液的基本条件，而肾血流量相对稳定主要是由肾脏自身调节完成的。肾脏的血液循环与其泌尿功能有着极其密切的关系。肾脏的血液供应很丰富，正常成人的两肾，每分钟约有 1200 mL 血液通过。肾血流量约占心排血量的 1/4，其中约 94%是在皮质内循环供应肾小球，仅 5%～6%达髓质。

肾小球滤过及滤过压：肾小球滤过是肾脏生成尿液的初始阶段。单位时间内两肾生成的滤过液称为肾小球滤过率。正常人两侧肾脏每昼夜从肾小球滤过液总量达 180 L 左右，称为原尿。

肾小球的滤过压来自左心室压力的 60%。如果压力为 13.3 kPa(100 mmHg)，肾小球毛细血管压为8.0 kPa(60 mmHg)。有效滤过压是肾小球滤过作用的动力(图 1-4)，由肾小球毛细血管压、血浆胶体渗透压和囊内压三者构成，其中肾小球毛细血管压是推动滤过的主要动力，血浆胶体渗透压和囊内压是对抗肾小球毛细血管内物质滤过的阻力。由此，肾小球毛细血管压必须超过血浆胶体渗透压和囊内压，方能完成过滤作用。如输入毛细血管压＝8.0 kPa(60 mmHg)，血浆胶体渗透压＝3.3 kPa(25 mmHg)，囊内压＝0.7 kPa(5 mmHg)，那么有效滤过压＝8.0－(3.3＋0.7)＝4.0 kPa(30 mmHg)。

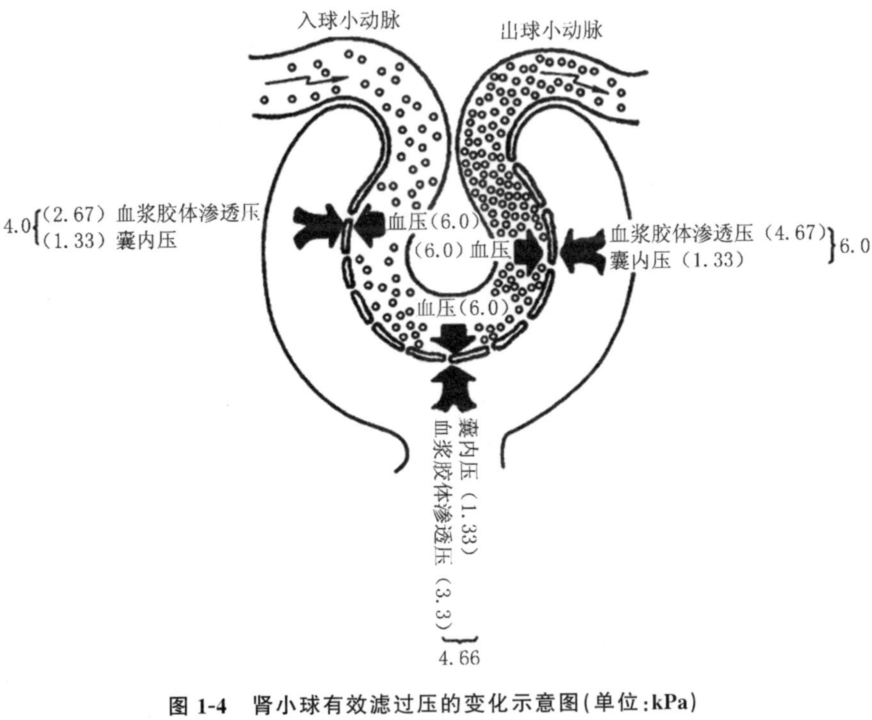

图 1-4　肾小球有效滤过压的变化示意图(单位:kPa)

血液通过肾小球毛细血管时，除了大分子蛋白质和血细胞外，其他物质均可以滤过进入原尿。原尿中含各种晶体物质，如葡萄糖、无机盐、氯化物、尿素、尿酸、肌酐等。

(二)肾小管的功能

肾小球滤过的原尿在通过肾小管和集合管时大部分物质被重吸收，最后形成终尿排出体外。成人每天生成原尿约有 180 L，但终尿每天只有 1.5 L 左右，表明肾小管的重吸收率高达 99%，排出量只占原尿的 1%左右。原尿中葡萄糖和氨基酸的浓度与血浆中的相同，但终尿中几乎没有葡萄糖和氨基酸，表明葡萄糖和氨基酸几乎全部被重吸收。水和电解质，如 Na^+、Cl^-、K^+ 等大部分被重吸收，尿素只有小部分被吸收，肌酐则完全不被吸收。

由于近曲小管、髓袢、远曲小管及集合管的上皮细胞在组织学上存在差异，因此其功能也不尽相同(图 1-5)。

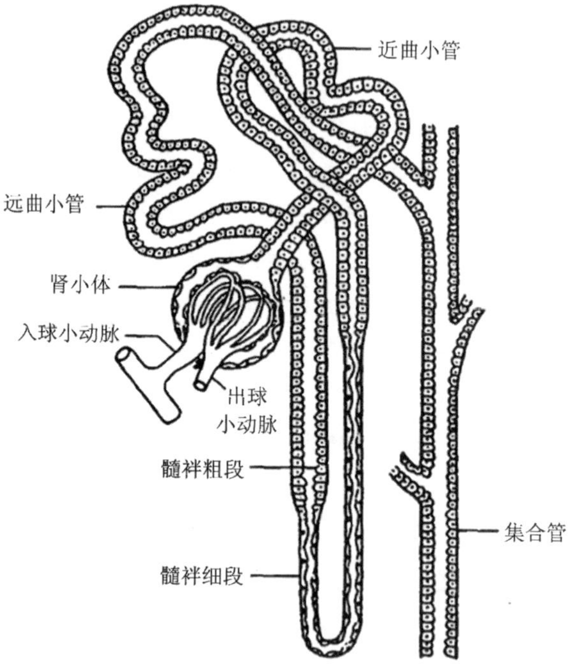

图 1-5　肾单位示意图

1.近曲小管功能

因为近曲小管上皮细胞的管腔膜上有大量密集的绒毛，增加重吸收的面积，所以与其他各种肾小管相比，近曲小管对各种物质的重吸收能力最强。近曲小管主要功能是重吸收过滤液中的水和钠盐，占 80%左右。蛋白质和葡萄糖全部被吸收。但近曲小管对葡萄糖的重吸收有一定限度。在正常血糖浓度(5.3～6.7 mmol/L)时，近曲小管可将葡萄糖全部重吸收入血。当血糖浓度过高，超过近曲小管对葡萄糖重吸收极限时，此时尿中即可出现葡萄糖，称为糖尿。

2.髓袢的功能

髓袢的重吸收形式为继发主动重吸收。吸收的主要物质为 Na^+、Cl^-、K^+ 和 H_2O。重吸收量占肾小球滤过液的 15%～20%。该部位的重吸收与尿的稀释与浓缩关系极为密切。

3.远曲小管和集合小管的功能

远曲小管和集合小管对 Na^+ 和 Cl^- 的重吸收较少，约占滤过 Na^+ 和 Cl^- 的 12%，并且在

重吸收 Na^+ 和 Cl^- 的同时多伴有 K^+ 和 H^+ 的分泌。由于远曲小管和集合管对重吸收功能受体液因素调节，该处对离子及水的重吸收是依据机体内环境状态而决定的，对终末尿的质和量起决定性作用。

三、肾脏维持机体水电解质和酸碱平衡的作用

(一)肾脏对维持机体水平衡的作用

机体保持水的平衡是指机体每天从外界摄入的水量和从体内排出的水量大致相同。正常情况下，这种进出水量处于动态平衡之中，这种动态平衡是保持机体内环境理化因素相对稳定的必要条件，同时也是保持机体各组织的正常含水量所必需。机体水分的来源主要是从食物和饮料(每天约 2000 mL)及体内食物氧化代谢所产生(约 500 mL)。机体排出水分有四条途径。

(1)通过肾脏以尿液的形式排出，每日尿液 1500 mL 左右，肾脏对维持血浆渗透压衡定起着重要的作用，正常血浆渗透压为 300 mOsm/L，当体内水分过多时，机体渗透压降低，肾脏排出稀释尿，尿量增多而比重下降。相反，当血浆渗透压高时，如机体处于脱水状态下，肾脏就可使排出的尿液浓缩，尿比重增高。

(2)肺排出水汽，成人每日排出 300～400 mL。

(3)皮肤蒸发与出汗：冷天皮肤蒸发 300～600 mL 水分。

(4)消化道每天排出水分约 150 mL。

由此，每天的摄水量与排出量保持着相对平衡。

(二)肾脏维持机体电解质平衡的作用

钠、钾、氯的摄入量和排出量经常保持动态平衡。成人每天摄入的氯化钠一般在 3.5～4.5 g，氯化钾为 2～3 g。肾脏在钠、钾、氯的排出过程中特别重要。临床上对尿钠的排出规律概括为：多进多排，少进少排，不进不排。对钾的排出规律概括为：多进多排，少进少排，不进也排。氯的排出和摄入，一般是同钠联系在一起的。通过肾脏的有效活动，不仅使血浆和组织间液中的电解质浓度能够保持相对稳定，而且由于细胞外液与细胞内液之间不断地进行水和离子的交换，因而也就使得这两大部分体液之间有可能保持电解质和渗透压的动态平衡。

钙磷代谢：骨组织是钙和无机磷在机体内的最大储藏库。钙和磷的来源主要从食物中摄取。正常人血清钙含量为 2.25～2.75 mmol/L，血清中磷的含量为 0.96～1.62 mmol/L。血清中钙约有 1/2 以游离的钙离子形式存在，这是血清钙发挥生理作用的主要形式。钙离子能降低神经肌肉的兴奋性，当钙过低时，则导致抽搐现象，血钙过高时则神经肌肉兴奋性降低，表现为肌肉软弱无力。

钙和磷可由肾脏随尿排出的，钙约占 20%，磷约占 60%；其余 80%左右的钙和 40%左右的磷则由大肠随粪便排出。从数量上来看，肾脏排出的钙和磷所占百分比虽然并不很高，但对保持血浆钙和磷的正常浓度起着重要作用，特别是与尿磷的排泄关系较大。钙磷代谢经常处于激素的调节中，如甲状旁腺素、降钙素和维生素 D 等。

(三)肾在调节体液酸碱平衡中的作用

1.血浆酸碱的产生

正常人血浆 pH 在 7.35～7.45 波动，人体组织在代谢过程中，不断产生大量的酸性物质和少量的碱性物质并释放入血液。血浆中酸性物质，二氧化碳是糖类、脂肪和蛋白质等有机化合

物分解代谢的主要产物之一。此外，糖代谢的中间产物是丙酮酸和乳酸，脂肪代谢的中间产物是乙酰乙酸和β-羟丁酸。机体代谢除了主要产生酸性物质外，也产生一些碱性物质，如氨。另外蔬菜和水果中含较多有机盐，如乳酸、柠檬酸和苹果酸的钾盐或钠盐，增加了血浆的碱性。

2.血液缓冲系统的作用

机体酸碱平衡的调节，主要有血液缓冲系统、肺的呼吸和肾脏的调节作用三个方面。

(1)血液缓冲系统的作用：体内每一种缓冲体系都由一种弱酸和其相应的盐所组成，血液中较重要的缓冲对有下列几种。

血浆：$NaHCO_3/H_2CO_3$，Na_2HPO_4/NaH_2PO_4，Na-蛋白质/H-蛋白质。

红细胞：KHb/HHb，$KHbO_2/HHbO_2$，$KHCO_3/H_2CO_3$，K_2HPO_4/KH_2PO_4。

进入血液中的固定酸主要是由缓冲体系 $NaHCO_3/H_2CO_3$ 所缓冲。对硫酸、磷酸、乳酸、乙酰乙酸、β-羟丁酸等固定酸的缓冲方式如下：$NaHCO_3$＋乳酸-H→H_2CO_3＋乳酸-Na。

这样，酸性较强的固定酸就变成了酸性较弱的挥发性酸。由于血浆 $NaHCO_3/H_2CO_3$ 缓冲体系最为重要，因此，血浆的 pH 主要取决于此两种物质的浓度比例，已知 H_2CO_3 的 pK＝6.1，所以血液 pH 为 7.4：$pH=pK+lg(NaHCO_3/H_2CO_3)=6.1+lg\ 20=7.4$。

(2)肺的呼吸作用：肺是通过对于 CO_2 的呼出量增减来调节血液 pH 的。肺主要是调节血浆 H_2CO_3 的浓度，肾脏作用主要是调节血浆 $NaHCO_3$ 的浓度，血浆中 $NaHCO_3/H_2CO_3$ 保持20：1是两者共同作用的结果，从而维持着血浆正常的 pH 范围。正常人每天呼出 CO_2 约 450 L，可见肺通过调节 CO_2 成为维持机体酸碱平衡的重要器官之一。

(3)肾脏对酸碱平衡的调节作用：机体组织代谢所产生的固定酸类进入血液时，肾脏在排出固定酸保留碱储备方面起着重要作用。H^+-Na^+ 交换和 $NaHCO_3$ 的再吸收作用下，正常人血浆和原尿中的 pH 均为7.4，而终尿的 pH 常接近 6，当体内酸的来源增加时，尿 pH 可降低到 4.5 左右。肾小管上皮细胞中含有丰富的碳酸酐酶，能使 CO_2 和 H_2O 结合成 H_2CO_3。H_2CO_3 再电离出 H^+ 和 HCO_3^-。H^+ 分泌入肾小管腔内与原尿中的 Na^+ 进行交换。例如，机体代谢产生的固定酸在血浆中被缓冲成固定酸的盐，如碱性磷酸钠、乳酸钠、乙酰乙酸钠和β-羟丁酸钠等，这些盐经肾小球过滤形成原尿。肾小管上皮细胞所分泌的 H^+ 就与这些固定酸的钠盐进行 H^+-Na^+ 交换，生成酸性的磷酸钠、乳酸、乙酰乙酸和β-羟丁酸等随尿排出。

此外，血浆中 $NaHCO_3$ 经肾小球滤过进入原尿，但通过肾小管的活动，在尿呈酸性反应的条件下，所滤过的 $NaHCO_3$ 几乎全部回收入血。

肾还有控制血浆酸度的作用，即产生大量的氨，用来中和强酸，一方面保留钠，另一方面排出酸。血液内谷酰胺是氨基酸的主要来源，在脱氨酶的作用下，经过脱氨作用产生氨。氨是在远曲管细胞内产生的。肾小管内氨很容易透过细胞扩散到尿中，氨产生后吸收一个分子的氢成为铵盐，即 $NH_3+H^+\rightarrow NH_4^+$，使之中和酸而保钠，如硫酸钠被碳酸氢铵中和后，其反应公式为：$NaSO_4+2NH_4HCO_3\rightarrow(NH_4)_2SO_4+2NaHCO_3$。

正常肾脏能产生 300～400 mmol 的氨，由于氨中和酸的作用，每日能保留 30～50 mmol 的碱。肾脏发生病变时，谷氨酰胺酶的含量减少，氨的产量因之不足，在这样的情况下，游离酸在血液中增加而引起酸中毒。肾小管内氨和尿中有感染时产生的氨是不同的，后者是由细菌分裂尿素所产生的。

综上所述，肾脏在维持体内水和电解质平衡中起着极为重要的作用。肾调节水和电解质的作用与内分泌的功能是分不开的，除神经垂体血管升压素(抗利尿激素)外，还有肾上腺皮质激素，主要是醛固酮，它能促进肾曲小管各段和集合管对钠的重吸收，促进远曲小管和集合管分泌钾，以与肾小管中的钠交换。

第二节　输尿管

一、输尿管的解剖

输尿管是位于腹膜后的一对富于肌纤维的细长管性器官，正常位于脊柱两侧，上端起自肾盂输尿管交界处，下端终于膀胱。输尿管的长度在男性为 25～30 cm，女性为 25～28 cm。输尿管通常分为上、中、下三段。腹膜后部分输尿管紧贴于腹膜上，手术时必须在腹膜上方才能找到。输尿管在腹部被精索和子宫动脉跨过，在盆腔则被输精管跨过，在右侧髂窝中则与阑尾接近。发生阑尾炎时，常引起右输尿管炎而并发一系列尿路感染症状。盆腔内段输尿管是沿着腹膜后骨盆边缘，朝前再转向中部前进，在跨过闭孔神经、脐血管后再自膀胱后侧、输精管之前进入膀胱，在这里输尿管是被膀胱血管丛包围的。输尿管在这里斜行，通过膀胱壁进入膀胱，膀胱壁内一段输尿管约 1.5 cm。

输尿管直径一般为 7～9 mm。输尿管有三个狭窄部位，第一狭窄位于肾盂与输尿管交接处，第二狭窄位于输尿管下行跨过髂总动脉处，第三狭窄位于输尿管穿入膀胱壁处。肾结石落入输尿管常停留在上述三个狭窄处(图 1-6)。输尿管血液供应由三支主要动脉供给。上段输尿管由肾动脉供应，中段来自精索或子宫动脉和腹主动脉，盆段由髂内动脉供给。这些血管均相互吻合，形成血管网，供应输尿管。静脉汇总在黏膜下向肾、髂、精索、子宫、膀胱等静脉回流。

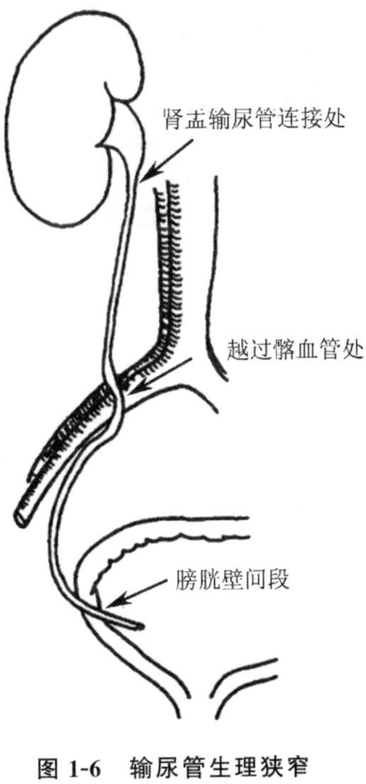

图 1-6　输尿管生理狭窄

淋巴液回流:盆段输尿管淋巴管回流到腹主淋巴结或膀胱淋巴结,中段回流到腰淋巴道,上段肾盂淋巴道与肾淋巴管相通,向腰淋巴回流。

神经供应:输尿管神经来自交感神经系统,它们来自精索及腹主神经丛。

二、输尿管生理

输尿管的功能是将肾盂的尿液输入膀胱。输入的方式是通过输尿管平滑肌有规则的运动,即通过输尿管蠕动来完成。输尿管每分钟蠕动 2～3 次,每一次蠕动波的幅度为 3 cm。

第三节　膀　胱

一、膀胱的解剖

(一)膀胱的形态

膀胱是储存尿液的器官,位于耻骨联合后方、盆骨的前部,其形态、大小、位置与储尿量的多少有关。成人排空的膀胱呈扁圆形,经解剖固定的膀胱标本呈圆锥形,平面向上,两侧面向下,倒立于骨盆腔内。锥体尖顶直对耻骨联合上缘后面,称为膀胱顶,底部膨大,向后下方,称为膀胱底,顶和底之间的部分称为膀胱体(图 1-7)。

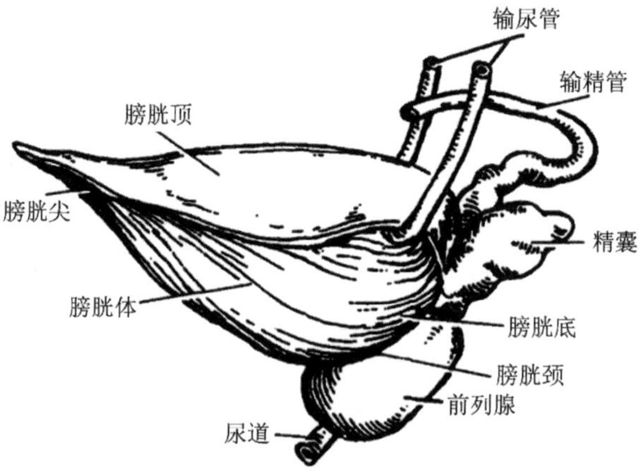

图 1-7　膀胱左侧面观

(二)膀胱壁的构成

膀胱壁可分为五层:浆膜层、浆膜下层、肌层、黏膜下层和黏膜层。

浆膜层即盖于膀胱上面的盆底腹膜,浆膜下层是脂肪蜂窝组织,在膀胱顶部仅为极薄的一层,使腹膜与肌层疏松地相连。手术时可分离这部分腹膜。在膀胱恶性肿瘤手术时可连同腹膜和膀胱一起切除。

膀胱肌层由逼尿肌和膀胱三角肌两部分组成,逼尿肌由网状平滑肌纤维相互连续交叉所构成,在接近膀胱颈部时,肌纤维明确排列为三层,内外层为纵行肌,中层为环行肌,环状肌厚而有力。

膀胱三角肌肌肉较厚,由两侧输尿管纵肌向内、向下连续组成。输尿管纵肌纤维向下呈扇形展开。内侧肌纤维与对侧输尿管肌纤维形成输尿管间嵴。两侧输尿管口肌肉则沿膀胱三角向下向前伸展到后尿道，这一肌肉称为 Bell 肌，输尿管纵肌左右交叉，形成膀胱三角区底部。黏膜下层是有丰富血运的蜂窝组织，其可使肌层及黏膜层疏松联合。黏膜层为移行上皮细胞所构成，由于膀胱有伸缩性，因而膀胱的层次和表层的形态因膀胱的伸缩而变化。由于有疏松的黏膜下层的结构，当膀胱空虚时，黏膜可形成皱褶并互相叠起，充盈时皱襞消失。

(三)膀胱三角区

膀胱内腔可分成三角区、三角后区、颈部、两侧壁及前壁。膀胱三角区是膀胱内腔的主要部分，膀胱的大部分病变发生在三角区两侧壁及颈部。两输尿管“H”之间连线为三角区底线。膀胱三角区黏膜的特点是在膀胱空虚时仍保持光滑状态，此处是肿瘤和结核好发部位。

(四)膀胱与腹膜的关系

腹膜疏松地覆盖在膀胱顶部及其两侧。覆盖在膀胱顶部的腹膜自其两侧向膀胱底部反折到盆底，在男性延伸到精囊和输精管，成为直肠膀胱窝，然后再向直肠反折，在女性则自子宫前壁反折到直肠。

(五)膀胱固定

膀胱的固定，主要是其底部固定在前列腺和尿道上，而后者又紧密地同尿道生殖膈相连。膀胱前面有耻骨前列腺韧带，其侧面有肛提肌的反褶，这些肌腱对膀胱均起到支架作用。

(六)膀胱的血供、淋巴回流和神经支配

膀胱的动脉来自髂内动脉前支的上下动脉、闭孔动脉，以及痔中、阴部内动脉分支等。膀胱上动脉供应膀胱上侧壁，膀胱下动脉供应其底部、前列腺以及下 1/3 尿道。在女性由子宫动脉、阴道动脉分支供应膀胱。膀胱静脉不伴随动脉，膀胱静脉网分布在膀胱壁层，主干走向底部静脉丛。在男性膀胱和前列腺之间静脉丛汇合，回流到髂静脉内。膀胱淋巴回流到髂外、髂内和骶部淋巴结。交感神经、副交感神经和躯干神经均参与膀胱生理性排尿活动。交感神经来自第 12 胸椎和第 2 腰椎髓段腹下神经，其由骶前神经和腹下神经丛联合组成内盆神经入膀胱。副交感神经起源于第 3～第 4 骶脊髓段，彼此联合成为盆神经进入膀胱。

二、膀胱的排尿功能

膀胱是一个中空的肌性器官，主要由平滑肌构成。膀胱平滑肌称为逼尿肌，膀胱的逼尿肌具有稳定性、顺应性和节律性、收缩性等生理特征。膀胱的功能是储存尿液和间歇性排尿。在正常情况下，尿液在膀胱内积存到一定程度时，才引起反射性排尿活动，将尿液排出体外。膀胱的排尿活动是受意识控制的。

膀胱与尿道连接处为内括约肌，属平滑肌，其外部为外括约肌，属骨骼肌。膀胱和括约肌的功能是受神经系统支配的，有三对传出神经与排尿活动有关。腹下神经(交感神经)起自脊髓胸段第 12 节和腰段第 1～第 2 节的侧柱，支配膀胱、前列腺和尿道内括约肌，当腹下神经兴奋时，其传出冲动能使膀胱逼尿肌松弛，尿道内括约肌收缩，从而阻止排尿。盆神经(副交感神经)起自脊髓底段第 2～第 4 节的侧角，支配膀胱逼尿肌和内括约肌，当该神经兴奋时，其传出冲动使膀胱逼尿肌收缩，尿道内括约肌松弛，从而促使排尿。阴部神经(躯体神经)起自脊髓底

段第 2～第 4 节的前角细胞支配会阴的骨骼肌和尿道外括约肌，其活动受意识控制，当其兴奋时，能使外括约肌收缩阻止排尿。在这些神经中，还混合有起自膀胱和尿道的感觉纤维。

正常的排尿活动受到神经的调节，排尿是一反射动作，但排尿的初级中枢是受大脑控制的，故排尿活动可以随意进行。如在正常情况下，成人有尿意时，可引起排尿动作，而排尿动作也可随意被抑制。排尿开始后也可以因外括约肌收缩而被中断，直到有适当的排空机会时，抑制被解除，排尿活动才自动发生。

排尿反射是当膀胱储尿达到一定程度时，膀胱内压显著上升，膀胱被动扩张，于是刺激了膀胱壁内牵张感受器，冲动经盆神经感觉纤维传入，引起脊髓骶段的排尿中枢兴奋，脊髓排尿中枢的兴奋则经运动纤维传出，从而引起膀胱逼尿肌强有力的收缩。膀胱内压增加使尿液驱出膀胱。

第四节 尿 道

一、男性尿道的局部解剖

成年男性的尿道长为 16～20 cm，呈乙字状弯曲，全长分为三个部分：前列腺部、膜部及海绵体部。海绵体部又可分为尿道球部和尿道阴茎体部，临床上将海绵体部尿道称为前尿道，将膜部及前列腺部尿道称为后尿道(图 1-8)。

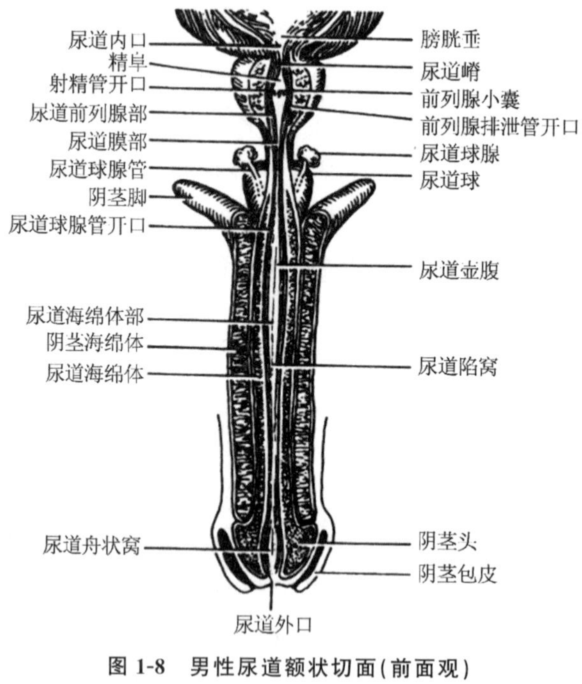

图 1-8 男性尿道额状切面(前面观)

(一)前列腺部

自尿道内口穿过前列腺，达尿生殖膈上筋膜，其侧壁上有一凹起，即精阜，其上正中有一隐窝，称为前列腺囊。囊的两侧有射精管开口，前列腺管开口于精阜两旁的沟中。

(二)膜部

在会阴深袋中，为尿道外括约肌所围绕，是三部分中的固定部。

(三)海绵体部

或称阴茎部，自尿生殖膈下筋膜至尿道外口处，与膜部相接处管腔最大，称为尿道球部，有尿道球腺的导管通入其中，在接近尿道外口处，管腔又复扩大，称为舟状窝。在此段尿道黏膜及黏膜下层中有利特来腺存在。

尿道内径不一，为 5～7 mm，全长有三个狭窄、三个膨大和两个弯曲。狭窄部分分别是尿道内口、尿道膜部及尿道外口；膨大部分分别是前列腺部、尿道球部及尿道舟状窝；膨大部位是结石易于停留之处。正常成人的尿道可通过直径 10 mm 的器械。

尿道全程有两个弯曲：第一个弯曲位于尿道膜部，即自尿道内口至耻骨联合下方，所形成的一个凹面向上的固定弯曲，称为耻骨下弯，其弯不能人为地将其拉直；第二个弯曲位于耻骨前部，即阴茎体(可动部)与阴茎根(固定部)的移行处，呈一凹面向下的可变弯曲，称为耻骨前弯，当阴茎向前提向腹壁时，耻骨前弯即消失。在导尿或经尿道将器械插入膀胱时，应注意上述弯曲，轻缓操作，不可粗暴，以免损伤尿道。

不同部位的尿道损伤，可在相应部位引起尿外渗。当尿道外伤在尿生殖膈以上发生破裂时，尿液将渗于腹膜外间隙内，若尿道膜部破裂，尿液会渗入会阴深袋内，该处筋膜坚强且无裂隙与周围相通，故尿液不易向外扩散。如尿道球部破裂，尿液即渗入会阴浅袋内，由于会阴浅筋膜向上包绕阴囊、阴茎，并越过耻骨联合与腹下部浅筋膜的深层相续，因此尿液渗入浅袋内后，除向阴囊、阴茎蔓延外，并可向上扩散至腹前壁。假如尿道破裂在海绵体部，由于阴茎筋膜仅包被所有海绵体，故渗出的尿液可以局限于阴茎的范围内。

二、女性尿道的局部解剖

女性尿道短而直，位于耻骨联合的下缘水平，平均 3～5 cm，较男性易于扩张，尿道起始部较男性为低，其走行方向几乎成直线，向前下方穿过尿生殖膈而开口于阴道前庭。女性尿道的前面，在尿生殖膈以上的部分有阴部静脉丛，在尿生殖膈以下的部分是两侧阴蒂会合之处，尿道后面贴近阴道前壁，二者之间借尿道阴道隔紧密结合。

第五节　男性生殖系统

一、阴囊的解剖与生理

(一)阴囊的解剖

1.阴囊

阴囊是一个袋形物，借阴囊隔(由肉膜形成)分为左右两囊，每侧有睾丸、附睾及精索的阴囊段(图 1-9)。在胚胎发育过程中，阴囊是腹壁的延续部，因此，阴囊的层次与腹前壁各层相当，对比如表1-1。

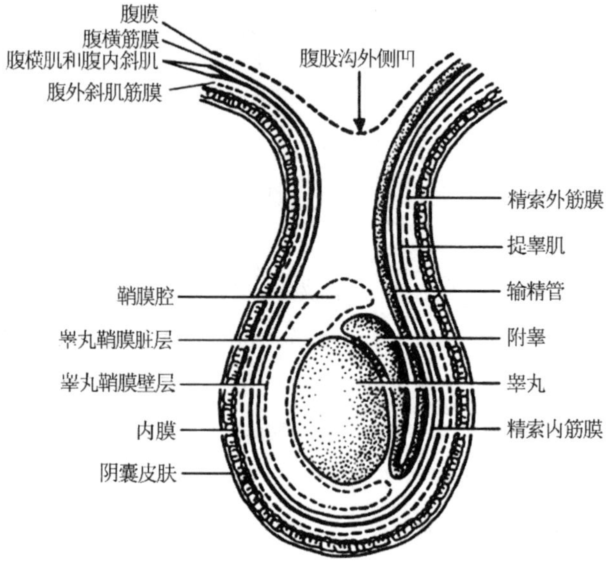

图1-9 阴囊的结构

表1-1 阴囊的层次与腹前壁各层

阴囊层次	相当于腹前壁的层次
皮肤	皮肤
肉膜	腹部浅筋膜脂肪层
Colles筋膜	腹壁浅筋膜深层
精索外筋膜（又称睾提肌筋膜）	腹外斜肌腱膜
睾提肌	腹内斜肌、腹横肌
精索内筋膜	腹横筋膜
睾丸固有鞘膜（又称睾丸总鞘膜）（壁层和脏层）	腹膜

阴囊的皮肤薄而柔软，富有弹性，肉膜直接位于皮下，以代替皮下组织，含有许多平滑肌纤维，使阴囊热弛冷缩，Colles筋膜在阴囊内与肉膜相结合。睾提肌包绕精索，轻划大腿内侧皮肤，可使睾提肌收缩，即为提睾肌反射。睾丸固有鞘膜来自胚胎时的腹膜鞘突，出生后，鞘突与腹膜腔相通的部分闭锁形成鞘韧带，鞘突下端围绕睾丸和附睾形成睾丸固有膜，也分为壁层和脏层，脏层紧密与睾丸及附睾的白膜相贴，并向上包被精索下端的两侧和前面，壁层则衬托于阴囊内面，两层之间形成鞘膜腔。若出生后腹膜鞘突与腹膜腔之间相交通，即形成交通性鞘膜积液或先天性腹股沟疝，如已闭锁，由于某种原因致鞘膜腔内积液过多，即为睾丸鞘膜积液。

2.阴囊的血管、淋巴管、神经

阴囊的血供很丰富，主要来自阴部外动脉、阴囊后动脉和精索外动脉。阴囊静脉与动脉并行，汇入阴部内静脉和阴茎背静脉。阴囊的淋巴引流至腹股沟淋巴结。阴囊的神经为腰丛和来自阴部神经分支及生殖股神经的生殖支。

(二)阴囊的生理

1.调节温度

阴囊可随外界的温度变化而舒张和收缩，以调节阴囊内的温度，有利于精子的发育与生存。

2.阴囊中隔

肉膜在正中线上向深部发出中隔，将阴囊分为左、右两个腔，分别容纳两侧的睾丸、附睾及部分精索。

3.吸收功能

肉膜具有强大的吸收功能，为鞘膜翻转术提供理论依据。

二、睾丸的解剖与生理

(一)睾丸的解剖

1.睾丸

睾丸位于阴囊内，左右各一，成年后，每个睾丸的体积约有 4 cm×3 cm×2.5 cm，重量为 10～20 g，平均为 15 g。除阴囊壁的各层外，睾丸本身尚有一层纤维膜，即白膜。睾丸上半部白膜增厚形成睾丸系膜并向睾丸内延伸，形成放射状睾丸纵隔，将睾丸分为 200～300 个睾丸小叶，每个睾丸小叶内有 3～4 根精直小管盘曲在一起，每根精直小管直径为 150～250 μm，长为 30～70 cm，最长可达 150 cm，如果把整个睾丸的精曲小管连接起来，总长度约为 260 m。每个睾丸小叶内的精曲小管相互汇集成一条精直小管，各睾丸小叶的精直小管交织构成睾丸网，发生 10～15 条睾丸输出小管，穿出睾丸，最后汇成一根总的管道，称为附睾管，4～6 m 的长度盘转曲折成为附睾。精曲小管又称生精小管，内壁衬有生精上皮，主要有两种细胞，一种是生殖细胞，另一种是支持细胞。在睾丸小叶间，精曲小管周围有疏松的结缔组织叫作间质，内有间质细胞(图 1-10，图1-11)。

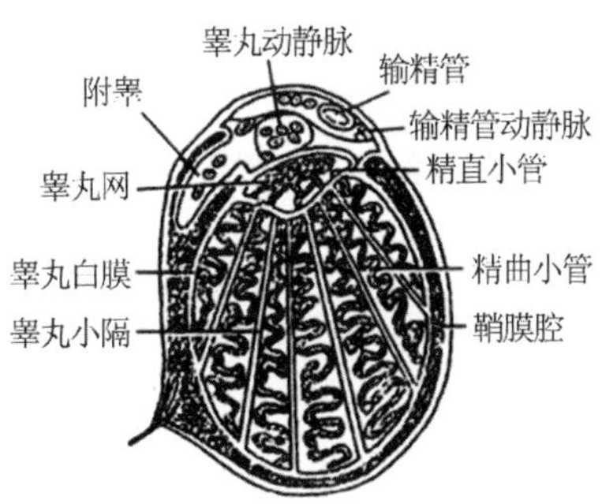

图 1-10　睾丸和附睾内部结构(横切面)

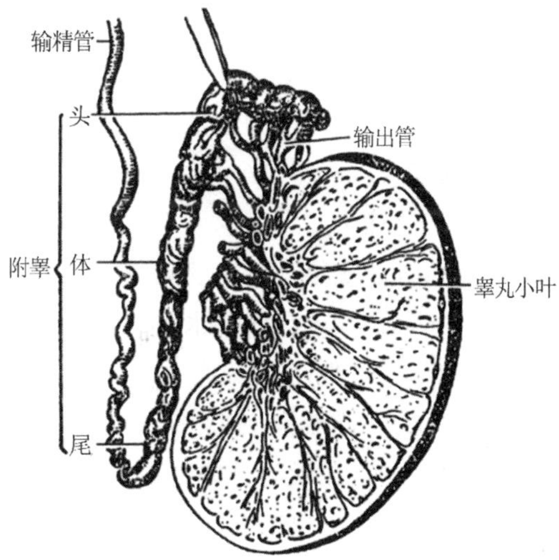

图 1-11　睾丸和附睾内部结构(矢状切面)

2.睾丸的血管、淋巴管、神经

睾丸的血供主要来自睾丸动脉，还接受输精管的血液，睾丸动脉分别起自腹主动脉前壁，至腹股沟内环口处进入精索。输精管动脉分支主要供应睾丸。供应阴囊的动脉也供应睾丸，各动脉间相互吻合，建立侧支循环。睾丸静脉在精索内汇合成蔓状静脉丛，向上在腹股沟内环口汇合成一条精索内静脉，在阴囊内，蔓状静脉丛与输精管、阴囊的静脉有丰富的吻合。睾丸的淋巴与静脉伴行，在精索内上行，通过腹股沟管，沿精索内静脉向上汇入主动脉旁淋巴结，并与纵隔淋巴管、颈部淋巴管分支吻合。睾丸的神经纤维沿精索内动脉走行，通过腹腔丛及腰上部或胸下部交感干，进入骨髓第10～第12胸节，传导睾丸痛觉。

(二)睾丸的生理

1.生精功能

精曲小管内的生殖细胞，是一个由各个不同发育阶段的各级生精细胞组合，包括精原细胞、精母细胞、精子细胞、直至精子各个类型。精原细胞紧贴在精曲小管的基底膜上，能不断分裂、分化，并逐渐从基底部移向管腔。生殖细胞最终生成精子的过程是：精原细胞→初级精母细胞→次级精母细胞→精子细胞→精子。由于精子的性染色体是XY配对，所以随着上述演变过程，每个精原细胞最终可形成两个X型精子和两个Y型精子。成年男子两个睾丸总重量平均可达30 g左右，每克睾丸组织每日能产生大约1000万个精子，每日总共产生2亿～3亿个精子。

2.精子的运输功能

新生成的精子释入精曲小管管腔后，本身并没有运动能力，而是靠小管外周肌样细胞的收缩和管腔液的移动被运送到附睾内。

3.内分泌功能

(1)睾丸的间质细胞：又称Leydig细胞，是分泌男性雄激素的主要细胞，雄激素是一类含19个碳原子的类固醇激素，睾丸每日向人体供应7 mg睾酮，平均每毫升血液含有0.6 μg。睾酮生理作用很多，包括如下几个方面。①对生理系统的影响。阴茎、附睾、精囊、前列腺、Cowper腺和Littre腺的生长和功能，均有赖于睾酮，并能促使阴囊生长和阴囊皮肤色素沉着，增加精液内果糖、枸橼酸和酸性磷酸酶；促使睾丸本身精曲小管发育和精子的产生，保证性欲和性功能的完成。②对第二性征的影响。睾酮可增厚皮肤，增加皮肤循环和色素沉着，促使阴毛生长，促进男性第二性征的发育，包括：胡须、喉结发育，促进皮脂腺分泌旺盛，声调低沉，骨骼肌肉发达，骨盆狭小等特征的形成。③对新陈代谢的影响。增加蛋白质合成，特别是肌肉和生殖器官的蛋白质合成，促使水与钠潴留，提高血浆内低密度脂蛋白浓度，促进骨髓造血功能，增加红细胞与血红蛋白的数量。

(2)睾丸的支持细胞：又称Sertoli细胞，它们是组成血睾屏障的一个主角，能分泌抑制素，参与血睾屏障的生理活动。抑制素是睾丸支持细胞分泌的糖蛋白激素，由α和β两个亚单位组成，分子量为31 000～32 000。抑制素有浓缩睾酮作用，对腺垂体FSH的分泌又有很强的抑制作用，而生理剂量的抑制素对LH的分泌却无明显影响。另外，性腺还存在与抑制素结构近似的物质，是由抑制素的两个β亚单位组成的二聚体，成为激活素，它的作用与抑制素相反，可促进腺垂体的FSH分泌，又能将睾酮芳香化成雌二醇等。支持细胞既支持生殖细胞的功能，又促进间质细胞的功能，起到协调睾丸生理功能和保障血睾屏障功能的作用。

4.血睾屏障

血睾屏障位于间质毛细血管腔和精曲小管腔之间，两腔间隔有毛细血管淋巴管的内皮细胞基底膜、肌样细胞、精曲小管基底膜和支持细胞等结构。血睾屏障发挥作用如下。

(1)形成免疫屏障。精子是一种抗原，血睾屏障可阻挡精子的抗原物质，不让身体产生自身免疫作用。

(2)防止有害物质干扰精子发生和损害已形成的精子。

(3)保证精子发生在一个正常的微环境，为精子形成创造条件。

三、附睾的解剖与生理

(一)附睾的解剖

1.附睾

附睾位于睾丸的后缘，由睾丸网发出的睾丸输出管曲折盘绕构成附睾的头部，这些输出管最终汇合成一条附睾管，最后形成附睾的体与尾部，其上端膨大而钝圆的部分为附睾头，下端为附睾尾，中部为附睾体。然后附睾尾与输精管连接。附睾紧挨着睾丸生长，外表呈半月形，头大、尾小，是储存精子与精子进一步成熟的场所。一般睾丸产生的精子，需要进入附睾并继续逗留 21 天左右，精子才能成熟(见图 1-10，图 1-11)。

2.附睾的血管淋巴管神经

附睾的动脉血供主要来自输精管动脉的分支，供应阴囊的动脉也供应附睾。附睾的静脉在精索内汇合成蔓状静脉丛，向上在腹股沟内环口汇合成一条精索内静脉。附睾的淋巴很丰富，并与静脉伴行，在精索内上方，通过腹股沟管，沿精索内静脉向上汇入主动脉旁淋巴结。附睾的神经来自腹腔丛及腰上部或胸下部交感干，进入第 10～第 12 胸节。

(二)附睾的生理

1.吸收功能

将来自睾丸支持细胞分泌的睾网液吸收，因为进入附睾的睾网液有时反而会阻碍精子的正常运行。

2.分泌功能

附睾产生甘油磷酸胆碱、肉毒毒素、糖蛋白、酸性磷酸酶、磷酸核苷酶、α-甘露糖苷酶和β-半乳糖苷酶等，都具有促进精子成熟作用，尤其是肉毒素碱，是精子成熟过程中脂肪酸和辅酶Ⅰ代谢中的一种重要辅助因子。

3.集中雄激素作用

来自血液循环和睾丸睾网液中的雄激素，都在附睾里集中，而且附睾上皮本身也有微量合成雄激素的作用，这种集中雄激素的生理功能也保证了精子的成熟。

4.免疫屏障

(1)附睾上皮分泌多种蛋白质，可附着在精子表面，掩盖精子的固有抗原性。

(2)附睾上皮细胞表面发达的微绒毛及其覆盖的带负电荷的糖蛋白，构成免疫屏障，可以阻止精子穿入。

(3)附睾上皮的淋巴细胞和巨噬细胞所发挥的免疫功能。

5.附睾保障精子的成熟功能

附睾液是精子成熟的微环境，不仅保障精子逐渐发育成熟，而且有利于精子处于静息状态，积蓄能量。精子具备获能的能力，是在附睾内形成的，在获能过程中精子膜要产生多种变化，需要钾，同时也需要多种蛋白、脂质和生物活性介质等，这些必备条件均由附睾提供。

6.转运功能

精子在附睾内转运，通过附睾管内的静水压梯度变化和附睾上皮细胞的纤毛沿管壁输出方向的摆动所产生的动力导致附睾液的流动，以及附睾管有节律性的蠕动，可以输送精子到输精管。

四、精索与输精管的解剖与生理

（一）精索与输精管的解剖

精索是悬吊睾丸和附睾的索带，自睾丸后上缘开始，终于腹股沟内环口，其主要内容物是输精管、精索内动脉（或称睾丸动脉，来自腹主动脉，主要营养睾丸及附睾）、精索外动脉（来自腹壁下动脉，主要营养提睾肌及其筋膜）、输精管动脉（来自膀胱下动脉，营养输精管）、蔓状静脉丛（形成精索内静脉，右侧直接注入下腔静脉，左侧呈直角方向与左肾静脉连接，回流不甚通畅）、淋巴管、提睾肌、神经以及包围精索的被膜。输精管是精索中的重要内容物，是连接附睾管和射精管的管道，长 36～45 cm，内腔直径约 3 mm，灰白色，质地坚硬，输精管通过腹股沟内环口，越过腹部，在腹膜下跨过输尿管，到达膀胱底部和前列腺上缘，约在精囊上端平面以下，膨大的部分为输精管壶腹部，其末端逐渐变细，且两侧输精管相互靠近，在膀胱底部稍上方，与精囊的排泄管以锐角的形式汇合成射精管，长约 2 cm，向前下穿前列腺底的后部，开口于尿道前列腺部。

（二）精索和输精管的生理

1.精索悬吊睾丸和附睾

下端从阴囊内的附睾与输精管连接处开始，向上进入腹股沟内环口，然后精索内的各种内容物分别循各自途径而互相分离。

2.输精管

输精管不仅是附睾与射精管的连接管道，而且具有储存精子的功能。

五、精囊的解剖与生理

（一）精囊解剖

精囊又称精囊腺，左右各一，长约 5 cm，横径 1.5～2.5 cm，是一种分叶状长形袋状结构，前后扁平，壁相当菲薄，肉眼观呈乳白色、半透明状态，位于前列腺底的后上方、输精管壶腹部的外侧、膀胱底与直肠之间。其排泄管与输精管末端会合，形成射精管，穿过前列腺，进入尿道的前列腺部，开口于精阜。精囊并非是一个有空腔的囊性体，其实质为卷曲的管道及其分支，管道如果张开与伸直，长度可达 10～15 cm，管道一端封闭，另一端开放通向射精管（图1-12）。

（二）精囊的功能

1.分泌功能

精囊的内层上皮细胞能分泌精囊液，是一种淡黄色黏稠的碱性液体，是精液的组成部分，约占精液量的30%，其中主要成分是果糖和前列腺素，精囊液中有凝固因子，是一种特殊的酶类物质，可使精液处于凝固状态。

2.收缩功能

尽管精囊壁很薄，但壁的中层为很薄的平滑肌，仍然具有一定的收缩功能，射精时能将分泌的液体输送出去。

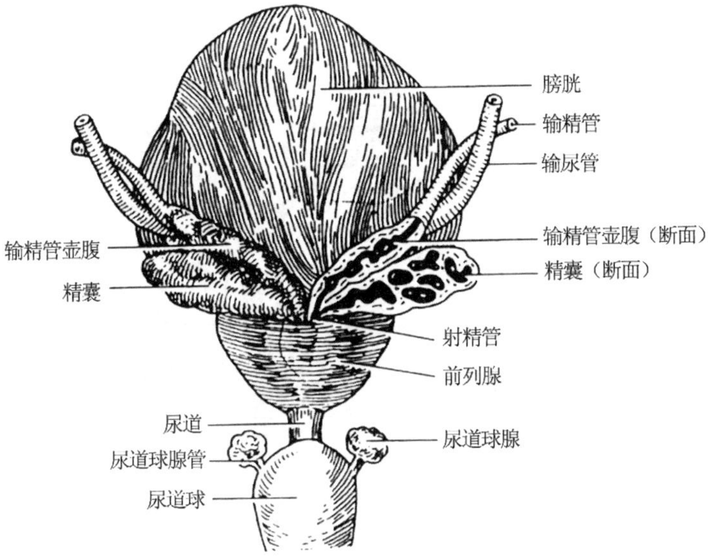

图 1-12　精囊和前列腺

六、前列腺的解剖与生理

(一)前列腺的解剖

1.前列腺

前列腺位于膀胱颈与尿生殖膈之间，重量约为 20 g，底部横径约 4 cm，纵径约 3 cm，前后径约2 cm，上部宽大为前列腺底，与膀胱颈部邻接，其前部有尿道穿过，后部有左右射精管向前下穿入，下端尖细，为前列腺尖部，与尿生殖膈接触，两侧有前列腺提肌绕过，尿道从尖部穿出，尖与底之间为前列腺体，通常正中有一浅沟(前列腺沟)，前面有耻骨前列腺韧带，使前列腺鞘与耻骨盆面相连。前列腺可分为五个叶，即前叶、中叶、后叶和左右两个侧叶。中叶增生凸向尿道内口，压迫尿道；左右两个侧叶增生可从两侧压迫尿道；后叶是前列腺癌的好发部位。前列腺实质表面包裹着薄而坚韧的固有膜，与前列腺鞘之间有静脉丛、动脉及神经的分支，前列腺是由管泡状的腺体组织和前列腺导管组成，前列腺的腺泡共 30～50 个，它们总共汇集成 15～30 条前列腺导管，又称前列腺排泄管，开口于尿道的精阜两侧(图 1-13)。

2.前列腺的血管淋巴神经

动脉主要是膀胱下动脉、阴部内动脉、直肠下动脉，主要由膀胱下动脉供血，在膀胱和前列腺交界处，分为前列腺被膜上动脉和下动脉。上动脉沿着两侧壁向上向前分布于被膜上部，下动脉由侧面 5 点与 7 点部位，分别进入腺体。前列腺静脉与阴茎背深静脉在耻骨前列腺韧带下汇合，形成网状静脉丛，此静脉丛和前列腺被膜内静脉汇合，经膀胱下静脉流入髂内静脉，前列腺静脉与直肠静脉、骶椎、腰椎及骨骼有吻合支，故前列腺癌可转移到肝、骶骨及髂骨。前列腺淋巴回流主要有三个途径：①前列腺淋巴经膀胱后到髂内动脉和髂外动脉淋巴结。②后组前列腺淋巴和前列腺动脉伴随到髂内动脉淋巴结。③淋巴通过直肠上升，横过骶部，在 S_2、S_3 前终止于髂内动脉淋巴结。前列腺神经由 S_3、S_4 发出的骶神经进入骨盆丛，由此发出膀胱下神经，再发出许多小束即前列腺神经，自背侧进入前列腺，支配前列腺分泌和运动的交感神经来自腹下神经丛。

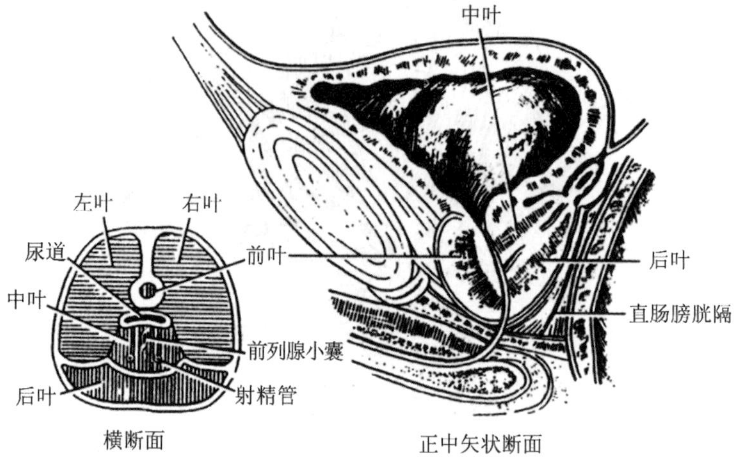

图 1-13　前列腺的位置与分叶

(二)前列腺的功能

1.分泌抗菌因子

前列腺液中含有钠、钾、钙，以及丰富的酸性磷酸酶和淡黄色的卵磷脂小体，还有大量锌和镁，对引起泌尿生殖系感染的致病菌有杀菌作用，已经证明这种抗菌因子是锌的化合物或锌盐。

2.分泌液化因子

前列腺液是一种乳白色浆性液体，是精液组成成分，约占精液的 2/3，其中蛋白水解酶和纤维蛋白酶有促进精液液化的作用，是让射出的处于凝固状态的精液转化成液体状态，精子才能活动，同时前列腺液中含有蛋白质、精胺、脂族多肽等，具有营养精子的作用。

3.分泌 5α-还原酶

其酶可将睾酮转化为更有生物活性的双氢睾酮。

4.具有控制排尿功能

前列腺包绕尿道，其环状平滑肌纤维围绕尿道的前列腺部，参与构成尿道内括约肌。

5.具有运输功能

前列腺实质内有尿道和两条射精管通过，当射精时，前列腺和精囊腺的肌肉收缩，可将输精管和精囊内容物经射精管压入尿道。

七、阴茎的解剖与生理

(一)阴茎的解剖

成年人阴茎平均长 7～10 cm，勃起时可增长增粗，由两个阴茎海绵体和一个尿道海绵体组成，由浅入深为皮肤、浅阴茎筋膜、深阴茎筋膜及白膜，各层间有血管、淋巴管和神经等结构穿行，由前向后可分为头、体和根三部分，阴茎根藏于阴囊和会阴部皮肤的深面，固定于耻骨下支、坐骨支和尿生殖膈上。阴茎体呈圆柱状，悬于耻骨联合的前下方。阴茎头为前端膨大部分，其尖端有呈矢状位的尿道外口，阴茎头和体交界处较细部分称为阴茎颈，临床称冠状沟（图 1-14，图 1-15）。

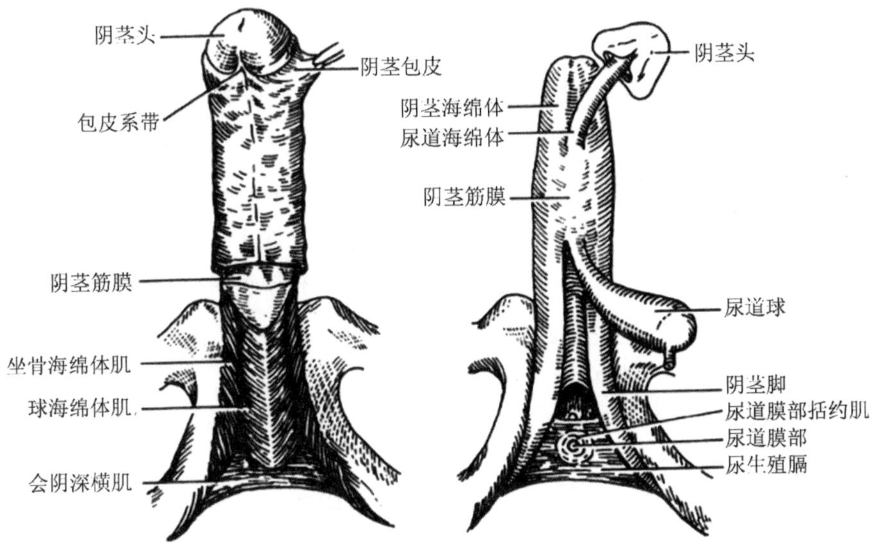

图 1-14　阴茎的外形和结构

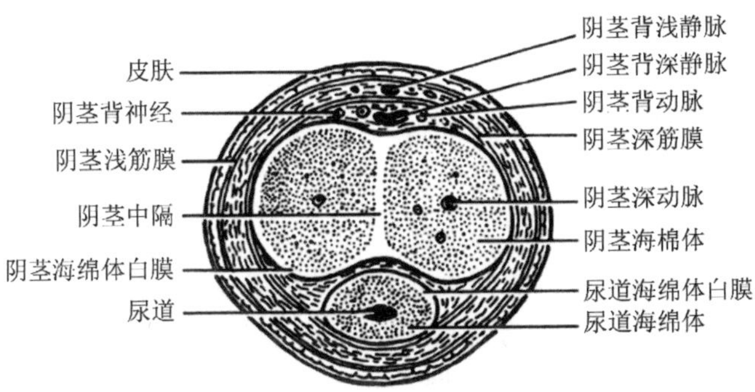

图 1-15　阴茎横切面

1.皮肤

薄而柔软的皮肤向阴茎头延伸，形成双层的皮肤皱襞，即阴茎包皮，其内、外层反折处的游离缘围成包皮口，包皮与阴茎头之间为包皮腔，在阴茎头的腹侧中线上，包皮与尿道外口相连的皱襞称为包皮系带。

2.浅阴茎筋膜

又称 Colles 筋膜，为阴茎的皮下组织，疏松、无脂肪，易使皮肤滑动，该筋膜向周围分别移行于阴茎肉膜、浅会阴筋膜及腹前外侧的浅筋膜深层，内有阴茎背浅动、静脉及淋巴管等穿行。

3.深阴茎筋膜

又称 Buck 筋膜，共同包裹阴茎的三条海绵体，其前端于阴茎的冠状沟附近逐渐变薄消失，后端至阴茎根部上续腹白线，在耻骨联合前面有弹性纤维参与形成阴茎悬韧带，该筋膜的深层与阴茎背侧中线上，有一条阴茎背深静脉穿行，此静脉的两侧各有一条阴茎背动脉及阴茎背神经伴行。

4.白膜

白膜分别包裹阴茎的三条海绵体，在阴茎海绵体部略厚，而在尿道海绵体部较薄，白膜在左右阴茎海绵体之间形成阴茎中隔，阴茎海绵体中央各有一条阴茎深动脉穿行。

5.海绵体

阴茎海绵体为两条，是两端较细的圆柱体，位于阴茎的背侧，左右各一，互相紧密结合。其前端嵌入阴茎头后面的凹陷内，后端左右分离，称为阴茎角，分别附着于两侧的耻骨下支和坐骨支。尿道海绵体位于阴茎的腹侧，尿道贯穿其全长，其中部呈细长的圆柱形，前端显著扩大成阴茎头，后端稍膨大成尿道球，位于两阴茎角之间，附着于尿生殖膈下筋膜上，每个海绵体的外面都包有一层坚厚的纤维膜，分别称为阴茎海绵体白膜和尿道海绵体白膜，海绵体内部由许多海绵体小梁和腔隙构成，腔隙与血管相通。

(二)阴茎的血管、淋巴、神经

阴茎的血供非常丰富，主要来自阴茎背动脉及阴茎深动脉，它们均为阴茎动脉在尿生殖膈内的分支。阴茎背动脉穿行于深筋膜与白膜之间，阴茎深动脉则由阴茎角进入阴茎海绵体。阴茎的静脉有阴茎背浅静脉及阴茎背深静脉，前者收集阴茎包皮及皮下的小静脉，经阴部外静脉汇入大隐静脉，后者收集阴茎海绵体及阴茎头部的静脉，分左右支汇入前列腺静脉丛。阴茎的淋巴管分浅、深两组，浅组与阴茎背浅静脉伴行，注入两侧的腹股沟浅淋巴结，深组与阴茎背深静脉伴行，注入腹股沟深淋巴结和(或)注入髂内淋巴结。阴茎的感觉神经主要是阴茎背神经，分布于阴茎的皮肤、包皮、阴茎头及海绵体，阴茎的内脏神经来自盆丛，交感神经包括阴茎海绵体大、小神经，分布于阴茎；副交感神经来自盆内神经，分布于海绵体的勃起组织，为阴茎勃起的主要神经，故名勃起神经。

(三)阴茎的生理

阴茎是男性性交器官，也是泌尿生殖系统的排泄器官，阴茎的自主勃起是完成男性性欲的主要部分。阴茎勃起的机制：①阴茎海绵体中的毛细血管在性冲动时大量充血，使海绵体膨胀。②海绵体充血后，阴茎静脉血管一时性阻塞。③阴茎海绵体外层有皮肤和两层筋膜包围，限制海绵体的无限膨胀，因此阴茎充血即勃起。

第二章　泌尿生殖系统损伤

第一节　阴茎损伤

阴茎损伤较少见。在受外力打击、骑跨等情况下，可以发生阴茎损伤。单纯的阴茎损伤较少见，阴茎损伤常伴有尿道损伤，而且表现类型复杂，各种类型处理的方法也不同。

一、阴茎损伤病因与分类

(一)病因

(1)直接暴力：阴茎勃起时，受到直接暴力(如打击、骑跨、被踢、挤压等)时，阴茎被挤于体外硬物或耻骨弓之间，易损伤，严重者可发生阴茎折断。

(2)锐器切割：阴茎被各种锐器切割而致。

(二)分类

按有无皮肤损伤，可分为闭合性损伤和开放性损伤两种类型。

1.闭合性损伤

(1)阴茎挫伤：各种暴力均可造成阴茎挫伤，引起皮下组织或海绵体损伤，皮下组织淤血，皮肤水肿，严重时出现纺锤形血肿，多不伴有尿道损伤。

(2)阴茎折断：又称阴茎海绵体破裂，是严重的阴茎闭合性损伤。阴茎勃起时，受到直接外力作用，造成阴茎海绵体周围白膜及阴茎海绵体破裂，可伴发尿道损伤。多见于20～40岁的青壮年，在手淫、粗暴性交(以女性上位性交时多见)等情况易发生。

阴茎折断一般为单侧阴茎海绵体白膜横行破裂，左右侧发生率相近，一般不超过海绵体周径的1/2，最常见的损伤部位是阴茎远端1/3。10%～20%同时伴有尿道破裂，20%～30%可波及两侧甚至尿道海绵体。尿道海绵体破裂往往与阴茎海绵体损伤部位在同一水平。

(3)阴茎绞窄伤：常因好奇、性欲异常、精神失常或恶作剧等，将金属环、大号螺丝帽、线圈、橡皮筋等环状物套扎在阴茎上没有及时取下，或阴茎包皮上翻后没有及时复位，引起阴茎缩窄部末梢血液循环障碍，致组织水肿、缺血，严重时发生阴茎远端组织坏死。

(4)阴茎脱位伤：是指男性会阴部遭到挤压、阴茎在勃起时扭曲或在疲软时遭钝性暴力打击、过度牵拉或骑跨伤等时，或外力继续不停，造成阴茎、尿道海绵体在冠状沟外与包皮发生环形撕裂，引起阴茎、耻骨韧带以及周围组织撕裂，阴茎脱离其皮肤，脱位到腹股沟、耻骨下部、大腿根部或阴囊会阴部的皮下，与存留原位的包皮分离，空虚无物。

2.开放性损伤

开放性阴茎损伤多数发生于刀割伤、刺伤、枪弹伤、卷入机器、牲畜咬伤及其他意外损伤，精神病患者的自伤或他伤亦偶有发生。有时因粗暴的性行为发生包皮及其系带撕裂伤，造成包皮裂口和出血。

(1)阴茎离断伤:临床少见,1929 年有学者报道。较常见的原因是受到性伴侣的报复或牲畜咬伤,往往致使阴茎远端缺损。按其损伤程度,阴茎离断伤可分成阴茎部分离断伤或阴茎完全离断伤。

(2)阴茎皮肤损伤:阴茎皮肤损伤类型有阴茎干全部皮肤撕脱伤、阴茎部分皮肤撕脱伤、阴茎皮肤刺伤、切割裂伤、烧伤等。

阴茎头表面皮肤菲薄,无移动性,很少发生撕脱伤。而阴茎体皮肤薄而松弛,有疏松的皮下组织,其移动性很大,较易发生撕脱伤。阴茎皮肤撕脱伤发生于机器损伤时,阴茎皮肤可同衣裤一起被转动的机器拉扯,从 Buck 筋膜外分离撕裂甚至撕脱,常发生于阴茎根部,止于冠状沟,又称筒状撕脱伤。常伴有阴囊皮肤撕脱,由于阴茎深筋膜的保护,阴茎海绵体及尿道多不易受伤。

利器切割或弹片可造成阴茎皮肤切割伤或阴茎贯穿伤。

包皮系带撕裂的主要原因是阴茎皮肤受力超负荷,如手淫时动作过于剧烈;其次在新婚之夜,在性交时过于急躁而又凶猛,或因处女膜坚韧,或因阴道痉挛,在阴茎强行插入时,由于阻力的关系造成包皮牵拉包皮系带而引起包皮系带撕裂、包皮裂口和出血。包皮系带断裂多见于包皮系带过短或包皮过长者。

二、阴茎损伤的临床表现

阴茎损伤随外力作用方向、作用力大小和损伤类型而各有特点,主要的临床表现包括疼痛、肿胀、局部出血、尿血、排尿障碍等,甚至有休克表现。

(一)阴茎挫伤

患者感觉阴茎疼痛且触痛明显,能自行排尿。轻者皮下组织淤血,形成青紫色瘀斑,阴茎肿胀,重者海绵体白膜破裂,形成皮下、海绵体或龟头肿胀,皮下出血及大小不等的血肿,使阴茎肿大呈纺锤形,疼痛难忍。若合并尿道损伤,则可见尿道流血或排尿障碍。

(二)阴茎折断

多发生于阴茎根部,可为一侧或双侧海绵体破裂。患者自己可感到局部组织破裂,在受伤的瞬间可听到阴茎部发出的响声,勃起的阴茎随即松软,血液由海绵体喷出至阴茎皮下,形成局部血肿,剧痛于活动时加重。局部肿胀,阴茎血肿,皮肤呈青紫色,若为一侧海绵体破裂,阴茎弯曲变形,偏向健侧或扭曲,状如紫茄子。若出血形成较大的血肿压迫尿道时,可发生排尿困难。由于受阴茎筋膜限制,肿胀只限于阴茎部,若阴茎筋膜破裂,则血肿可扩至阴囊、会阴及下腹部。若并发尿道损伤,可有排尿困难,排尿疼痛,尿道口可见有血液流出,或发生肉眼血尿。

(三)阴茎绞窄伤

可见阴茎上有套扎物,轻症者仅出现套扎物远端阴茎水肿、胀痛;如不解除病因,远端阴茎肿胀加重,继而发生缺血、坏死改变,如远端阴茎表面皮肤色泽变化、厥冷,疼痛加剧,感觉迟钝。感觉神经坏死后,痛觉减弱。嵌顿处皮肤糜烂,同时伴有排尿障碍。

(四)阴茎脱位伤

一般表现为阴茎疼痛,周围软组织肿胀。局部特异体征有阴茎、尿道海绵体在冠状沟外与包皮发生环形撕裂,阴茎、耻骨韧带以及周围组织撕裂,阴茎脱离其皮肤,于腹股沟、耻骨下部、大腿根部或阴囊会阴部的皮下可发现或触及脱位的阴茎，存留原位的包皮分离，空虚无物，伤后可出现尿失禁。阴茎脱位伤多伴有尿道外伤及尿外渗，有时即使无尿道撕裂或断裂，因尿道挫伤较重，也可有尿外渗及会阴部血肿。

(五)阴茎离断伤

阴茎离断后，因失血较多，患者面色苍白、四肢冰凉、血压下降，出现休克现象。离断阴茎残端出血明显，且不易止血。离断远端如为外伤或动物咬伤，则创面不整齐，挫伤明显。如为刀剪切割伤，则创面整齐，切割伤患者皮肤及皮下组织受伤不会出现大出血，仅局限血肿，若深达海绵体组织，可导致严重出血甚至休克。

(六)阴茎皮肤损伤

阴茎皮肤损伤若发生于衣裤连同阴茎皮肤一起被卷入各种类型机器，由转动的机器绞缠而撕脱皮肤时，则表现为撕脱伤呈脱手套式，常会累及会阴部皮肤。受累皮肤表现有部分撕脱或阴茎干全周皮肤撕脱。部分撕脱的皮片特点多以会阴部皮肤为顶点，阴茎根部或耻骨联合为基边的三角形，深达会阴浅筋膜与白膜之间，一般不累及较深的阴茎海绵体等，完全撕脱则导致阴茎体裸露。

阴茎皮肤切割伤患者表现为局部皮肤、皮下组织或海绵体裂开或断裂，切口呈多种形态，伤口整齐，如仅累及阴茎皮肤及皮下组织时，一般不会发生大出血，仅有局限血肿。

包皮系带撕裂伤最常见的部位在靠近龟头前端处，这是由于系带前端固定在龟头，后端连于阴茎皮肤，可移动。包皮系带撕裂伤可导致痛性勃起、性快感下降等严重后果，同时出现包皮裂口。

三、阴茎损伤的诊断

对阴茎损伤的诊断，一般根据外伤史及阴茎局部损伤情况，如皮肤瘀斑、裂口、出血、皮肤撕脱、阴茎肿胀、弯曲变形等表现，作出诊断一般不难。

(一)病史

有明确直接暴力史或锐器切割伤史，可出现阴茎局部疼痛、出血、肿胀畸形、缺损，严重者可出现休克。阴茎受到暴力打击以及骑跨伤时，阴茎被挤压于硬物和耻骨之间，常引起不同程度的阴茎损伤，特别是在阴茎勃起时受暴力打击或粗暴性交，闻及明显响声，为白膜破裂所致，且有剧痛感，阴茎随之软缩，继而出现肿胀，此即发生阴茎折断。阴茎折断常合并排尿困难，尿道海绵体损伤时可于排尿时发现尿瘘。阴茎脱位伤时根据受伤情况及阴茎形状，即可判断。阴茎绞窄伤应根据阴茎上的环状物及皮肤缺血、肿胀、坏死，即可判断。开放性阴茎损伤时，阴茎可见创面。

(二)辅助检查

B 超可确定阴茎白膜缺损处及阴茎折断者的破裂位置。阴茎海绵体造影可见海绵体白膜破损处有造影剂外溢。但是，该检查属有创性，且由于造影剂外渗，可引起严重的海绵体纤维化及一定假阴性率和假阳性率，目前已较少应用。

对于有明确病史和体征的患者，即使 B 超不能明确诊断，也不可轻易行海绵体造影，而应行手术探查。

当患者出现尿道滴血或排尿困难时，应想到尿道损伤的可能，应行逆行尿道造影检查，造影剂外溢可明确诊断。

四、阴茎损伤的治疗

阴茎损伤的治疗，应尽量保存有活力的组织，特别是海绵体，以利再植或再造，考虑性功能的恢复和排尿功能。术后应加强抗感染治疗，给予适量的雌激素，防止术后阴茎勃起。

（一）阴茎挫伤

无尿道损伤的轻度阴茎挫伤仅需适当休息、止痛、阴茎局部抬高，如用丁字带兜起阴囊和阴茎，以及预防感染、辅以理疗。

急性期仍有渗血时，可冷敷，出血停止后，用热敷促进血肿吸收。给予抗生素以防止感染。

较严重的挫伤，如皮下继续出血、血肿增大，应穿刺或切开引流，放出积血，必要时结扎出血点，并轻轻挤压阴茎海绵体，以防止血肿机化。如就诊较晚，血肿液化或合并感染，形成脓肿或气肿时，可切开引流或穿刺放脓。

（二）阴茎折断

治疗原则是恢复阴茎海绵体的连续性，彻底清创，控制出血，防止海绵体内小梁间血栓形成。治疗上目前主张早期手术，以免血肿扩大、继发感染、形成纤维瘢痕，导致疼痛和阴茎成角畸形而影响性生活。治疗方法包括手术和保守治疗。

1.保守治疗

20 世纪 70 年代前多采用非手术治疗，包括镇静止痛、留置导尿管、阴茎加压包扎。局部先冷敷，24 小时后改热敷，并给予口服雌激素，静脉输注或口服抗感染药治疗；为防止纤维化，有些医师还给患者链激酶或胰蛋白酶，口服羟基保泰松等。然而，这些治疗方法的效果却难以评价，而且阴茎肿胀消退缓慢，患者住院时间长，并发症高达 29%～53%，主要包括血肿扩大、继发感染而形成脓肿、阴茎成角畸形、阴茎纤维化、局部遗留有瘢痕硬结及阴茎勃起不坚、阴茎勃起疼痛、性交困难、勃起功能障碍(ED)等。因非手术治疗所导致勃起功能障碍等并发症发生率较高，目前多主张手术治疗。对于阴茎弯曲不明显、血肿轻微的患者或只有尿道海绵体损伤的患者，可以采取保守治疗。

2.手术治疗

不仅可以降低损伤后并发症的发生率，而且可以使患者阴茎功能早日恢复，一般术后 10 日内阴茎肿胀消退，术后性功能恢复良好。手术有传统的修复术式和改良的修复术式。传统的修复术式采用距冠状沟 1 cm 处阴茎皮肤环形一周切口，并使其翻转至阴茎根部，清除血肿，术中可充分探查 3 条海绵体情况，显露损伤部位，有效清除血肿，结扎出血点，以免血肿机化形成纤维瘢痕，导致阴茎勃起功能障碍、阴茎成角畸形而影响性生活。白膜破裂处用丝线或可吸收线间断缝合修补。该手术方法具有暴露充分、利于寻找白膜破口、同时修补双侧阴茎海绵体及尿道等优点，故对不能确诊的、合并尿道损伤的患者采用此种方法较好。

改良的阴茎折断修复术式即在阴茎根部结扎橡皮筋阻断血流后，在折断部位行半环形切开阴茎皮肤，挤出积血，清除血肿，找到白膜及海绵体破裂处，应用 3-0 可吸收线间断缝合修补。手术的关键是确定海绵体破裂的具体部位，方法包括：阴茎血肿最明显处；阴茎弯曲变形的凸出处；触诊阴茎有明确、孤立包块或硬结处；术前彩超检查结果。术后往往会形成阴茎向折断缝合处背侧的弯曲。手术处理时间越晚，越难恢复阴茎原状，甚至导致阴茎勃起功能障碍。本术式克服了传统的环形冠状沟切口术式手术创伤大、时间长的缺点,值得推广应用。

(三)阴茎绞窄伤

治疗原则是尽快去除绞窄物而不附加损伤,改善局部循环。处理的关键是尽快去除绞窄物。

对软性绞窄物,如丝线、橡皮筋、塑料环等可剪断去除,如被皮肤包埋,可在局麻下从正常皮肤开始到水肿区做一纵向切口,即可切断之。对绞窄物为钢圈、螺丝帽等硬性环圈者,可采取台钳夹碎或钢丝剪锯裂等措施,对于阴茎包皮嵌顿环,可采用手术松解。绞窄时间长,皮肤极度水肿出血坏死者,可将坏死皮肤切除,创面用带蒂阴囊皮瓣移植或游离中厚皮片移植。对已造成阴茎坏疽者,则考虑择期行阴茎再造术。

金属环阴茎绞窄伤是较为常见的一种,根据金属材料和形状特征以及嵌顿的严重程度,所选方法有所不同。

1.断环取出法

对薄而较软的金属环,可以采用专门剪刀将环切断两处。但是,金属越硬越不易切断。常有的工具有线锯、牙科砂轮等。操作时,由于金属切割金属会产生高温,故必须同时给予生理盐水降温,避免局部烧伤。

2.减压取环法

消毒阴茎包皮,用一次性针头多处刺入包皮,再用纱布包好阴茎,握在手中轻轻按摩,使包皮内积液经小孔渗出,包皮萎缩。然后,用粗针头直刺阴茎海绵体内,抽吸出阴茎海绵体内的积血 50～80 mL,使阴茎体积明显缩小。最后涂上液状石蜡,一手固定金属环,一手在环上方,牵拉阴茎包皮向上移,即可取下完整的金属环。

3.带子缠绷取环法

适用于阴茎水肿不严重者。首先在水肿处切许多小切口,使组织中液体排出;然后取长而窄的布条,紧贴环之远端向龟头方向缠绕 2～3 cm,将布条近端从环和阴茎皮肤间送至环的近侧。此时,在缠好的布带表面涂润滑剂,术者边向远端缠绕,边向远端滑动金属环,并同时松开近端之布条,直至环由远端脱下为止。

4.手术法

如已有嵌顿,远端阴茎皮肤坏死者,或金属环既不能摘除也不能切断时,则应将金属环至冠状沟之间 Buck 筋膜表面的阴茎皮肤和皮下组织切除,这样金属环即可滑出。去除环状物后,必须估计阴茎体的坏死程度。行耻骨上造瘘引流尿液,局部彻底清洁,再涂抹磺胺米隆醋酸酯和磺胺嘧啶,每日 2 次。这种处理持续到坏死区分界线清楚为止。必要时,可行阴茎部分切除术。

全身使用抗生素抗感染。局部可注射透明质酸酶、肝素等,以防血栓形成。

(四)阴茎脱位伤

应及早清创、止血,去除血肿,将阴茎复位,并固定于正常位置。有尿道损伤者按尿道损伤处理,必要时行耻骨上造瘘。如阴茎复位困难或支持组织撕裂严重,可进行手术复位,缝合支持韧带。

预后取决于早期发现和及时处理。因为这类患者常在严重挤压伤后发生,由于体检的疏忽，常未能及时发现，得不到及时处理。如能及时发现并明确诊断，将阴茎、尿道海绵体复位到袖筒式的包皮内，并行修复包皮，则预后良好。

（五）阴茎皮肤损伤

治疗方法根据阴茎皮肤损伤的范围、损伤程度和邻近皮肤状况而定。原则上伤后应立即修补，因延期修补会导致瘢痕形成、挛缩和生殖器畸形。处理前需仔细检查损伤范围、深度、阴茎海绵体、尿道海绵体是否完整，阴囊及阴囊内容物是否受累等。

首先应彻底清创，剪除无活力的组织。对阴茎皮肤缺损近侧有活力的组织要尽量保留，但远侧皮肤及包皮则须切除，即使有活力也要剪除至距阴茎头 2～3 cm 处，以防术后淋巴水肿。

1.刺伤及切割伤

因其伤口不大，彻底清创后一期缝合，多可愈合。对于较少阴茎皮肤缺损者，清创后创缘皮肤稍作游离，行无张力缝合。因阴茎皮肤血液循环丰富，有利于伤口的愈合，故凡有活力的组织应尽可能保留。

2.阴茎皮肤撕脱伤

对于阴茎皮肤部分撕脱伤者，先彻底清洗创面，尽可能清除污染坏死组织，保留有生机的皮肤及组织。若撕脱皮肤与正常组织相连，且色泽无明显变化者，可在清创时尽量保留，并将皮肤与皮下组织缝合。术后包扎要求恰到好处，不宜过紧，数天后撕脱皮肤便可以复活。因此，对于阴茎皮肤缺损＜2/3、撕脱皮肤血液循环良好者，特别是年轻人，最好采用直接缝合。

如果创面已经发生感染，应将丧失生机的感染组织清除，每日更换两次湿敷料。待感染被控制，创面长出健康肉芽组织之后，于 5～7 日行成形手术。

阴茎皮肤缺损时，无论皮片移植还是将近侧皮肤延长覆盖创面，阴茎远端残留的皮肤必须切除直达冠状沟 3～5 mm 处，否则将来会形成象皮肿，影响外形及功能。

皮肤缝于阴茎背侧还是腹侧，尚无统一意见。缝于腹侧者外形近似于正常，唯恐日后瘢痕收缩产生腹曲；缝于背侧时，虽然外观差些，但却无上述之虑。术后阴茎保持背侧位，第 5 日换敷料，检查伤口。若阴囊完好，也可用阴囊皮肤做隧道状阴茎包埋，露出龟头，过 3～4 周后再与阴囊分离成形。也可采取带血管蒂阴囊皮瓣修复阴茎皮肤缺损，使其一期愈合。尿道内需留置导尿管引流尿液，防止尿液浸湿敷料而发生感染。

阴茎皮肤完全撕脱者，多伴有阴囊皮肤损伤或撕脱，则应切除后采用其他部位皮肤植皮。可采取大腿内侧、腹股沟区或下腹部带蒂皮瓣植皮，也可采取中厚皮片游离植皮。其中，以下腹部皮瓣较好，该处皮瓣具有移动性好、抗感染力强、成活率高的优点，且术后半年即可恢复感觉。皮肤移植者皮肤对接处不宜对合成直角，以利于愈后的性生活，如皮片移植处位于海绵体缝合处，则应放置引流物，同时合理使用抗生素控制感染，提高移植皮肤的存活率。

皮肤撕脱伤的患者如伴有尿道损伤，应尽可能吻合尿道并保持阴茎形态，必要时施行耻骨上膀胱穿刺造瘘。

如同时伴有阴囊皮肤缺损者，因组织顺应性强、弹性大，即使缝合时有张力，也应将所剩皮肤缝于一起，包裹其内容。数月之后，阴囊即可恢复正常大小。阴囊皮肤全部丧失时，可暂时把两侧睾丸置于股内侧皮下浅袋内。据观察，该处温度低于腹腔和腹股沟部位的温度，不会影响精子生成。尽管如此，对年轻患者仍应尽量行阴囊成形术。

3.阴茎皮肤烧灼伤

原则上先采取保守治疗，在组织活力未能明确判断之前，积极预防或控制感染，待丧失生机组织分界明显后，可切除坏死组织，并立即植皮，必要时可行带蒂皮瓣植皮。

4.阴茎切割伤

切伤浅且未伤及海绵体白膜者，按一般软组织切割伤处理；切割深、累及海绵体时，对因严重出血而致休克者，应及时采取防治措施，动脉出血者应立即缝合止血，海绵体渗血者，可连同白膜一起缝合压迫止血，并积极纠正休克。

5.包皮系带撕裂伤

如包皮裂口不大、系带撕裂不严重、出血不多者，经局部清洗、包扎即可愈合。如裂口较大、系带撕裂严重、出血不止者，应急诊手术缝合止血，术后一部分人伤口愈合良好，一部分人可能愈合不佳，使系带处形成瘢痕或系带过短，可能造成以后阴茎勃起时弯曲或疼痛。

（六）阴茎离断伤

阴茎离断伤的治疗包括阴茎的修复、恢复排尿功能及性功能等。其治疗效果因受伤部位、程度、缺血时间和治疗方法而异，迄今尚无统一的治疗方案，但均强调吻合血管的再植术。

对于出血性休克者，需立即给予输血以补足血容量，纠正休克后再行手术处理。

牲畜咬伤所致阴茎损伤，远端往往缺失，而不能行再植术，对于此类患者，由于阴茎血运丰富，愈合能力较强，应尽量保留残端尚有生机的组织，尤其是保存海绵体，以备做阴茎再造术。妥善处理尿道，可行耻骨上膀胱穿刺造瘘。对牲畜咬伤者，还应注意对破伤风及狂犬病的防治。

1.阴茎再植术

对所有阴茎离断伤，都应考虑行阴茎再植术。进行清创处理后，若阴茎离断时间短，边缘整齐，切下的阴茎未遭到进一步的破坏时，可及时施行阴茎再植手术。

应用显微外科技术吻合阴茎动脉及阴茎浅、深静脉、白膜和尿道，效果确切。阴茎离断后距再植的时间以 6 小时为“临界点”，但国内已有许多超过 6 小时再植成功的报道，故目前认为对阴茎离断伤，只要不是外伤严重或远端丢失，都应争取再植，不应随意放弃。如有尿道海绵体、部分皮肤或阴茎海绵体相连，则再植的成功机会明显增加。

手术时，对离体部分阴茎应妥善处理，最好能在入院途中将离体部分保存于抗生素冰盐水中。患者入院后，应争取尽早手术，远端用盐水或林格液加抗生素肝素冲洗液灌洗，不健康皮肤尽量清除，尽量用近侧皮肤或皮瓣行皮肤修复。仔细清创，尽量避免盲目结扎血管，行耻骨上造瘘，通过离断远端尿道插入一根 Foley 导尿管，再通过断离近端进入膀胱，使阴茎结构形成一直线。以尿管为支架，首先用 3-0 肠线间断吻合尿道海绵体 4～6 针，勿穿透尿道黏膜，以促进肠线吸收，防止感染及尿漏，吻合后拔除尿管。其次缝合阴茎海绵体，为下一步吻合血管提供必要的稳定性。再采用显微外科技术，用 10-0 尼龙线显微吻合海绵体动脉，然后吻合白膜，继而吻合阴茎背动脉、静脉及神经、浅筋膜、皮肤。可不必结扎或吻合阴茎深动脉，手术成功的关键是要保证一支海绵体动脉及阴茎背静脉吻合成功。常规行耻骨上膀胱造瘘，术后阴茎背伸位宽松包扎，以利于静脉和淋巴回流，必须把吻合好的阴茎固定在身体的适当位置，避免受压和痛性勃起，术中及术后需行广谱抗生素和抗凝血治疗。口服雌激素，防止阴茎勃起。

如伤口血管遭到进一步的破坏,无法进行动静脉吻合,单纯行清创缝合阴茎海绵体和尿道海绵体、Buck 筋膜和皮肤。虽然可以借助于远近两端海绵体来沟通血运,使 3 个海绵体可能存活,但龟头和阴茎远端皮肤可能坏死。如阴茎远端皮肤缺损较多,而海绵体能得到再植,可于吻合后将阴茎包埋在阴囊皮下或行中厚皮片植皮。如阴茎缺失,创口应清创,一期缝合创面或用断层皮肤封闭创面。在伤后 1～3 个月再行带蒂管形皮瓣阴茎再建手术。可使患者站立排尿,如安装软骨或假体,还可性交。行阴茎再植术后可能发生一些并发症,其发生率由高到低依次为皮肤坏死、尿道狭窄、阴茎远端感觉不良、尿瘘、尿道坏死、阳痿。对于手术失败者,只能进行阴茎再造术。

由于阴茎的血液供应特点,未经吻合血管的再植阴茎是可以成活的。不完全离断的病例,即使仅有少数皮肤相连,其术后皮肤坏死发生率偏低;而完全离断的病例,较易发生皮肤坏死。手术吻合血管可以使皮下血液循环很快恢复,因此可以减少皮肤坏死;而不吻合血管者,其远端阴茎皮肤血供主要靠血流透过海绵体及皮下组织来提供,增加了皮肤缺血时间,导致皮肤坏死。另外,行血管吻合的病例其并发症发生率明显低于吻合海绵体和尿道的病例。所以,在阴茎再植术中,应采用显微外科技术行血管吻合,减少皮肤坏死等情况。

对于婴幼儿阴茎离断伤,是否行血管神经吻合,尚无一致意见。由于婴幼儿血管神经纤细,吻合特别困难,一定程度增加了显微技术的难度。有报道未行血管神经吻合的婴幼儿阴茎再植术,术后阴茎勃起,皮肤感觉无异常,无排尿困难,效果较好,但缺乏远期随访报道。

2.清创缝合术

对于阴茎损伤严重,损伤时间太长,就诊医院的医疗技术力量确实无法实施阴茎再植术者,则应先行清创缝合术,待以后择期行阴茎再造术。

3.阴茎再造术

阴茎再造术可分为传统阴茎再造术和现代阴茎再造术两类。

传统阴茎再造术包括利用腹部皮管阴茎再造、腹中部皮瓣阴茎再造、大腿内侧皮管阴茎再造等。传统阴茎再造术是一种技术复杂、需要分期完成的手术,其中某一次手术的失败都可能前功尽弃,因此这类手术需要由有经验的整形外科医师来完成。目前可应用显微外科进行的阴茎再造,体表许多游离皮瓣的供区都可游离移植进行阴茎再造。可以进行游离移植或岛状移植阴茎再造的皮瓣很多,如前臂游离移植阴茎再造、下腹部岛状皮瓣移植阴茎再造、脐旁岛状皮瓣移植阴茎再造及髂腹股沟皮瓣移植阴茎再造等。

腹部双皮管阴茎再造术属于传统阴茎再造术,一般需历经皮管成形、皮管转移、尿道及阴茎体成形、支撑物植入等几个阶段,历时较长。但对于不适合用皮瓣法移植的病例,仍不失为一种可供选择的方法。该术式分四期完成。

第一期皮管成形术:于两侧腹壁各设计一皮管。左侧腹壁制备一条较大的斜行皮管,切口长 17～20 cm,宽 8.5 cm;右侧腹壁制备一条较小的皮管,长 12～15 cm,宽约 4.5 cm。两条皮管的下端靠近耻骨联合部位,以便后期转移。

第二期皮管转移术:在第一期手术后 3～4 周,切断大皮管上端,缝合腹壁创面。在距尿道外口 0.5 cm 处做一与皮管横断面相应大小的创面,将大皮管扭转一定角度并与尿道外口上方所做创面缝合。注意缝合后应使皮管缝合处位于侧方。

第三期阴茎体和尿道成形术：于第二期手术后 5～8 周，经皮管夹压训练，确定有充分的血供建立后进行。切断大小皮管的下端，将两皮管靠拢，在两皮管的对合面上，从尿道口开始各做两条平行切口，直达皮管的游离端，大皮管平行切口宽约 1.5 cm，小皮管宽约1.1 cm，做成尿道，使缝合后能包绕 16～18 号导尿管。将切口边缘两侧皮下略作分离并剪除多余的皮下组织，将相对的切口内侧缘以 3-0 线做真皮层的缝合，形成新尿道。再将大小皮管的外侧缘各做相对缝合，形成阴茎。

第四期阴茎头成形及支撑物植入术：于第三期手术后 3 个月进行。在修复再造阴茎末端做阴茎头时，可在阴茎背部及两侧，距末端约 4 cm 处做 3/4 环状切口，并削除宽约0.5 cm的表层皮肤，游离远端创缘，重叠于切除表皮部的创面上进行缝合。也可在阴茎体远端两侧各切除 1～1.5 cm “V”形皮肤，缝合后呈圆锥形，酷似龟头。于再造阴茎根部一侧做一切口，在再造阴茎和尿道皮管之间分离一隧道，将阴茎海绵体残端劈开，以自体肋骨和硅胶作为支撑物，插入劈开的海绵体残端纵隔内并缝合固定。

对于阴茎损伤的预防，应尽可能避免暴力和锐器损伤阴茎。若系精神疾病患者，应积极治疗精神疾病，这是唯一的预防措施。

第二节　睾丸损伤

睾丸由于其活动度较大及其坚韧的白膜存在，因而发生损伤的机会较少。睾丸损伤多发生于青少年，直接暴力损伤是常见原因，往往伴有附睾、精索及鞘膜组织损伤。

睾丸损伤可由于劳动意外、交通事故、外伤等引起，而且损伤程度亦轻重不等。轻度挫伤仅有睾丸内毛细血管小出血灶、曲细精管破裂等，重者有睾丸破裂、睾丸严重挫裂伤，甚至发生睾丸脱位。

一、睾丸挫伤

(一)诊断

患者感到局部剧痛，疼痛可放射到下腹、腰部或上腹部，可发生痛性休克。偶尔疼痛并不严重，而以局部肿胀或阴囊胀痛为主，伴有恶心或剧烈呕吐。

查体多有阴囊肿大，阴囊皮肤有瘀斑。睾丸肿胀明显，触之有剧烈疼痛，疼痛向下腹部和腹部放射。因睾丸白膜的限制，触诊时睾丸质硬。

彩色多普勒超声检查：睾丸外伤后，由于受伤血管痉挛，组织水肿，特别是坚韧白膜的压迫等因素，睾丸血供减少是本病的特征表现。

CT 检查。①白膜下血肿：睾丸白膜完整，其下方与睾丸实质间见弧形高密度影。②单纯睾丸实质血肿：表现为睾丸内类圆形高密度影，不伴有鞘膜积血和白膜破裂，睾丸仍保持为正常的卵圆形。③睾丸挫伤：睾丸实质因受到打击或挤压而挫伤，CT 上显示睾丸增大，密度增高，睾丸实质内血肿表现为低密度(图 2-1)。

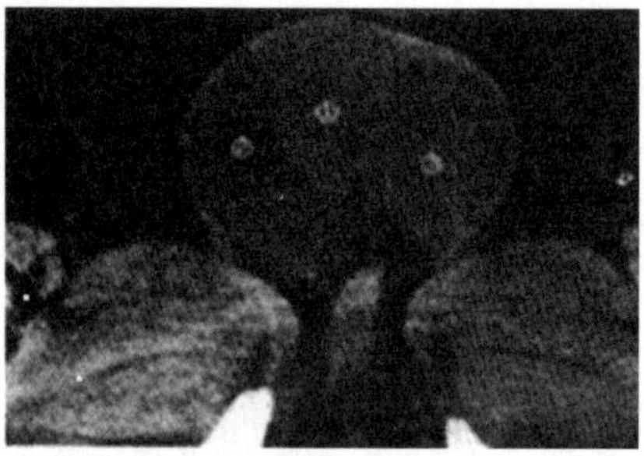

图 2-1　睾丸挫伤

(二)治疗

睾丸损伤如为轻度挫伤,可卧床休息、阴囊抬高及局部冷敷。严重损伤伴有休克者,应先行抗休克治疗。开放性损伤应行清创缝合术。当有较大的阴囊血肿或鞘膜积血时,应尽早手术探查。

二、睾丸破裂

(一)诊断

受伤后睾丸疼痛剧烈,疼痛向同侧下腹部放射,可伴有恶心、呕吐。阴囊逐渐肿大,皮下出现淤血。查体见阴囊局部肿胀,压痛明显,睾丸界限不清。睾丸破裂应与睾丸扭转、睾丸挫伤和阴囊血肿相鉴别。

1.彩色超声检查

受损睾丸无固定形态,内部回声不均,睾丸白膜线连续性中断,其裂口深入睾丸实质深部,部分睾丸完全断离。残存睾丸实质内部彩色血流分布稀少,走行紊乱,阻力指数明显高于健侧。

2.放射性核素睾丸扫描

睾丸破裂时可见睾丸图像有缺损,诊断准确率达 100%。

3.CT 检查

睾丸失去正常的卵圆形结构,白膜连续性中断,睾丸组织突出或睾丸断片分离,睾丸实质中散在分布不规则的低密度影。如为睾丸广泛裂伤,形成多发断片,则漂浮于大量阴囊血肿中(图 2-2)。

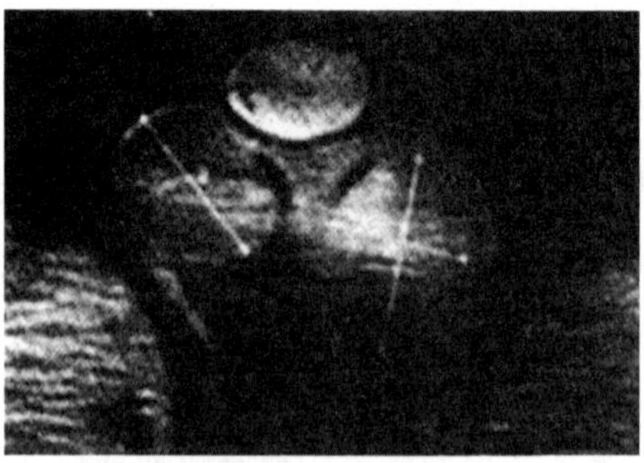

图 2-2　睾丸破裂

(二)治疗

睾丸破裂诊断明确后应立即手术治疗。手术应尽早进行,时间拖得愈长,手术后感染机会就愈大,睾丸功能的恢复就愈差。在睾丸破裂诊断可疑时,应尽早进行手术探查;即使术中未发现睾丸破裂,也可以同时进行血肿清除及时引流,预防感染。术后托起阴囊,应用抗生素治疗。

手术时可取阴囊切口,清除血肿,对破裂的睾丸用可吸收缝线间断缝合睾丸白膜。对突出白膜外的睾丸组织应切除后再缝合。在睾丸肿胀严重时,可在睾丸其他部位切开减张后缝合裂口。缝合张力过大时可引起睾丸缺血而致睾丸萎缩。睾丸鞘膜内放置引流皮片。

三、外伤性睾丸脱位

睾丸受暴力打击,脱离阴囊而至附近皮下时,称为睾丸脱位。睾丸脱位临床上较少见,脱位类型依暴力方向而定。浅部脱位时,睾丸被推至腹股沟、耻骨前、阴茎、会阴或大腿内侧皮下,深部脱位时,睾丸则被推向腹股沟管、腹部或股管。

(一)诊断

睾丸脱位多数发生于青年人。症状为会阴部外伤后剧痛、呕吐,检查发现阴囊空虚、脱位睾丸触痛,可扪及睾丸。此时应与隐睾鉴别,后者往往有明确病史。偶尔伤处血肿被误认为是睾丸脱位,但阴囊内有睾丸存在。

彩色超声检查:患侧阴囊内空虚,于腹股沟管外环口外上方软组织内探及脱位睾丸回声,其轮廓清晰完整,但内部回声不均匀,血流分布稀少。

(二)治疗

睾丸脱位应尽早行睾丸复位,恢复睾丸的血液循环。对浅部脱位者可采取闭合手法复位,对深部脱位者,则手术复位,复位时应注意精索的位置,并作睾丸固定。对受伤当时未作出睾丸脱位诊断的晚期就诊者,外环达阴囊的通道已闭合消失,则需游离精索,使精索达到足够长度,重新建立到达阴囊底部的通道,并进行睾丸固定。术后应定期随访,了解患者的睾丸情况。

睾丸脱位的同时可发生睾丸扭转或睾丸破裂,伤后常致睾丸萎缩,甚至有恶变的报道,必须引起重视。

临床上创伤性睾丸脱位常漏诊、误诊,主要有以下原因:①本病少见,临床医师对其认识不足,尤其非泌尿外科医师只注意了其他严重复合伤,往往不会仔细检查阴囊、睾丸情况。②伤后阴囊血肿致睾丸触诊不清。因此,对于有会阴部损伤或骨盆骨折者,尤其伴有会阴部剧烈疼痛、恶心、阴囊淤血肿胀而无尿道损伤时,应考虑创伤性睾丸脱位的可能,仔细检查阴囊。不能明确诊断者,可借助B超检查确诊,必要时行CT、放射性核素扫描检查。

第三节　附睾及输精管损伤

附睾及输精管位于腹股沟管和阴囊内,位置隐蔽且位于皮下环至睾丸后缘。附睾损伤常合并睾丸损伤,而输精管活动度大,极少发生闭合性损伤,临床上常见为医源性输精管损伤。究其原因:①疝囊与精索的解剖关系密切,疝修补时易造成输精管的损伤。②腹股沟区手术操作时，术者往往只注重防止精索动、静脉损伤以避免出血和术后睾丸萎缩而忽视了对输精管的保护。③小儿患者输精管纤细，不易辨认，易与疝囊一并切除。④特别是复发性斜疝再次修补术，解剖结构不清，更易损伤输精管。

输精管损伤占斜疝修补术的1%～5%，隐睾固定术的0.8%。同时损伤双侧输精管者，会引起不育。

一、诊断

单纯附睾损伤临床少见，主要见于合并睾丸损伤者，所以睾丸损伤患者应注意检查附睾的情况。对睾丸发育正常，儿时施行过腹股沟或盆腔手术，成年后无精子症或少精子症者，应考虑有输精管损伤的可能。

体格检查时发现，伤侧睾丸正常，附睾增大、肥厚，近睾丸端输精管增粗，部分患者可在外环附近扪及输精管残端或结节。

经皮的输精管造影可清楚地显示造影剂中断，远端输精管不显影。彩色多普勒近年来应用于医源性输精管损伤的诊断，发现伤侧附睾增大，近端输精管增粗，管腔充盈，睾丸输出小管扩张，提示为精道梗阻声像。

二、治疗

医源性输精管损伤一旦确诊，应行再通术。若输精管丢失段不长，可将睾丸上提精索缩短，行同侧或交叉的输精管或输精管附睾管吻合术。由于输精管损伤多发生在幼年，远端输精管发育滞后并有回缩倾向，因而断端通常在内环处。从外环到内环输精管走向固定、无伸缩性，采用常规吻合法较困难，可通过改变输精管行程予以修复，使输精管不经内环直接从外环引出，截弯取直，节省了长段输精管，从而达到吻合目的。有学者通过尸体测量计算得出，采用该通路可缩短输精管5～9 cm。

关于医源性输精管损伤再通术的预后，文献报道再通率为65%～88.9%，妊娠率为33.3%～39%。对于不能手术复通的患者可采用人工辅助生育技术。

第三章　泌尿生殖系统结石

第一节　肾结石

尿路结石是泌尿系统的常见疾病之一。随着我国经济的发展和饮食结构的改变，尿路结石的发病率呈逐年上升的趋势。近 20 年来，微创技术的发展使得尿路结石的治疗发生了重大改变。尿路结石按部位可分为上尿路（肾和输尿管）结石和下尿路（膀胱和尿道）结石。其中上尿路结石约占 80%。肾结石是尿路结石中最常见的疾病。

我国尿路结石总的发病率为 1%～5%。结石的发生率与患者的性别、年龄、种族、体重指数、职业、水的摄入量、水质、气候和地理位置有关。

尿路结石多发于中年男性，男女比为(2～3)∶1。男性的高发年龄为 30～50 岁，女性有两个发病高峰，35 岁和 55 岁，近年来女性的尿路结石发病率有增高趋势。肥胖患者容易患尿酸结石和草酸钙结石，可能与胰岛素抵抗造成低尿 pH 和高尿钙有关。从事高温作业的人员尿路结石的发病率高，与其出汗过多、机体水分丢失有关。南方地区和沿海诸省、市的发病率可高达 5%～10%，在这些地区，尿路结石患者可占泌尿外科住院患者的 50%以上，这与日照时间长、机体产生较多维生素 D_3 和高温出汗导致水分丢失有关。水的硬度高低与尿路结石的发生率之间没有定论，但大量饮水确实可以降低尿路结石发生的风险。经济发达地区居民饮食中蛋白和碳水化合物比例较高，其肾结石的发生比例较高。

一、种类

肾结石由基质和晶体组成，晶体占 97%，基质只占 3%。由于结石的主要成分为晶体，通常按照结石的晶体成分将肾结石主要分为含钙结石、感染性结石、尿酸结石和胱氨酸结石 4 大类。不同成分的结石的物理性质、影像学表现不同。结石可以由单一成分组成，也可以包含几种成分。

二、病因

肾结石的形成原因非常复杂。它包括 4 个层面的因素：外界环境、个体因素、泌尿系统因素以及尿液的成石因素。外界环境包括自然环境和社会环境，流行病学中提到的气候和地理位置属于自然环境，而社会经济水平和饮食文化属于社会环境。个体因素包括：种族和遗传因素、饮食习惯、代谢性疾病和药物等。泌尿系统因素包括肾损伤、泌尿系统梗阻、感染、异物等。上述因素最终都导致尿液中各种成分过饱和、抑制因素的降低、滞留因素和促进因素的增加等机制，导致肾结石的形成。

与肾结石形成有关的各种代谢性因素包括：尿 pH 异常、高钙血症、高钙尿症、高草酸尿症、高尿酸尿症、胱氨酸尿症、低枸橼酸尿症等。其中常见的代谢异常疾病有：甲状旁腺功能亢进、远端肾小管性酸中毒、痛风、长期卧床、结节病、皮质醇增多或肾上腺功能不全、甲状腺功能亢进或低下、急性肾小管坏死恢复期、多发性骨髓瘤、小肠切除、克罗恩(Crohn)病、乳-碱综合征等。

药物引起的肾结石占所有结石的1%左右。药物诱发结石形成的原因有两类。一类为能够诱发结石形成的药物,包括钙补充剂、维生素D、维生素C(每日超过4 g)、乙酰唑胺(利尿剂)等,这些药物在代谢过程中导致了其他成分结石的形成。另一类为溶解度低的药物,在尿液浓缩时析出形成结石,药物本身就是结石的成分,包括磺胺类药物、氨苯蝶啶、茚地那韦(抗病毒药物)等。

尿路梗阻、感染和异物是诱发肾结石的主要局部因素,而梗阻、感染和结石等因素可以相互促进。各种解剖异常导致的尿路梗阻是肾结石形成的重要原因,临床上容易引起肾结石的梗阻性疾病包括机械性梗阻和非机械性梗阻两大类。其中机械性梗阻原因包括肾小管扩张(髓质海绵肾)、肾盏盏颈狭窄(包括肾盏憩室、肾盏扩张)、肾盂输尿管连接部狭窄、马蹄肾及肾旋转不良、重复肾盂输尿管畸形、输尿管狭窄(包括炎症性、肿瘤、外压性因素)、输尿管口膨出等。非机械性梗阻原因包括神经源性膀胱、膀胱输尿管反流和先天性巨输尿管等。反复发作的泌尿系统感染、肾盂肾炎是导致感染性肾结石的常见原因。

了解结石的成分和病因,对于肾结石的治疗和预防有重要的指导意义。

三、症状

肾结石的临床表现多样。常见症状是腰痛和血尿,部分患者可以排出结石,此外还可以出现发热、无尿、肾积水、肾功能不全等表现。不少患者没有任何症状,只在体检时偶然发现。应当注意,无症状并不意味着患者的肾功能正常。

(一)疼痛

有40%~50%的肾结石患者有腰痛症状,发生的原因是结石造成肾盂梗阻。通常表现为腰部的酸胀、钝痛。如肾结石移动造成肾盂输尿管连接部或输尿管急性梗阻,肾盂内压力突然增高,可造成肾绞痛。肾绞痛是上尿路结石的典型症状,表现为突然发作的脊肋角和腰部的刀割样疼痛,常伴有放射痛,受累部位为同侧下腹部、腹股沟、股内侧,男性可放射到睾丸和阴茎头,女性患者放射至阴唇。发作时,患者表情痛苦、坐卧不宁、辗转反侧、排尿困难、尿量减少,可以出现面色苍白、出冷汗、恶心、呕吐、低热等症状,甚至脉搏细速、血压下降。肾绞痛发作持续数分钟或数小时,经对症治疗可缓解,也可以自行缓解,缓解后可以毫无症状。肾绞痛可呈间歇性发作。部分患者疼痛呈持续性,伴阵发性加重。

(二)血尿

血尿是肾结石的另一常见临床表现,常常在腰痛后发生。血尿产生的原因是结石移动或患者剧烈运动导致结石对集合系统的损伤。约80%患者可出现血尿,但大多数患者只表现为镜下血尿,其中只有10%左右的患者表现为全程肉眼血尿。部分患者可以只出现无痛性全程肉眼血尿,需要与泌尿系统肿瘤等其他疾病进行鉴别诊断。

(三)排石

患者尿中排出结石时,可以确诊尿路结石诊断。应收集排出的结石并进行成分分析,以发现可能的代谢因素,利于结石的治疗和预防。排石常在肾绞痛发作后出现,也可不伴任何痛苦。

(四)发热

肾绞痛时可能伴或不伴低热。由于结石、梗阻和感染可互相促进，肾结石造成梗阻可继发或加重感染，出现腰痛伴高热、寒战。部分患者可表现为间断发热。感染严重时可造成败血症。出现发热症状时，需要引起高度重视，及早进行抗感染、引流尿液处理，以预防全身严重感染的发生。

(五)无尿和急性肾功能不全

双侧肾结石、功能性或解剖性孤立肾结石阻塞造成尿路急性完全性梗阻，可以出现无尿和急性肾后性肾功能不全的表现，如水肿、恶心、呕吐、食欲减退等。出现上述情况，需紧急处理，引流尿液。无尿患者可以伴或不伴腰痛。

(六)肾积水和慢性肾功能不全

单侧肾结石造成的慢性梗阻常不引起症状，长期慢性梗阻的结果可能造成患侧肾积水、肾实质萎缩。孤立肾或双侧病变严重时可发展为尿毒症，出现贫血、水肿等相应临床表现。

四、体征

肾结石造成肾绞痛、钝痛时，临床表现为症状重、体征轻。典型的体征是患侧肾区叩击痛。脊肋角和腹部压痛可不明显，一般不伴腹部肌紧张。肾结石慢性梗阻引起巨大肾积水时，可出现腹部包块。

五、诊断

(一)诊断依据

为病史、症状、体征、影像学检查和实验室检查。

(二)通过诊断需要明确

是否存在结石、结石的位置、数目、大小、形态、可能的成分、肾功能、是否合并肾积水、是否合并尿路畸形、是否合并尿路感染、可能的病因以及既往治疗等情况。这些因素都在肾结石的治疗和预防方法选择中起重要作用。

(三)鉴别诊断

肾结石应当与泌尿系统结核、各种可能出现肾脏钙化灶的疾病、各种引起上尿路梗阻的疾病相鉴别。

六、病史

对于所有怀疑尿路结石诊断者，都应当全面采集病史，包括家族史、个人史和既往结石症状的发作和治疗等。约25%的肾结石患者存在结石家族史。了解患者的居住和工作环境、饮食习惯、水摄入量，以及是否存在痛风、甲状旁腺功能亢进、远端肾小管性酸中毒、长期卧床、结节病、维生素D中毒、皮质醇增多或肾上腺功能不全、甲状腺功能亢进或低下、急性肾小管坏死恢复期、多发性骨髓瘤等各种代谢性疾病。既往结石发作情况、排石情况、治疗方法及结局、结石成分分析结果等。

七、影像学检查

明确肾结石的主要影像学检查为B超、泌尿系统平片(KUB)、静脉尿路造影(IVU)和腹部CT。通过影像学检查，不但要明确是否存在肾结石，还需明确肾结石的位置、数目、大小、形态、可能的成分、是否合并肾积水、是否合并尿路畸形等情况。当然，诊断肾结石的同时，还应当明确尿路其他部位是否存在结石。磁共振、逆行造影、顺行造影和放射性核素检查在肾结石及其相关诊断中也有一定的作用。

(一)B 超检查

B 超检查简便、快捷、经济、无创,对肾结石的诊断准确性较高,是《CUA 尿路结石诊疗指南》推荐的检查项目。B 超检查可以发现 2 mm 以上的肾结石,包括透 X 线的尿酸结石。B 超检查还可以了解是否存在肾积水。肾结石的 B 超表现为肾脏集合系统中的强回声光团伴声影,伴或不伴肾盂肾盏扩张(图 3-1)。肾结核的钙化在 B 超上的部位在肾实质,同时可能发现肾实质的破坏和空洞。但 B 超检查的不足之处是对于输尿管结石的诊断存在盲区,对肾功能的判断不够精确,对肾脏的钙化和结石的鉴别存在一定困难。

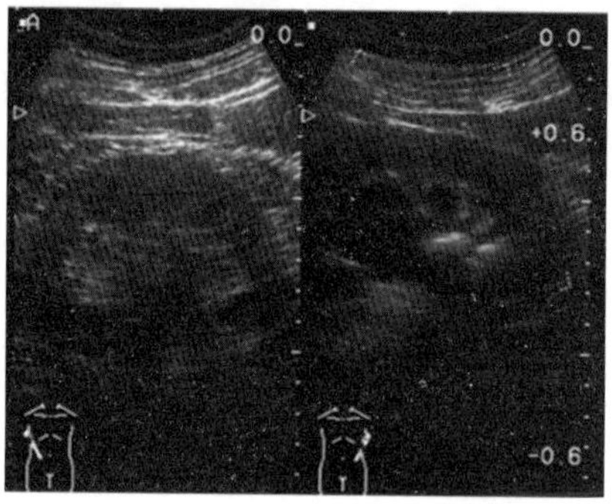

图 3-1　肾结石伴肾盂肾盏积水

(二)泌尿系统平片

KUB 是《CUA 尿路结石诊疗指南》推荐的常规检查方法。摄片前需要排空肠道,摄片范围包括全泌尿系统,从第 11 胸椎至耻骨联合。约 90%的肾结石不透 X 线,在 KUB 平片上可显示出致密影。KUB 平片可初步判断肾结石是否存在,以及肾结石的位置、数目、形态和大小,并且可初步提示结石的化学性质(图 3-2)。在 KUB 平片上,不同成分的结石显影程度从高到低依次为:草酸钙、磷酸钙和磷酸镁铵、胱氨酸、含钙尿酸盐结石。纯尿酸结石和黄嘌呤结石能够透过 X 线,在 KUB 平片上不显影,称为透 X 线结石或阴性结石。胱氨酸结石的密度低,在 KUB 平片上的显影比较浅淡。应当注意,KUB 片上致密影的病因有多种,初诊时不能只根据 KUB 平片确诊肾结石,更不能只凭 KUB 就进行体外碎石、手术等治疗。需要结合 B 超、静脉尿路造影或 CT 等与肾结核钙化、肿瘤钙化、腹腔淋巴结钙化、胆囊结石等其他致密影相鉴别。KUB 可用于肾结石治疗后的复查。

(三)静脉尿路造影

又称静脉肾盂造影(IVU)。IVU 是《CUA 尿路结石诊疗指南》推荐的检查方法。在非肾绞痛发作期,KUB/IVU 是诊断尿路结石的"金标准"。IVU 应与 KUB 平片联合进行(图 3-3),通常在注射造影剂后 10 分钟和 20 分钟摄片。通过 IVU 可了解肾盂肾盏的解剖结构,确定结石在集合系统的位置,还可以了解分侧肾功能,确定肾积水程度,并与其他 KUB 平片上可疑的致密影相鉴别。KUB 平片上不显影的尿酸结石在 IVU 片上表现为充盈缺损。如一侧肾脏功能受损严重而不显影时,延迟至 30 分钟以上拍片常可以达到肾脏显影的目的,也可应用大剂量造影剂进行造影。应当注意,肾绞痛发作时,急性尿路梗阻可能会导致患侧尿路不显影或显影不良，对分侧肾功能的判断带来困难，应尽量避免在肾绞痛发作时行IVU。

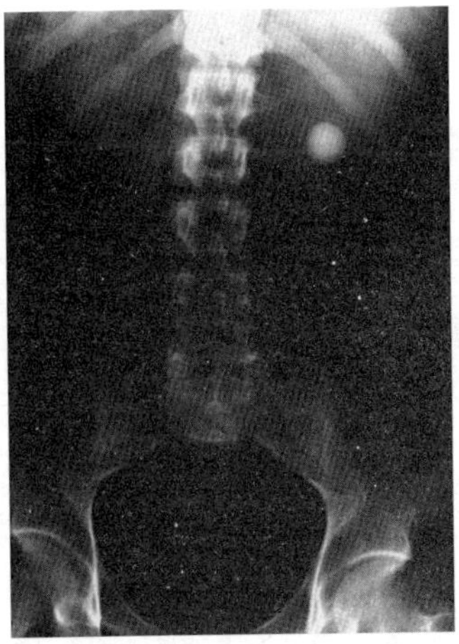

图 3-2　左肾结石

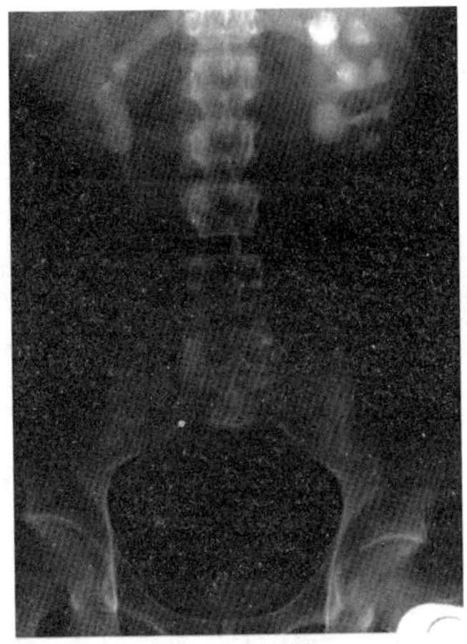

图 3-3　IVU

在使用造影剂时，应当注意以下问题：①使用前应进行造影剂过敏试验，对于有过敏史或可能存在造影剂过敏风险时，可在检查前应用糖皮质激素和(或)抗组胺药物，并且避免使用离子型造影剂。②静脉使用造影剂可能导致肾脏灌注减低和肾小管损害。使用造影剂3日内血清肌酐增高超过44 μmol/L，如无其他合理解释，则考虑出现造影剂损害。危险因素包括血清肌酐异常、脱水、超过70岁、糖尿病、充血性心力衰竭、应用非类固醇类抗炎药物或氨基糖苷类药物(应停药24小时以上)等。应当避免在48小时内重复使用造影剂。③糖尿病患者如服用二甲双胍，使用造影剂可能会加重其乳酸酸中毒。应在造影后停服二甲双胍48小时，如肾功能异常，还应在造影前停服48小时；如怀疑出现乳酸酸中毒，应检测血pH、肌酐和乳酸。④未控制病情的甲状腺功能亢进者禁用含碘造影剂。

(四)逆行造影

通过膀胱镜行输尿管逆行插管进行造影，为有创检查，不作为肾结石的常规检查手段。在IVU尿路不显影或显影不良、对造影剂过敏、不能明确KUB片上致密影的性质又无条件行CT检查时，可行逆行造影。逆行造影可以清晰直观地显示上尿路，判定是否同时存在肾盂输尿管连接部狭窄等解剖因素。传统的逆行插管双曝光已很少应用。

(五)顺行造影

已行肾穿刺造瘘者，可通过造瘘管顺行造影了解集合系统的解剖以及与结石的关系。

(六)CT检查

CT是《CUA尿路结石诊疗指南》可选检查方法。CT在尿路结石诊断中的应用越来越普及。螺旋CT平扫(图3-4)对肾结石的诊断准确、迅速，其准确率在95%以上，高于KUB和IVU，能够检出其他影像学检查中可能遗漏的小结石。而且不需要肠道准备，不必使用造影剂，不受呼吸的影响。CT片上，结石的不同CT值可以反映结石的成分、硬度及脆性，可以为体外碎石等治疗方法的选择提供参考。增强CT能够显示肾积水的程度，可观察肾实质的血供和造影剂的排泌情况，测算肾实质的体积，从而反映肾脏的形态和功能。CT还能明确肾脏的解剖、结石的空间分布和周围器官的解剖关系，指导经皮肾镜等治疗。此外，CT还可以发现其他腹腔内的病变。CT 增强及三维重建可以进行 CT 尿路显像(CT urography,CTU)(图 3-5),可以代替 IVU。由于 CT 的诸多优势,有逐步代替 KUB/IVU 成为尿路结石的首选检查方法的趋势。

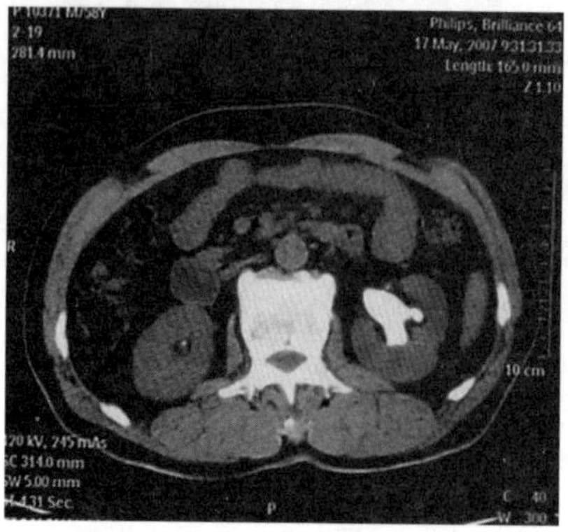

图 3-4　螺旋 CT 平扫

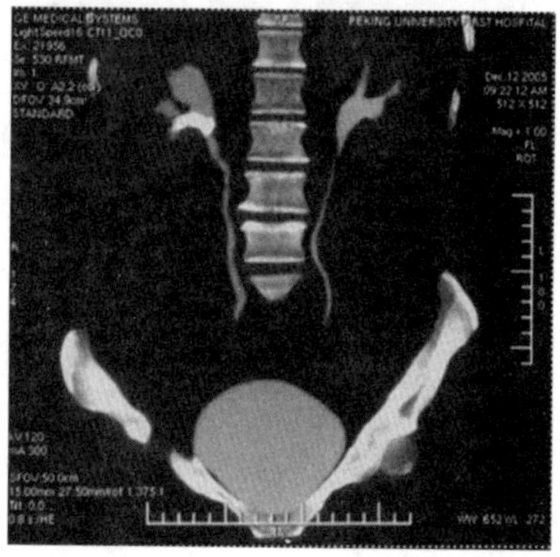

图 3-5　CT 尿路显像

(七)磁共振(MR)检查

MR 对尿路结石的诊断不敏感,结石在 MR 的 T_1、T_2 加权像上都表现为低信号。但磁共振水成像(MR urography,MRU)能够了解上尿路梗阻的形态(图 3-6),而且不需要造影剂即可获得与静脉尿路造影同样的效果,不受肾功能改变的影响。适合于对造影剂过敏者、肾功能受损者、未控制的甲亢患者以及儿童和妊娠妇女等。

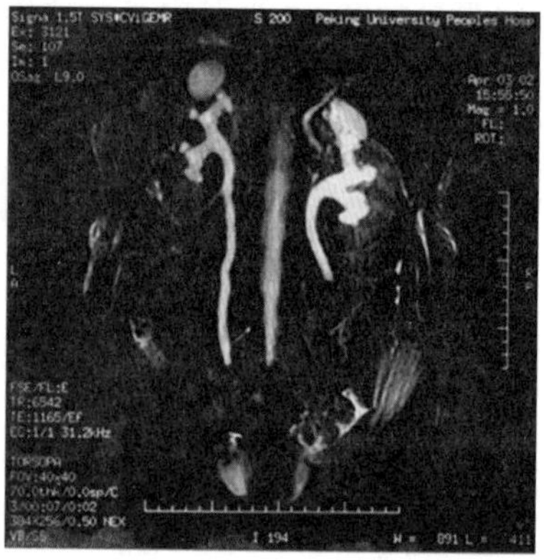

图 3-6　左肾结石

(八)放射性核素检查

肾图和肾动态显像可以评价肾功能,并不受肾功能异常的影响,在肾功能异常时可以进行该检查。肾动态显像可以了解肾脏血流灌注状况,测定分肾肾小球滤过率以及判断是否存在尿路梗阻以及梗阻性质等信息,因此对手术方案的选择以及手术疗效的评价具有一定价值。此外,甲状旁腺 ^{99m}Tc-MIBI(^{99}锝-甲氧异丁基异腈)显像是甲状旁腺功能亢进的定位诊断的最佳检查方法。

八、实验室检查

通过实验室检查可以辅助结石的诊断,有利于了解患者的肾功能、是否合并感染、是否合并代谢性疾病等。

(一)尿常规检查

尿常规可以提供多种信息,在肾结石诊断中具有非常重要的意义。所有结石患者均应行尿常规检测。肾结石患者在绞痛发生后和运动后常出现镜下血尿。尿白细胞(WBC)计数增多和亚硝酸盐阳性表明结石合并细菌感染。尿 pH 与某些结石有关,如尿酸和胱氨酸在酸性尿中容易产生,用碱化尿液的方法进行溶石治疗时需要监测尿 pH。感染性结石患者的尿液呈碱性,如晨尿 pH 过高,超过 5.8,应怀疑远端肾小管酸中毒的可能。尿中出现各种成分的结晶有助于结石的诊断。

(二)尿培养及细菌敏感药物试验

尿 WBC 计数增多者,应行此项检查,以指导临床进行敏感抗生素的选择。

(三)血常规检查

肾绞痛时可伴血 WBC 短时轻度增高。结石合并感染或发热时,血 WBC 可明显增高。结石导致肾功能不全时,可有贫血表现。

(四)血生化检查

血清肌酐、尿素氮和肾小球滤过率反映总肾功能。肾功能不全时可出现高血钾或二氧化碳结合力降低。远端肾小管酸中毒时,可出现低钾血症和血氯增高。甲状旁腺功能亢进时骨溶解增加,可导致血碱性磷酸酶增高。

(五)尿液代谢因素的检测

24 小时尿的尿量、钙、磷、镁、钠、钾、氯、草酸、枸橼酸、磷酸、尿酸、尿素、胱氨酸等。标本最好留两次。标本中加入适量盐酸可以预防尿液储存过程中析出草酸钙和磷酸钙沉淀,避免维生素 C 氧化成草酸,并预防尿液中细菌生长而改变尿液某些成分。在酸化尿液中尿酸和胱氨酸发生沉淀,如需检测其中的尿酸和胱氨酸,则必须加碱,以使其尿酸盐沉淀溶解。添加了叠氮化钠的尿液可以进行尿酸盐分析。由于尿液存放一段时间后其 pH 可能发生改变,检测尿 pH 值时需要收集新鲜晨尿。

(六)血液代谢因素的有关检查

血液代谢因素的有关检查包括血钙、磷、钾、氯、尿酸、白蛋白等。测定血钙可以发现甲状旁腺功能亢进或其他导致高钙血症的原因,测定白蛋白可以矫正结合钙对血钙浓度的影响。如血钙浓度≥2.60 mmoL/L,应怀疑甲状旁腺功能亢进的可能,可以重复测定血钙并测定甲状旁腺激素(PTH)水平。尿酸结石患者血尿酸可能增高。肾小管酸中毒可以表现为低钾血症、高氯性酸中毒。

(七)尿酸化试验

早餐后服用氯化铵 0.1 g/kg 体重,饮水 150 mL,上午 9:00 开始,每小时收集尿液,测定 pH 并饮水150 mL,共进行 5 次。如尿 pH≤5.4,则不存在肾小管酸中毒。

(八)结石成分分析

自发排出的结石、手术取石和体外碎石排出的结石应进行结石成分分析,以明确结石的性质,为溶石治疗和预防结石复发提供重要依据,还有助于缩小结石代谢异常的诊断范围。结石成分分析方法包括物理方法和化学方法两类。物理分析法比化学分析法精确,常用的物理分析法是 X 线晶体学和红外光谱法。红外光谱法既可分析各种有机成分和无机成分,又可分析晶体和非晶体成分,所需标本仅为 1 mg。化学分析法的主要缺点是所需标本量较多,而且分析结果不很精确，但该法简单价廉，可以基本满足临床需要。

九、肾结石的治疗原则

(1)肾结石治疗的总体原则是：解除痛苦、解除梗阻、保护肾功能、有效去除结石、治疗病因、预防复发。

(2)保护肾功能是结石治疗的中心。

(3)具体的治疗方法需要个体化，根据患者的具体情况选择适宜的治疗方法。

影响肾结石治疗的因素多样，包括患者的具体病情和医疗条件两大类。其中患者的病情包括：结石的位置、数目、大小、形态、可能的成分、发作的急缓、肾脏功能、是否合并肾积水、是否合并尿路畸形、是否合并尿路感染、可能的病因、患者的身体状况以及既往治疗等情况，都影响结石治疗具体方法的选择。此外，医疗因素包括医师所掌握的治疗结石的技术和医院的医疗条件、仪器设备，也影响了结石治疗方法的选择。

肾结石的治疗主要包括以下内容：严重梗阻的紧急处理、肾绞痛的处理、合理有效去除结石、病因治疗等方面。

十、严重梗阻的紧急处理

结石引起的梗阻，如果造成肾积脓、肾功能不全、无尿等严重情况，危及患者生命，需要紧急处理。

梗阻合并感染可造成肾积脓、高热，甚至感染中毒性休克。体外冲击波碎石后输尿管“石街”形成时，容易造成急性梗阻感染。患者具有明显的腰部疼痛，体征出现明显肾区叩痛、腰大肌压迫征阳性，血白细胞明显增高。如广谱抗生素不能控制感染，需要紧急行超声或 CT 引导下经皮肾穿刺造瘘，充分引流，同时根据血培养或脓液的细菌培养、药物敏感试验结果，选择敏感抗生素。此时留置输尿管导管或双猪尾管也有一定效果，但由于脓液黏稠，引流可能不充分，甚至脓液堵塞管腔。如未能留置双猪尾管，或留置双猪尾管 3 日体温仍得不到有效控制，此时需行肾穿刺造瘘。如引流及时充分，感染通常可以得到控制。待病情稳定后，再处理结石。

孤立肾或双肾肾后性完全梗阻，可造成少尿、无尿，甚至肾功能仍不能全及尿毒症。有时患者并无明显疼痛，以无尿、恶心呕吐等症状就诊，影像学检查发现肾积水，如患者无感染表现，可行留置输尿管双猪尾管引流，如逆行插管失败，行超声引导肾穿刺造瘘。如病变为双侧，通常急诊只需处理肾实质好的一侧即可。如为急性肾后性梗阻，影像学显示肾实质厚度正常，梗阻解除后肾功能可能恢复，不必行急诊血液透析，待肾功能恢复后再处理结石。如为慢性梗阻，影像学显示肾脏萎缩、肾实质结构紊乱，则肾功能是否能恢复及恢复的程度，需要持续引流观察，而且，在这种情况下，通常需要行双侧肾脏引流。如充分持续引流肾功能仍不能恢复，则按照慢性肾功能不全处理。应当注意，在急性肾后性梗阻解除后，可出现多尿期，一般持续 2～4 日，尿量可能每日超过 4000 mL，需要注意维持水电解质平衡。

十一、肾绞痛的治疗

肾绞痛是泌尿外科的常见急症，需紧急处理。结石导致肾绞痛的原因通常为较小结石移动到肾盂输尿管连接部或进入输尿管所导致的上尿路急性梗阻。肾绞痛治疗前应与其他急腹症相鉴别。肾绞痛的主要治疗方法为药物镇痛、解痉。

肾绞痛急性发作期可以适当限制水的入量，利尿剂的应用和大量饮水可以加重肾绞痛的发作。

肾绞痛镇痛药物的使用遵循三级镇痛原则。一级镇痛药物为非类固醇类镇痛抗炎药物，常用药物有双氯芬酸钠（扶他林，50 mg，口服）、布洛芬（芬必得，0.3 g，口服）和吲哚美辛栓（消炎痛，100 mg，肛塞）等，具有中等程度的镇痛作用。双氯芬酸钠还能够减轻输尿管水肿，双氯芬酸钠 50 mg，口服，每日 3 次，可明显减少肾绞痛的反复发作。但双氯芬酸钠会影响肾功能异常者的肾小球滤过率，但对肾功能正常者不会产生影响。二级药物为非吗啡类中枢镇痛剂，常用药物为曲马朵（50 mg，口服），该药无呼吸抑制作用，无便秘，耐受性和依赖性很低。三级镇痛药物为较强的阿片类受体激动剂，具有较强的镇痛和镇静作用，常用药物有布桂嗪（50～100 mg，肌内注射）、盐酸哌替啶（50 mg，肌内注射）、盐酸吗啡（5 mg，皮下或肌内注射）等。阿片类药物具有眩晕、恶心、便秘、呼吸抑制等不良反应，对于慢性肺通气功能障碍、支气管哮喘患者禁用。该类药物可加重肾绞痛患者的恶心呕吐，在治疗肾绞痛时避免单独使用阿片类药物，一般需要配合硫酸阿托品、氢溴酸山莨菪碱（654-2）等解痉类药物一起使用。

解痉药物包括：①M 型胆碱受体阻滞剂，常用药物有硫酸阿托品（0.3～0.5 mg，皮下、肌内或静脉注射）和氢溴酸山莨菪碱（10 mg，口服、肌内或静脉注射），可以松弛输尿管平滑肌、缓解痉挛。青光眼患者禁用该类药物。②黄体酮（20 mg，肌内注射）可以抑制平滑肌的收缩而缓解痉挛，对止痛和排石有一定的疗效，尤其适用于妊娠妇女肾绞痛者。③钙拮抗剂，硝苯地平（心痛定，10 mg，口服或舌下含化），对缓解肾绞痛有一定的作用。④α 受体阻滞剂（坦索罗辛 0.2 mg 口服、多沙唑嗪 4 mg 口服等），近期国内外的一些临床报道显示，α 受体阻滞剂在缓解输尿管平滑肌痉挛、治疗肾绞痛中具有一定的效果。

此外，针灸也有一定解痉止痛效果，常用穴位有肾俞、京门、三阴交或阿是穴等。

如经上述治疗肾绞痛不缓解，则可进行留置输尿管引流或急诊体外碎石、输尿管镜手术取石等处理。

十二、排石治疗

去除肾结石的方法包括排石、溶石、体外冲击波碎石（ESWL）、输尿管镜碎石、经皮肾镜取石（PCNL）、腹腔镜或开放手术取石等方法。20 年来，由于各种微创方法的不断发展和推广，ESWL、输尿管镜碎石、PCNL 等技术的应用越来越普及，大多数肾结石可以通过上述微创方法得到有效治疗。传统的开放手术在肾结石的治疗中应用已逐步减少，但对那些需要同时解决解剖异常的结石患者，仍为一种有效治疗。具体采用何种方法治疗肾结石，主要取决于结石的大小、位置、数目、形态、成分。对于某患者来说，应选择损伤相对更小、并发症发生率更低的治疗方式。此外，还要考虑肾功能、是否合并肾积水、是否合并尿路畸形、是否合并尿路感染、可能的病因、患者的身体状况以及既往治疗等情况。

（一）排石

排石治疗的适应证为：肾结石直径≤6 mm、未导致尿路梗阻或感染、疼痛症状可以得到有效控制。直径≤4 mm 的结石自然排石率为 80%，再辅以排石药物，可进一步提高排石率。直径≥7 mm 的结石自然排石率很低。

排石治疗的措施有：①每日饮水 3000 mL 以上，保持 24 小时尿量 2000 mL，且饮水量应

24 小时内均匀分配。②服用上述非类固醇类药物或 α 受体阻滞剂、钙拮抗剂。③服用利湿通淋的中药，主要药物为车前子，常用成药有排石颗粒、尿石通等；常用的方剂如八正散、三金排石汤和四逆散等。④辅助针灸疗法，常用穴位有肾俞、中脘、京门、三阴交和足三里等。

较小肾盏结石可长期滞留，无临床表现。应严密观察，定期复查。如果结石增大或引起严重症状，或造成肾积水及肾盏扩张、继发感染时，应行其他外科治疗。

(二)溶石

溶石治疗是通过化学的方法溶解结石或结石碎片，以达到完全清除结石的目的，是一种有效的辅助治疗方式，常作为体外冲击波碎石、经皮肾镜取石、输尿管镜碎石及开放手术取石后的辅助治疗。主要用于尿酸结石和胱氨酸结石的治疗。溶石手段包括口服药物、增加尿量、经肾造瘘管注入药物等。其他结石也可尝试溶石治疗。

1.尿酸结石

(1)碱化尿液：口服枸橼酸氢钾钠 6～10 mmoL，每日 3 次，使尿液 pH 达到 6.5～7.2。尿液 pH 过高可能导致感染性结石的发生。

(2)大量饮水，使 24 小时尿量超过 2000 mL。

(3)口服别嘌醇 300 mg，每日 1 次，以降低尿酸。

(4)减少产生尿酸的食品的摄入，如动物内脏等，每日蛋白质入量限制在 0.8 g/kg。

(5)经皮溶石可选用三羟甲基氨基甲烷(THAM)液。

2.胱氨酸结石

(1)碱化尿液：口服枸橼酸氢钾钠或 $NaHCO_3$，使尿液 pH 维持在 7.0 以上。

(2)大量饮水，使 24 小时尿量超过 3000 mL，且饮水量在 24 小时内保持均匀分配。

(3)24 小时尿胱氨酸排出高于 3 mmoL 时，可应用硫普罗宁(α-巯基丙酰甘氨酸)或卡托普利。

(4)经皮溶石可选用 0.3 mol/L 或 0.6 mol/L 的三羟甲基氨基甲烷(THAM)液，以及乙酰半胱氨酸。

3.感染性结石

磷酸镁铵和碳酸磷灰石能被 10%的肾溶石酸素(pH 3.5～4)及 Suby 液所溶解。具体的方法是在有效的抗生素治疗的同时，溶石液从一根肾造瘘管流入，从另一根肾造瘘管流出。溶石时间的长短取决于结石的负荷，完全性鹿角形结石往往需要比较长的时间才能被溶解。冲击波碎石后结石的表面积增加，增加了结石和溶石化学液的接触面积，有利于结石的溶解。该疗法的最大优点是不需麻醉即可实施，因此，也可作为某些高危病例或者不宜施行麻醉和手术的病例的治疗选择。口服药物溶石的方案：①短期或长期的抗生素治疗。②酸化尿液：口服氯化铵 1 g，每日 2～3 次，或者甲硫氨酸 500 mg，每日 2～4 次。③对于严重感染者，使用尿酶抑制剂，如乙酰羟肟酸或羟基脲。建议使用乙酰羟肟酸 250 mg，每日 2 次，服用3～4 周。如果患者能耐受，则可将剂量增加到 250 mg，每日 3 次。

(三)有效去除结石

去除结石适应证包括结石直径≥7 mm、结石造成尿路梗阻、感染、肾功能损害等。去除结石的方法包括：体外冲击波碎石(ESWL)、输尿管镜碎石、经皮肾镜取石(PCNL)、手术取石等。

CUA 尿路结石诊疗指南对这些方法的选择提出了推荐性意见。下面分别对这些方法进行介绍。

1.体外冲击波碎石(ESWL)

20 世纪 80 年代初,体外冲击波碎石的出现为肾结石的治疗带来了革命性变化。其原理是将液电、压电、超声或电磁波等能量,会聚到 1 个焦点上,打击结石,实现不开刀治疗肾结石。曾经 ESWL 几乎用于治疗全部肾结石,包括鹿角形肾结石。但随着经验积累,人们发现了 ESWL 的各种并发症,如肾被膜下血肿、肾破裂、肾萎缩、输尿管"石街"形成、肾积脓、大结石的治疗时间长等。20 多年来,随着临床经验的积累和碎石机技术的发展,对 ESWL 的适应证、治疗原则及并发症的认识有了新的改变。第 3 代碎石机与早期碎石机相比,碎石效率提高,更安全,费用降低,而且更灵巧,还实现了多功能化。现代体外碎石机可具备 X 线定位和 B 超定位双重方式,因此,现在的 ESWL 具有创伤小、并发症少、可门诊进行等优点。

(1)ESWL 的适应证:直径≥7 mm 的肾结石。对于直径 7～20 mm 的各种成分的肾结石,并且不合并肾积水和感染者,ESWL 是一线治疗。对于直径>20 mm 的肾结石,ESWL 虽然也能够成功碎石,但存在治疗次数多、时间长、排石问题多等缺点,采用 PCNL 能够更快、更有效地碎石。ESWL 可与 PCNL 联合应用于较大肾结石。

(2)ESWL 的禁忌证:妊娠妇女、未纠正的出血性疾病、未控制的尿路感染、结石远端存在尿路梗阻、高危患者,如心力衰竭和严重心律失常、严重肥胖或骨骼畸形、腹主动脉瘤或肾动脉瘤、泌尿系统活动性结核等。

(3)治疗过程和复查:现代碎石机都采用干式碎石方式,患者平卧于碎石机上碎石。对于痛觉敏感或精神紧张者可给予静脉镇痛药物。儿童患者可给予全身麻醉。碎石后患者可出现血尿。可给予排石药物进行辅助。应收集尿液中的结石,进行结石成分分析。患者停止排石 2～3 日复查 KUB,以观察碎石效果,严密观察是否形成输尿管"石街"。残余结石较大者,可再次行 ESWL。残余结石较小者,应进行跟踪随访。

(4)ESWL 治疗次数和治疗时间间隔:ESWL 治疗肾结石一般不超过 5 次(具体情况依据所使用的碎石机而定),如结石较大或硬度较大,应该选择经皮肾镜取石术。ESWL 治疗肾结石的间隔时间目前无确定的标准,公认不能短于 1 周。通过研究肾损伤后修复的时间,现认为两次 ESWL 治疗肾结石的间隔以 10～14 日为宜。

(5)影响 ESWL 效果的因素:碎石效率除了与碎石机的效率有关,还与结石的大小、数目、位置和硬度有关。

结石的大小:结石越大,需要再次治疗的可能性就越大。直径<20 mm 的肾结石应首选 ESWL 治疗;直径>20 mm 的结石和鹿角形结石可采用 PCNL 或联合应用 ESWL。若单用 ESWL 治疗,建议于 ESWL 前插入双 J 管,防止"石街"形成阻塞输尿管。

结石的位置:肾盂结石容易粉碎,肾中盏和肾上盏结石的疗效较下盏结石好。对于下盏漏斗部与肾盂之间的夹角为锐角、漏斗部长度较长和漏斗部较窄者,ESWL 后结石的清除不利,可结合头低脚高位进行体位排石。

结石的成分:磷酸铵镁和二水草酸钙结石容易粉碎,尿酸结石可配合溶石疗法进行 ESWL,一水草酸钙和胱氨酸结石较难粉碎。

解剖异常：马蹄肾、异位肾和移植肾结石等肾脏集合系统的畸形会影响结石碎片的排出，可以采取辅助的排石治疗措施。

ESWL 的效果还与操作医师的经验有关。由于碎石治疗通常需要持续 30 分钟左右，患者可以发生体位的变化，所以在碎石过程中，操作者需要经常校正碎石机焦点以对准结石，并且需根据监测的碎石效果，调整碎石机的能量输出和打击次数。ESWL 是一项非常专业的技术，需要经过培训的泌尿外科医师进行操作。

(6)ESWL 并发症：ESWL 可能出现肾绞痛、肾被膜下血肿、肾破裂、局部皮肤瘀斑、输尿管“石街”形成、肾积脓、败血症等。长期并发症有肾萎缩。

对于出现肾绞痛的患者，按前述药物治疗方法进行治疗。局部皮肤瘀斑可以自愈，一般不需处理。

如患者出现较剧烈的腰部胀痛，怀疑肾被膜下血肿、肾破裂时，行 CT 检查以明确。确诊者，严密监测腰部症状、体征、血红蛋白和影像学，通常卧床休息 1～2 周，对症治疗，直至好转。对于不能控制的出血，可行选择性肾动脉栓塞。

输尿管“石街”形成、肾积脓、败血症者，应紧急行肾穿刺造瘘，同时应用敏感抗生素，输尿管“石街”的处理见输尿管结石章节。为避免这几种并发症，重点在于预防。直径＞20 mm 的肾结石尽量不行 ESWL 治疗，如需进行 ESWL，事先留置输尿管支架管。对于感染性结石，有发热病史或尿 WBC 增高者，ESWL 前应预防性应用抗生素，并持续到碎石后至少 4 日。

2.经皮肾镜取石

经皮肾镜取石术(PCNL)于 20 世纪 80 年代中期开始在欧美一些国家开展。它是通过建立经皮肾操作通道击碎并取出肾结石。由于该方法可以迅速有效地去除肾结石，很快得到推广。但是早期的 PCNL 由于并发症较多、碎石效率低，经历了数年的低谷。随着各种肾镜的改进及激光、超声气压弹道碎石技术的开发，PCNL 在 20 世纪 90 年代以来，得到了更广泛的应用。1997 年，国外学界提出微创经皮肾镜取石术(MPCNL)，以减少手术并发症与肾实质的损伤，但仅用于治疗直径＜2 cm 的肾结石、小儿肾结石或需建立第 2 个经皮肾通道的病例。我国学者从 1992 年开始采用“经皮肾微造瘘、输尿管镜碎石取石术”，随着手术技巧日趋熟练与腔镜设备的改进，1998 年提出有中国特点的微创经皮肾镜取石术(Chinese mPCNL)，并逐步在全国推广应用，使经皮肾镜取石技术的适应证不断扩大，并应用于大部分 ESWL 和开放手术难以处理的上尿路结石。近年来，大宗回顾性临床报道表明此方法较标准 PCNL 更易掌握和开展，成功率高，并发症较国外技术低。现在，经皮肾镜取石技术在肾结石的治疗中发挥着越来越重要的作用。

(1)PCNL 适应证：各种类型肾结石都可经 PCNL 治疗，PCNL 还适用于直径＞2 cm 的肾结石，＞1.5 cm 的肾下盏结石 PCNL 是一线治疗(无论是否伴有肾积水)。此外，PCNL 适应证还包括：ESWL 难以击碎的直径＜2 cm 的肾结石、肾结石合并肾积水者、胱氨酸结石、有症状的肾盏或憩室内结石、蹄铁形肾结石、移植肾合并结石、各种鹿角形肾结石等。

(2)PCNL 禁忌证：①凝血异常者：未纠正的全身出血性疾病；服用阿司匹林、华法林等抗凝药物者，需停药 2 周，复查凝血功能正常才可以进行手术。②未控制的感染：合并肾积脓者，先行肾穿刺造瘘，待感染控制后，行Ⅱ期 PCNL。③身体状态差，严重心脏疾病和肺功能不全，无法承受手术者。④未控制的糖尿病和高血压者。⑤脊柱严重后凸或侧凸畸形、极度肥胖或不能耐受俯卧位者为相对禁忌证，可以采用仰卧、侧卧或仰卧斜位等体位进行手术。

(3)PCNL 技术特点：PCNL 技术的核心是建立并维持合理的经皮肾通道。合理的经皮肾通道的基本组成为：皮肤-肾皮质-肾乳头-肾盏-肾盂。皮肤穿刺点多选在腋后线，经肾的背外侧少血管区域(Brodel 线)进入肾实质，出血的风险较低。至于穿刺肾的上、中、下盏，要便于操作、能最大限度地取出肾结石。

PCNL 分为Ⅰ期和Ⅱ期。Ⅰ期 PCNL 是建立通道后马上进行碎石，适用于各种肾结石；Ⅱ期 PCNL 是在建立通道 5～7 日后再行碎石，适用于合并感染、肾后性肾功能不全者需要引流者；Ⅰ期操作出血明显或残余结石者。Ⅰ期的优点是：一次操作、患者痛苦小、住院时间短、费用低、结石是否合并肾积水都可进行。缺点是容易出血、视野不清，由于窦道未形成，操作鞘脱出后容易失败。Ⅱ期手术的优点是：窦道已经形成，出血少、视野清晰。缺点是患者治疗时间长，对于不积水的肾结石不易建立通道，而且由非手术医师建立的皮肾通道可能不是最佳通道，不利于术者操作。

通道的大小可以为 F14～F30。一般将 F14～F20 称为微造瘘 mPCNL，F22～F24 称为标准通道，F26～F30称为大通道。大多数肾结石可以通过单个通道治疗，对于复杂肾结石可以建立两个或多个通道。

(4)术前准备。①影像学检查：术前需要进行必要的影像学检查，包括 KUB/IVP 加 CT 平扫，或 KUB 加 CT 增强。术前需要明确肾结石的数目、大小、分布，并对肾脏及周围器官的解剖进行仔细评估，以选择最佳穿刺通道，避免并发症的发生。②控制感染：尿常规异常、与结石有关的发热者，需要控制感染。治疗前应根据尿培养药敏试验选择敏感的抗生素，即使尿培养阴性，手术当天也应选用广谱抗生素预防感染。③签署患者知情同意书：虽然 PCNL 是一种微创手术，但它仍然存在一定风险，手术前应将残余结石、出血、周围器官损伤、情况严重时需中转开放手术，甚至需要行肾切除等情况以书面的形式告知患者及其家属。

(5)Ⅰ期 PCNL 手术步骤如下。

麻醉：连续硬膜外麻醉或蛛网膜下腔麻醉联合连续硬膜外麻醉，或全麻。

留置输尿管导管：膀胱镜下留置 F5～F7 输尿管导管，作用是：①向肾盂内注水造成人工“肾积水”，利于经皮肾穿刺，对于不积水的肾结石病例更有作用；注入造影剂使肾盂肾盏显影，指导 X 线引导穿刺针。②指导肾盂输尿管的位置。③碎石过程中防止结石碎块进入输尿管。④碎石过程中，通过输尿管导管加压注水，利于碎石排出。

体位：多采用俯卧位，但俯卧位不便于施行全麻。也可采用侧卧位、斜侧卧位。

定位：建立经皮肾通道需要 B 超或 X 线定位。X 线的优点是直观，缺点是有放射性，而且不能观察穿刺是否损伤周围脏器。B 超的优点是无辐射、可以实时监测穿刺以避免周围脏器损伤，熟练掌握后穿刺能够较快成功，术中还能明确残余结石位置，指导寻找结石，提高结石取净机会。缺点是不够直观，需要经过特殊培训才能掌握。

穿刺：穿刺点可选择在第 10 肋间至第 12 肋下腋后线到肩胛线之间的区域，穿刺经后组肾盏入路，方向指向肾盂。对于输尿管上段结石、肾多发性结石以及合并输尿管肾盂的接合处 UPJ 狭窄需同时处理者，可首选经肾后组中盏入路，通常选第 11 肋间腋后线和肩胛下线之间的区域作穿刺点。穿刺上、下组肾盏时，须注意可能会发生胸膜和肠管的损伤。穿刺成功后，有尿液溢出。将导丝经穿刺针送入肾盂。该导丝在 PCNL 中具有重要作用，在随后的操作中，必须保持导丝不脱出。撤穿刺针，记住穿刺针的方向和穿刺深度。

扩张：用扩张器沿导丝逐级扩张至所需要的管径。扩张器进入的方向要与穿刺针进入的方向一致。扩张器进入的深度不能超过穿刺针进入的深度。否则，刺入过深容易造成肾盂壁的损伤或穿透对侧肾盂壁而造成出血，而且无法用肾造瘘管压迫止血。扩张器可使用筋膜扩张器、Amplatz 扩张器、高压球囊扩张器或金属扩张器扩张，具体使用哪种扩张器以及扩张通道的大小，必须根据医师的经验以及当时具备的器械条件决定。扩张成功后，将操作鞘置入肾盏。

腔内碎石与取石：较小结石可直接取出，较大结石可利用钬激光、气压弹道、超声、液电器械等击碎。碎石过程中需保持操作通道通畅，避免肾盂内压力增高而造成水中毒或菌血症。碎石可用冲洗和钳取方式取出。带吸引功能的超声气压弹道碎石器可在碎石同时吸出结石碎片，使肾内压降低，尤其适用于体积较大的感染性结石患者。根据情况决定是否放置双 J 管。手术结束时留置肾造瘘管可以压迫穿刺通道、引流肾集合系统、减少术后出血和尿外渗，有利于再次处理残石，而且不会增加患者疼痛的程度和延长住院的时间。有些医师尝试术后不留置造瘘管，这对于初学者不适用。

术后处理：监测生命体征和引流液颜色，防治水中毒、感染等。术后 1 日复查 KUB，如无残余结石，可于术后 1～2 日拔除肾造瘘管。如存在残余结石，根据情况进行Ⅱ期 PCNL 或多通道 PCNL，或联合ESWL，残余尿酸胱氨酸结石可通过造瘘管进行溶石治疗。

(6)常见并发症及其处理如下。

肾实质出血：是Ⅰ期经皮肾镜操作的常见并发症，通常为静脉性出血。术中肾实质出血常可通过操作鞘压迫控制，如术中出血严重，应停止手术，用气囊导管压迫控制，择期行Ⅱ期手术。术后出血可夹闭肾造瘘管，通常出血可得到控制。如出血较多，需要及时输血。动脉性出血较严重，如出血不能得到控制、血红蛋白进行性下降者，可行动脉造影检查，必要时行选择性肾动脉栓塞，若出血凶险难以控制，应及时改开放手术，以便探查止血，必要时切除患肾。

邻近脏器损伤：肋间穿刺可能损伤胸膜、肝、脾，利用超声引导穿刺可以避免。一旦发现患者出现胸痛、呼吸异常、怀疑气胸或液气胸，应立即停止手术，留置肾造瘘管并保持引流通畅，留置胸腔闭式引流。穿刺位点偏下或偏前，可能损伤肠管。重在预防和及时发现，并作出符合外科原则的处理。

集合系统穿孔：操作中器械移动幅度过大、碎石器械损伤可造成集合系统穿孔，如保持操作通道通畅，小的穿孔可不必处理。如穿孔造成出血、水吸收等应停止手术，放置输尿管支架管及肾造瘘管，充分引流。择期行Ⅱ期手术。

稀释性低钠血症：手术时间过长、高压灌注造成水吸收过多所致。停止手术，急查电解质，予高渗盐水、利尿、吸氧等治疗可缓解。

感染和肾周积脓：重在预防，术前控制泌尿系统感染，肾积水明显者予充分引流。手术后保持输尿管导管、肾造瘘管通畅非常重要，并予抗生素治疗。

(7)开展 PCNL 注意事项：PCNL 是一项技术要求很高的操作，需要术者具有相当的专业技术和经验，应在有条件的医院施行。开展 PCNL 前，应利用模拟器械、动物手术等进行模拟训练。开展手术早期宜选择简单病例，如单发肾盂结石合并中度以上肾积水，患者体形中等，无其他伴随疾病。复杂或体积过大的肾结石手术难度较大，应在经验丰富的医师指导下手术。合并肾功能不全者或肾积脓，应先行经皮肾穿刺造瘘引流，待肾功能改善及感染控制后再Ⅱ期取石。完全鹿角形肾结石可分期、多次、多通道取石，但手术次数不宜过多(一般单侧取石不超过 3 次)，每次手术时间不宜过长，需视患者耐受程度而定。

3.开放手术或腹腔镜手术取石

近年来，随着体外冲击波碎石和腔内泌尿外科技术的发展，特别是经皮肾镜和输尿管镜碎石取石术的广泛应用，开放性手术在肾结石治疗中的运用已经显著减少。在某些医院，肾结石病例中开放手术仅占 1%～5.4%。但是，开放性手术取石在某些情况下仍具有极其重要的临床应用价值。

(1)适应证：①ESWL、PCNL、URS 手术或治疗失败，或上述治疗方式出现并发症，须开放手术处理。②骨骼系统异常不能摆 ESWL、PCNL、URS 体位者。③肾结石合并解剖异常者，如肾盂输尿管连接部狭窄、漏斗部狭窄、肾盏憩室等，这些解剖异常需要在取石同时进行处理。④异位肾、马蹄肾等不易行ESWL、PCNL、URS 等手术者。⑤同时需要开放手术治疗其他疾病。⑥无功能肾需行肾切除。⑦小儿巨大肾结石，开放手术简单，只需一次麻醉。

(2)手术方法：包括肾盂切开取石术、肾盂肾实质联合切开取石术、无萎缩性肾实质切开取石术、无功能肾切除术和肾脏部分切除术、肾盂输尿管连接部成形术等。这些手术方式现在基本可以通过腹腔镜手术来完成。一般来说，腹腔镜手术比开放手术出血少、并发症少、住院时间短、恢复快，但手术时间较长。腹腔镜手术需要经过专门培训，还需要完善的设备支持。

(四)特殊情况的治疗

1.鹿角形肾结石

鹿角形肾结石是指充满肾盂和至少一个肾盏的结石。部分性鹿角状结石仅仅填充部分集合系统，而完全性鹿角状结石则填充整个肾集合系统。新发的鹿角形肾结石均应积极治疗，患者必须被告知积极治疗的益处与相关的风险。在大多数情况下，PCNL 应作为首选的治疗手段；若肾解剖正常，体积小的鹿角形肾结石可考虑单用 ESWL 治疗，碎石前应先保证充分的引流；若结石无法通过合理次数的微创技术处理，可考虑采用开放手术。

鹿角形肾结石以单通道的经皮肾取石术有时无法清除所有结石，可以建立第二、第三条微创经皮肾通道，进行多通道碎石取石术。多通道的建立时间，通常在第一通道变为成熟通道的基础上才可以进行，一般在Ⅰ期手术后 5～7 日。对于操作熟练者，如手术顺利，可一期进行多通道穿刺。由于第二、第三通道仅需扩张至 F14～F18，损伤和出血的危险较小，安全性较高。多通道形成后可加快取石的速度，提高对鹿角形肾结石的清除能力。

完全性鹿角形肾结石可分期多次取石，对巨大的结石可采用多通道取石，但手术的次数不宜过多(一般单侧取石≤3 次)，每次手术的时间不宜过长。必要时需视患者的耐受程度和医师的经验，联合应用 ESWL 辅助或 PCNL-ESWL-PCNL“三明治疗法”。

若无很好的条件和经验开展 PCNL，鹿角形结石可采用开放性手术治疗。可以选择的手术包括扩大的肾盂肾盏切开取石术、无萎缩性肾实质切开取石术、复杂的放射状肾实质切开术和低温下肾脏手术。

2.马蹄肾肾结石

马蹄肾肾结石可采用PCNL,也可采用开放手术取石。马蹄肾的两肾下极多在脊柱前方融合成峡部,输尿管与肾盂高位连接,伴有肾旋转不良,各组肾盏朝向背侧。因肾脏位置较正常低,肾上极更靠后外侧,故穿刺时多从背部经肾上盏或中盏入路。由于输尿管上段在峡部前侧位跨越行走并与肾盂连接,UPJ处成坡状,肾盏漏斗部狭长,造成术后残石很难自行排出,尤其是肾下盏结石,所以手术中应尽量清除所有结石,必要时进行多通道碎石取石术。如果UPJ的高位连接未造成明显的功能性梗阻,一般可不予处理。

马蹄肾结石如需行ESWL,应根据肾在体表的投影,取俯卧位行ESWL治疗(即冲击波从前腹进入体内)。

3.孤立肾肾结石

孤立肾肾结石患者由于代偿性肾增大,肾皮质厚,在PCNL手术中,穿刺、扩张时容易出血。可采用微造瘘mPCNL,建立F14~F18皮肾通道,可减少对肾皮质的损伤,出血的概率也较低。另外,分两期手术较安全。手术的关键在于解除梗阻,改善肾功能,采用合理的通道大小和取石次数。对于难以取净的残石可术后结合ESWL治疗。每次治疗后必须监测肾功能的变化,治疗间隔的时间适当延长。

若无很好的条件和经验开展PCNL,也可采用开放手术取石。

4.移植肾肾结石

移植肾为孤立功能肾,患者长期服用免疫抑制剂,抵抗力低下,合并肾结石时应采取创伤小、效果确切的治疗方法。推荐肾移植伴肾结石的患者采用ESWL和PCNL治疗。由于移植肾位于髂窝,位置表浅,经皮肾穿刺容易成功。

移植肾及输尿管均处于去神经状态,因此,可以在局麻+静脉镇痛下进行手术。一般来说,患者采用仰卧位。但是,如果合并输尿管狭窄,则采用截石位。

移植肾的输尿管膀胱吻合口多位于膀胱顶侧壁,输尿管逆行插管不易成功。术中可先行B超定位,穿刺成功后注入造影剂,然后在X线定位下穿刺目标肾盏。

手术时间不宜过长,出血明显时应待Ⅱ期手术取石。

5.肾盏憩室结石

肾盏憩室结石可采用PCNL或逆行输尿管软镜来处理。后腹腔镜手术也可用于治疗肾盏憩室结石。通常不采用ESWL治疗,因为肾集合系统和憩室之间的连接部相对狭窄,即使碎石效果较好,结石仍有可能停留在原处而无法排出。

mPCNL治疗时,术中经预置的导管逆行注入亚甲蓝以帮助寻找狭小的漏斗部开口,取石后将狭窄部切开或扩张,放置一根F6双J管并留置30日。

腹侧的肾盏憩室可以经腹腔镜下切除,去除结石、缝合憩室口。

6.盆腔肾肾结石

对于肾脏位于盆腔的患者,推荐使用ESWL治疗。PCNL的难度大,一般不宜采用,必要时可采取开放手术或腹腔镜手术。

7.髓质海绵肾结石

海绵肾表现为部分肾髓质集合管的囊状扩张，形成的结石一般位于肾乳头的近端，结石细小，呈放射状分布。只要结石不引起梗阻，一般不需处理其肾结石。经皮肾取石术难以处理此类结石，而且极易损伤肾乳头，日后形成的瘢痕会造成集合管的梗阻。较大的结石或结石排至肾盂或肾盏引起梗阻时，可采用ESWL、RIRS 或 PCNL 治疗。予以口服枸橼酸制剂及维生素 B_6，增加液体的摄入，以抑制结石的生长。

8.小儿肾结石

小儿肾结石一般可用 ESWL 治疗，因小儿的代偿能力较强，排石能力较成人强，单纯碎石的指征较成人稍宽。若结石较大而梗阻不严重，应先置双 J 管后碎石，如碎石效果不佳或结石梗阻严重，则可采取微创经皮肾取石解决。一般情况下不宜双侧同时碎石或经皮取石。

9.过度肥胖的患者

对于过度肥胖的患者，患者皮肤至结石的距离过大，ESWL 定位困难，因而不易成功，推荐选用 PNL 或开放手术。标准经皮肾取石术使用的肾镜太短，不适合这类患者的手术操作，过去曾被认为是手术的禁忌证。但是，微创经皮肾取石术由于使用了长而纤细的内镜，只需在扩张通道时使用加长的工作鞘。

肥胖患者对俯卧位耐受差，易发生通气障碍，体位可采用患侧垫高 45°的斜仰卧位，患者相对更易耐受手术。必要时可采取气管插管全麻。

由于皮肾通道较长，留置的肾造瘘管术后容易脱出，可以放置 F14～F16 的末端开口的气囊导尿管，向外轻轻牵引后皮肤缝线固定。X 线透视下注入造影剂，确保气囊位于肾盏内。

(五)结石治疗的注意事项

1.双侧上尿路结石的处理原则

双侧上尿路同时存在结石约占结石患者的 15%，传统的治疗方法一般是对两侧结石进行分期手术治疗，随着体外碎石、腔内碎石设备的更新与泌尿外科微创技术的进步，对于部分一般状况较好、结石清除相对容易的上尿路结石患者，可以同期微创手术治疗双侧上尿路结石。

双侧上尿路结石的治疗原则为：①双侧输尿管结石，如果总肾功能正常或处于肾功能不全代偿期，血肌酐值<178.0 μmol/L，先处理梗阻严重一侧的结石，如果总肾功能较差，处于氮质血症或尿毒症期，先治疗肾功能较好一侧的结石，条件允许，可同时行对侧经皮肾穿刺造瘘，或同时处理双侧结石。②双侧输尿管结石的客观情况相似，先处理主观症状较重或技术上容易处理的一侧结石。③一侧输尿管结石，另一侧肾结石，先处理输尿管结石，处理过程中建议参考总肾功能、分肾功能与患者一般情况。④双侧肾结石，一般先治疗容易处理且安全的一侧，如果肾功能处于氮质血症或尿毒症期，梗阻严重，建议先行经皮肾穿刺造瘘，待肾功能与患者一般情况改善后再处理结石。⑤孤立肾上尿路结石或双侧上尿路结石致急性梗阻性无尿，只要患者情况许可，应及时外科处理，如不能耐受手术，应积极试行输尿管逆行插管或经皮肾穿刺造瘘术，待患者一般情况好转后再选择适当治疗方法。⑥对于肾功能处于尿毒症期，并有水、电解质和酸碱平衡紊乱的患者，建议先行血液透析，尽快纠正其内环境的紊乱，并同时行输尿管逆行插管或经皮肾穿刺造瘘术，引流肾脏，待病情稳定后再处理结石。

2.合并尿路感染的结石的处理原则

由于结石使尿液淤滞易并发感染,同时结石作为异物促进感染的发生,两者可相互促进,对肾功能造成严重破坏。在未去除结石之前,感染不易控制,严重者可并发菌血症或脓毒血症,甚至危及生命。

所有结石患者均必须进行菌尿检查,必要时行尿培养。当菌尿试验阳性或者尿培养提示细菌生长,或者怀疑细菌感染时,在取石之前应该使用抗生素治疗,对于梗阻表现明显、集合系统有感染的结石患者,需行输尿管支架置入或经皮肾穿刺造瘘术等处理。

上尿路结石梗阻并发感染,尤其是急性炎症期的患者不宜碎石,否则易发生炎症扩散甚至出现脓毒血症,而此类患者单用抗生素治疗又难以奏效,此时不宜行输尿管镜取石。通过经皮肾微穿刺造瘘、及时行梗阻以上尿路引流,可减轻炎症,使感染易于控制,避免感染及梗阻造成肾功能的进一步损害。经皮肾微穿刺造瘘术的应用扩大了体外冲击波碎石及腔镜取石的适应证,可减少并发症,提高成功率,两者合并应用是上尿路结石梗阻伴感染的理想治疗方法。

结石并发尿路真菌感染是临床治疗的难点,常见于广谱抗生素使用时间过长。出现尿路真菌感染时,应积极应用敏感的抗真菌药物。但是,全身应用抗真菌药物不良反应大,可能加重肾功能的损害,采用局部灌注抗真菌药治疗上尿路结石并发真菌感染是控制真菌感染的较好方法。

3.残石碎片的处理

残石碎片常见于ESWL术后,也可见于PCNL、URS术以及复杂性肾结石开放取石术后,最多见于下组肾盏。结石不论大小,经ESWL治疗后都有可能形成残石碎片。结石残余物的直径不超过4 mm,定义为残余碎片,直径≥5 mm的结石则称为残余结石。

残石碎片可导致血尿、疼痛、感染、输尿管梗阻及肾积水等并发症的发生。无症状的肾脏残余结石增加了结石复发的风险,残石可以为新结石的形成提供核心。感染性结石的患者在进行治疗后,如伴有结石残留,则结石复发的可能性更大。对于无症状、石块不能自行排出的患者,应该依据结石情况进行相应的处理。有症状的患者,应积极解除结石梗阻,妥善处理可能出现的问题,同时应采取必要的治疗措施以消除症状。有残余碎片或残余结石的应定期复查,以确定其致病因素,并进行适当预防。

关于“无临床意义的残石碎片”的定义存在很多争论。对伴有残余结石碎片的患者,长期随访研究表明:随着时间延长,残片逐渐增大,结石复发率增加,部分患者需重复进行取石治疗。

对下组肾盏存在结石或残石碎片,且功能丧失的患者,下极肾部分切除术可以作为治疗选择之一。对于上、中组肾盏的结石,可采用输尿管软镜直接碎石。经皮化学溶石主要适用于含有磷酸镁铵、碳酸盐、尿酸及胱氨酸和磷酸氢钙的结石。

对于残余结石直径>20 mm的患者,可采用ESWL或PCNL治疗,在行ESWL前,推荐置入双J管,可以减少结石在输尿管的堆积,避免出现“石街”。

4.“石街”的治疗

“石街”为大量碎石在输尿管与男性尿道内堆积、未及时排出,堆积形成“石街”,阻碍尿液排出,以输尿管“石街”为多见。

输尿管“石街”形成的原因包括：①一次粉碎结石过多。②结石未能粉碎为很小的碎片。③两次碎石间隔时间太短。④输尿管有炎症、息肉、狭窄和结石等梗阻。⑤碎石后患者过早大量活动。⑥ESWL 引起肾功能损害，排出碎石块的动力减弱。⑦ESWL 术后综合治疗关注不够，如果“石街”形成 2 周后不及时处理，肾功能恢复将会受到影响，如果“石街”完全堵塞输尿管，6 周后肾功能将会完全丧失。

在对较大的肾结石进行 ESWL 之前常规放置双 J 管，“石街”的发生率大为降低。无感染的“石街”可继续用 ESWL 治疗，重点打击“石街”的远侧较大的碎石。对于有感染迹象的患者，给予抗生素治疗，并尽早予以充分引流，常采用经皮肾穿刺造瘘术，通常不宜放置输尿管支架管。待感染控制后，行输尿管镜手术，可联合 PCNL。

5.妊娠合并结石的治疗

妊娠合并尿路结石较少见，发病率＜0.1％，其中，妊娠中、晚期合并泌尿系统结石较妊娠早期者多见。妊娠合并结石的临床表现主要有腰腹部疼痛、恶心呕吐、膀胱刺激征、肉眼血尿和发热等，与非妊娠期症状相似，且多以肾绞痛就诊。

鉴于 X 线对胎儿的致畸等影响，妊娠合并结石患者禁用放射线检查，包括 CT。MRI 检查对肾衰竭患者以及胎儿是安全的，特别是结石引起的肾积水，采用磁共振泌尿系统水成像（MRU）能清楚地显示扩张的集合系统，能明确显示梗阻部位。B 超对结石的诊断准确率高且对胎儿无损害，可反复应用，为首选的方法。通过 B 超和尿常规检查，结合临床表现，诊断泌尿系统结石并不困难。

妊娠合并结石首选保守治疗，禁止行 ESWL（无论是否为 B 超定位）。应根据结石的大小、梗阻的部位、是否存在感染、有无肾实质损害以及临床症状来确定治疗方法。原则上对于结石较小、没有引起严重肾功能损害者，采用综合排石治疗，包括多饮水、适当增加活动量、输液、利尿、解痉、止痛和抗感染等措施促进排石。

对于妊娠的结石患者，保持尿流通畅是治疗的主要目的。通过局麻下经皮肾穿刺造瘘术、置入双 J 管或输尿管支架等方法引流尿液，可协助结石排出或为以后治疗结石争取时间。妊娠期间麻醉和手术的危险很难评估，妊娠前 3 个月（早期）全麻会导致畸胎的概率增加，但是一般认为这种机会很小。提倡局麻下留置输尿管支架，建议每 2 个月更换 1 次支架管以防结石形成被覆于支架管。肾积水并感染积液者，妊娠 22 周前在局麻及 B 超引导下进行经皮肾造瘘术为最佳选择，引流的同时尚可进行细菌培养以指导治疗。与留置输尿管支架管一样，经皮肾穿刺造瘘也可避免在妊娠期进行对妊娠影响较大的碎石和取石治疗。

十三、尿路结石的预防

（一）含钙尿路结石的预防

由于目前对各种预防含钙结石复发的治疗措施仍然存在着一定的争议，而且，患者往往需要长期甚至终身接受治疗，因此，充分地认识各种预防措施的利弊是最重要的。对于任何一种预防性措施来说，不仅需要其临床效果确切，同时，还要求其简单易行，而且没有不良反应。否则，患者将难以遵从治疗。

含钙尿路结石患者的预防措施应该从改变生活习惯和调整饮食结构开始，保持合适的体重指数、适当的体力活动、保持营养平衡和增加富含枸橼酸的水果摄入，这些是预防结石复发的重要措施。只有在改变生活习惯和调整饮食结构无效时,再考虑采用药物治疗。

1.增加液体的摄入

增加液体的摄入能增加尿量,从而降低尿路结石成分的过饱和状态,预防结石的复发。推荐每天的液体摄入量在 4 L 以上,使每天的尿量保持在 2.0～2.5 L。建议尿石症患者在家中自行测量尿比重,使尿比重低于 1.010 为宜,以达到并维持可靠的尿液稀释度。

关于饮水的种类,一般认为以草酸含量少的非奶制品液体为宜。饮用硬水是否会增加含钙结石的形成,目前仍然存在不同的看法。应避免过多饮用咖啡因、红茶、葡萄汁、苹果汁和可口可乐。推荐多喝橙汁、柠檬水。

2.饮食调节

维持饮食营养的综合平衡,强调避免其中某一种营养成分的过度摄入。

(1)饮食钙的含量:饮食钙的含量低于每日 20 mmol(800 mg)就会引起体内的负钙平衡。低钙饮食虽然能够降低尿钙的排泄,但可能会导致骨质疏松和增加尿液草酸的排泄。摄入正常钙质含量的饮食、限制动物蛋白和钠盐的摄入,比传统的低钙饮食具有更好的预防结石复发的作用。正常范围或者适当程度的高钙饮食对于预防尿路含钙结石的复发具有临床治疗价值。但是,饮食含钙以外的补钙对于结石的预防可能不利,因为不加控制的高钙饮食会增加尿液的过饱和水平。通过药物补钙来预防含钙结石的复发仅适用于肠源性高草酸尿症,口服 200～400 mg 枸橼酸钙在抑制尿液草酸排泄的同时,可以增加尿液枸橼酸的排泄。推荐多食用乳制品(牛奶、干酪、酸乳酪等)、豆腐等食品。成人每天钙的摄入量应为20～25 mmol(800～1000 mg)。推荐吸收性高钙尿症患者摄入低钙饮食,不推荐其他患者摄入限钙饮食。

(2)限制饮食中草酸的摄入:虽然仅有 10%～15%的尿液草酸来源于饮食,但是,大量摄入富含草酸的食物后,尿液中的草酸排泄量会明显增加。草酸钙结石患者尤其是高草酸尿症的患者应该避免摄入诸如甘蓝、杏仁、花生、甜菜、欧芹、菠菜、大黄、红茶和可可粉等富含草酸的食物。其中,菠菜中草酸的含量是最高的,草酸钙结石患者更应该注意忌食菠菜。低钙饮食会促进肠道对草酸盐的吸收,增加尿液草酸盐的排泄。补钙对于减少肠道草酸盐的吸收是有利的,但仅适用于肠源性高草酸尿症患者。

(3)限制钠盐的摄入:高钠饮食会增加尿钙的排泄,每天钠的摄入量应少于 2 g。

(4)限制蛋白质的过量摄入:低碳水化合物和高动物蛋白饮食与含钙结石的形成有关。高蛋白质饮食引起尿钙和尿草酸盐排泄增多的同时,使尿中的枸橼酸排泄减少,并降低尿的pH,是诱发尿路含钙结石形成的重要危险因素之一。推荐摄入营养均衡的饮食,保持早、中、晚三餐营养的均衡性非常重要。避免过量摄入动物蛋白质,每天的动物蛋白质摄入量应限制在 150 g 以内。其中,复发性结石患者每天的蛋白质摄入量不应该超过 80 g。

(5)减轻体重:研究表明,超重是尿路结石形成至关重要的因素之一。建议尿路结石患者维持适度的体重指数(BMI)。

(6)增加水果和蔬菜的摄入:饮食中水果和蔬菜的摄入可以稀释尿液中的成石危险因子,但并不影响尿钾和尿枸橼酸的浓度。因此,增加水果和蔬菜的摄入可以预防低枸橼酸尿症患者的结石复发。

(7)增加粗粮及纤维素饮食:米麸可以减少尿钙的排泄,降低尿路结石的复发率,但要避免诸如麦麸等富含草酸的纤维素食物。

(8)减少维生素C的摄入：维生素C经过自然转化后能够生成草酸。服用维生素C后尿草酸的排泄会显著增加，形成草酸钙结晶的危险程度也相应增加。尽管目前还没有资料表明大剂量的维生素C摄入与草酸钙结石的复发有关，但仍建议复发性草酸钙结石患者避免摄入大剂量的维生素C，推荐其每日维生素C的摄入不要超过1.0 g。

(9)限制高嘌呤饮食：伴高尿酸尿症的草酸钙结石患者应避免高嘌呤饮食，推荐每天食物中嘌呤的摄入量少于500 mg。富含嘌呤的食物有：动物的内脏(肝脏及肾脏)、家禽皮、带皮的鲱鱼、沙丁鱼、凤尾鱼等。

3.药物预防性治疗

用于含钙结石预防性治疗的药物虽然种类很多，但是，目前疗效较为肯定的只有碱性枸橼酸盐、噻嗪类利尿剂和别嘌醇。

(1)噻嗪类利尿药：苯氟噻、三氯噻嗪、氢氯噻嗪和吲达帕胺等，可以降低尿钙正常患者的尿钙水平，降低尿液草酸盐的排泄水平，抑制钙的肠道吸收。另外，噻嗪类药物可以抑制骨质吸收，增加骨细胞的更新，防止伴高钙尿症结石患者发生骨质疏松现象。因此，噻嗪类利尿药的主要作用是减轻高钙尿症，适用于伴高钙尿症的含钙结石患者。常用剂量为氢氯噻嗪25 mg/d或者三氯噻嗪4 mg/d。

噻嗪类利尿药的主要不良反应是低钾血症和低枸橼酸尿症，与枸橼酸钾一起应用可以减轻不良反应，并且可以增强预防结石复发的作用。部分患者长期应用后可能会出现低血压、疲倦和勃起障碍，应该注意用药后发生低镁血症和低镁尿症的可能性。

(2)正磷酸盐：能够降低1,25$(OH)_2$-D_3的合成，主要作用是减少钙的排泄并增加磷酸盐及尿枸橼酸的排泄，可以抑制结石的形成。其中，中性正磷酸盐的效果比酸性正磷酸盐好。

正磷酸盐主要应用于伴有高钙尿症的尿路含钙结石患者，但是目前还缺乏足够的证据来证明其治疗的有效性。因此，临床上可选择性地应用于某些尿路结石患者，不作为预防性治疗的首选药物。

(3)磷酸纤维素：和磷酸纤维钠可以通过与钙结合形成复合物而抑制肠道对钙的吸收，从而降低尿钙的排泄。主要适用于伴吸收性高钙尿症的结石患者，但临床效果还不肯定。由于用药后可能会出现高草酸尿症和低镁尿症，因此目前不推荐将磷酸纤维素用于预防结石复发的治疗。

(4)碱性枸橼酸盐：能够增加尿枸橼酸的排泄，降低尿液草酸钙、磷酸钙和尿酸盐的过饱和度，提高对结晶聚集和生长的抑制能力，能有效减少含钙结石的复发。

临床上用于预防含钙结石复发的碱性枸橼酸盐种类包括枸橼酸氢钾钠、枸橼酸钾、枸橼酸钠、枸橼酸钾钠和枸橼酸钾镁等制剂。枸橼酸钾和枸橼酸钠都具有良好的治疗效果，但是，钠盐能够促进尿钙排泄，单纯应用枸橼酸钠盐时，降低尿钙的作用会有所减弱。临床研究也表明枸橼酸钾盐碱化尿液效果比钠盐好，而且，钾离子不会增加尿钙的排泄。因此，枸橼酸钾预防结石复发的作用比枸橼酸钠强。枸橼酸氢钾钠具有便于服用、口感较好等优点，患者依从性较高。

尽管碱性枸橼酸盐最适用于伴低枸橼酸尿症的结石患者，但是，目前认为其适应证可能可以扩大至所有类型的含钙结石患者。常用剂量：枸橼酸氢钾钠 1～2 g，每日 3 次；枸橼酸钾 1～2 g 或枸橼酸钾钠 3 g，每日 2～3 次。

碱性枸橼酸盐的主要不良反应是腹泻，患者服用后依从性较差。

(5)别嘌醇：可以减少尿酸盐的产生，降低血清尿酸盐的浓度，减少尿液尿酸盐的排泄。此外，别嘌醇还可以减少尿液草酸盐的排泄。

推荐别嘌醇用于预防尿酸结石和伴高尿酸尿症的草酸钙结石患者，用法为 100 mg，每日 3 次，或者 300 mg，每日 1 次。

(6)镁剂：镁通过与草酸盐结合而降低草酸钙的过饱和度，从而抑制含钙尿路结石的形成。补充镁剂在促进尿镁增加的同时，可以增加尿枸橼酸的含量，并提高尿的 pH。因此，镁剂能有效降低草酸钙结石的复发，适用于伴有低镁尿症或不伴有低镁尿症的草酸钙结石患者。由于含钙结石患者伴低镁尿症者并不多(＜4％)，因此，除枸橼酸盐以外，目前不推荐将其他的镁盐单独用于预防含钙尿路结石复发的治疗。

(7)葡胺聚糖：可以抑制草酸钙结石的生长，适用于复发性草酸钙结石的治疗，但目前还缺乏关于合成的或半合成的葡胺聚糖应用于预防含钙尿路结石复发的依据。

(8)维生素 B_6：是体内草酸代谢过程中的辅酶之一，体内维生素缺乏可以引起草酸的排泄增高。大剂量的维生素 B_6(300～500 mg/d)对于原发性高草酸尿症患者有治疗作用。维生素 B_6 主要用于轻度高草酸尿症和原发性高草酸尿症的患者。

(9)中草药：目前认为对含钙结石具有一定预防作用的中草药包括泽泻、胖大海、金钱草、玉米须及芭蕉芯等。但是，尚缺乏临床疗效观察的报道。

(二)感染结石的预防

推荐低钙、低磷饮食。氢氧化铝或碳酸铝凝胶可与小肠内的磷离子结合，形成不溶的磷酸铝，从而降低肠道对磷的吸收和尿磷的排泄量。对于由尿素酶细菌感染导致的磷酸铵镁和碳酸磷灰石结石，应尽可能用手术方法清除结石。

推荐根据药物敏感试验使用抗生素治疗感染。强调抗感染治疗需要足够的用药疗程。在抗生素疗法的起始阶段，抗生素的剂量相对较大(治疗量)，通过 1～2 周的治疗，使尿液达到无菌状态，之后可将药物剂量减半(维持量)并维持 3 个月。要注意每月做细菌培养，如又发现细菌或患者有尿路感染症状，将药物恢复至治疗量，以更好地控制感染。

酸化尿液能够提高磷酸盐的溶解度，可以用氯化铵 1 g，每日 2～3 次；蛋氨酸 500 mg，每日 2～3 次。严重感染的患者应该使用尿酶抑制剂。推荐使用乙酰羟肟酸和羟基脲等，建议乙酰羟肟酸的首剂为250 mg，每日 2 次，持续 4 周，如果患者能耐受，可将剂量增加 250 mg，每日 3 次。

(三)尿酸结石的预防

预防尿酸结石的关键在于增加尿量、提高尿液的 pH 和减少尿酸的形成和排泄 3 个环节。

1.大量饮水

尿量保持在每日 2000 mL 以上。

2.碱化尿液

使尿的 pH 维持在 6.5～6.8，可以给予枸橼酸氢钾钠(友来特)1～2 g，每日 3 次；枸橼酸钾

2～3 g或枸橼酸钾钠3～6 g，每日2～3次；$NaHCO_3$ 1.0 g，每日3次。

3.减少尿酸的形成

血尿酸或尿尿酸增高者，口服别嘌醇300 mg/d。叶酸比别嘌醇更能够有效地抑制黄嘌呤氧化酶活性，推荐口服叶酸5 mg/d。

(四)胱氨酸结石的预防

注意大量饮水以增加胱氨酸的溶解度，保证每天的尿量在3000 mL以上，即饮水量至少要达到150 mL/h。

碱化尿液，使尿的pH达到7.5以上。可以服枸橼酸氢钾钠(友来特)1～2 g，每日3次。避免进食富含蛋氨酸的食品，如大豆、小麦、鱼、肉、豆类和蘑菇等，低蛋白质饮食可减少胱氨酸的排泄。

限制钠盐的摄入，推荐钠盐的摄入量限制在2 g/d以下。

尿液胱氨酸的排泄高于3 mmoL/24 h时，可以应用硫普罗宁(α-巯基丙酰甘氨酸)250～2000 mg/d或者卡托普利75～150 mg/d。

(五)其他少见结石的预防

1.药物结石的预防

含钙药物结石的预防：补钙和补充维生素D引起的结石与尿钙的排泄增加有关，补充大剂量的维生素C可能会促进尿液草酸的排泄。因此，含钙药物结石的预防主要是减少尿钙和尿草酸的排泄，降低尿液钙盐和草酸盐的饱和度。

非含钙药物结石的预防：预防茚地那韦结石的最好方法是充分饮水，每日进水量为3000 mL以上，可以防止药物晶体的析出。酸化尿液，使尿pH在5.5以下，可能有利于药物晶体的溶解。

氨苯蝶啶、乙酰唑胺、磺胺类药物结石的预防方法是大量饮水以稀释尿液，适当应用碱性药物来提高尿液的pH，从而增加药物结晶的溶解度。

2.嘌呤结石的预防

嘌呤结石(主要包括2,8-二羟腺嘌呤结石和黄嘌呤结石)的预防上应该采取低嘌呤饮食；别嘌醇能够抑制黄嘌呤氧化酶，可减少2,8-二羟腺嘌呤的排泄，从而起到防止结石发生的作用。理论上说，碱化尿液可以促进2,8-二羟腺嘌呤的溶解。

十四、尿路结石的随访

(一)尿路结石临床治疗后的随访

尿路结石临床治疗的目的是最大限度地去除结石、控制尿路感染和保护肾功能。因此，无石率、远期并发症的发生情况和肾功能的恢复情况是临床随访复查的主要项目。

1.无石率

定期(1周、1个月、3个月、半年)复查X线摄片、B超或者CT扫描，并与术前对比，可以确认各种治疗方法的无石率。尿路结石临床治疗后总的无石率以PNL最高，开放性手术次之，联合治疗再次，而ESWL最低。

2.远期并发症

不同的治疗方法可能出现的并发症种类不同，其中，PCNL的远期并发症主要是肾功能丧失、肾周积液、复发性尿路感染、集合系统狭窄、输尿管狭窄和结石复发等；联合治疗的远期并发症主要是肾功能丧失、复发性尿路感染、残石生长和结石复发等;单纯 ESWL 的远期并发症包括肾功能丧失和结石复发等;开放性手术的远期并发症有漏尿、输尿管梗阻、肾萎缩、结石复发和反复发作的尿路感染等。术后注意定期复查有利于尽早发现并发症的存在。

3.肾功能

术后 3 个月至半年复查排泄性尿路造影,以了解肾功能的恢复情况。

(二)尿路结石预防性治疗后的随访

尿路结石患者大致可以分为不复杂的和相对复杂的两类。第一类包括初发结石而结石已排出的患者以及轻度的复发性结石患者,第二类包括病情复杂、结石频繁复发、经治疗后肾脏仍有残留结石,或者有明显的诱发结石复发的危险因素存在的患者。其中,第一类患者不需要随访,第二类患者需要随访。

推荐 2 次重复收集 24 小时尿液标本做检查的做法,这样可以提高尿液成分异常诊断的准确性。

空腹晨尿(或早上某一时点的尿标本)pH＞5.8 时,则应怀疑伴有完全性或不完全性肾小管性酸中毒。同样,空腹晨尿或早上某一时点尿标本可以做细菌学检查和胱氨酸测定。测定血清钾浓度的目的主要是为诊断肾小管性酸中毒提供更多的依据。

第二节 输尿管结石

输尿管结石是泌尿系统结石中的常见疾病,发病年龄多为 20～40 岁,男性略高于女性。其发病率约占上尿路结石的 65%。其中 90%以上是继发性结石,即结石在肾内形成后降入输尿管。原发于输尿管的结石较少见,通常合并输尿管梗阻、憩室等其他病变。所以输尿管结石的病因与肾结石基本相同。从形态上看,由于输尿管的塑形作用,结石进入输尿管后常形成圆柱形或枣核形,亦可由于较多结石排入,形成结石串,俗称“石街”。

解剖学上输尿管的 3 个狭窄部将其分为上、中、下 3 段:①肾盂输尿管连接部。②输尿管与髂血管交叉处。③输尿管的膀胱壁内段。此 3 处狭窄部常为结石停留的部位。除此之外,输尿管与男性输精管或女性子宫阔韧带底部交叉处以及输尿管与膀胱外侧缘交界处管径较狭窄,也容易造成结石停留或嵌顿。过去的观点认为,下段输尿管结石的发病率最高,上段次之,中段最少。但最新的临床研究发现,结石最易停留或嵌顿的部位是输尿管的上段,约占全部输尿管结石的 58%,其中又以第 3 腰椎水平最多见;而下段输尿管结石仅占 33%。在肾盂及肾盂输尿管连接部起搏细胞的影响下,输尿管有节奏的蠕动,推动尿流注入膀胱。因此,在结石下端无梗阻的情况下,直径≤0.4 cm 的结石约有 90%可自行降至膀胱随尿流排出,其他情况则多需要进行医疗干预。

一、症状

(一)疼痛

1.中、上段输尿管结石

当结石停留在一个特定区域而无移动时,常引起输尿管完全或不完全性的梗阻,尿液排出延迟引起肾积水，可出现腰部胀痛、压痛及叩痛。随着肾脏“安全阀”开放引起尿液静脉、淋巴管或肾周反流，肾内压力降低，疼痛可减轻，甚至完全消失。而当结石随输尿管蠕动和尿流影响，发生移动时，则表现为典型的输尿管绞痛。上段输尿管结石一般表现为腰区或胁腹部突发锐利的疼痛，并可放射到相应的皮肤区及脊神经支配区，如可向同侧下腹部、阴囊或大阴唇放射。值得注意的是，腰背部皮肤的带状疱疹经常以单侧腰胁部的疼痛出现，在疱疹出现前几乎无法确诊，因此常与肾脏或输尿管上段的结石相混淆，需要仔细询问病史以排除可能性。中段的输尿管结石表现为中、下腹部的剧烈疼痛。这种患者常以急腹症就诊，因此常需与腹部其他急症相鉴别。例如，右侧需考虑急性阑尾炎，胃、十二指肠溃疡穿孔；左侧需考虑急性肠憩室炎、肠梗阻、肠扭转等疾病。在女性还需要注意排除异位妊娠导致输卵管破裂、卵巢扭转、卵巢破裂等疾病，以免造成误诊。

2.下段输尿管结石

下段输尿管结石引起疼痛位于下腹部，并向同侧腹股沟放射。当结石位于输尿管膀胱连接处时，由于膀胱三角区的部分层次由双侧输尿管融合延续而来，因此，可表现为耻骨上区的绞痛，伴有尿频、尿急、尿痛等膀胱刺激征，排尿困难。在男性还可放射至阴茎头。牵涉痛产生于髂腹股沟神经和生殖股神经的生殖支神经，因此，在排除泌尿系统感染等疾病后，男性患者需要与睾丸扭转或睾丸炎相鉴别。在女性则需要与卵巢疾病相鉴别。

（二）血尿

约 90％的患者可出现血尿，而其中 10％为肉眼血尿，还有一部分患者由于输尿管完全梗阻而无血尿。输尿管结石产生血尿的原因为：结石进入输尿管引起输尿管黏膜受损出血或引起感染。因此一般认为，先出现输尿管绞痛而后出现血尿的患者应首先考虑输尿管结石；而先出现大量肉眼血尿，排出条索状或蚯蚓状血块，再表现为输尿管绞痛的患者则可能是由于梗阻上端来源的大量血液排入输尿管后未及时排出，凝固形成血块引起绞痛，因此需要首先排除肾脏出血性疾病，如肾盂恶性肿瘤或者肾小球肾炎等肾脏内科疾病。

（三）感染与发热

输尿管结石可引起梗阻，导致继发感染，引起发热，其热型以弛张热、间歇热或不规则发热为主。严重时还可引起中毒性休克症状，出现心动过速、低血压、意识障碍等症状。产脲酶的细菌感染（如变形杆菌、铜绿假单胞菌、枯草杆菌、产气肠杆菌等）还可形成感染性结石，从而进一步加重梗阻。尽管抗生素治疗有时可以控制症状，但许多情况下，在解除梗阻以前，患者的发热不能得到有效的改善。

（四）恶心、呕吐

输尿管与胃肠有共同的神经支配，因此输尿管结石引起的绞痛常引起剧烈的胃肠症状，表现出恶心、呕吐等症状。这一方面为其诊断提供了重要的线索，但更多情况下往往易与胃肠或胆囊疾病相混淆，造成误诊。当与血尿等症状同时出现时，有助于鉴别。

（五）排石

部分患者以排尿过程中发现结石为主诉就诊，其中有部分患者已确诊患有结石，行碎石治疗后，结石排出；还有部分患者既往无结石病史。排石的表现不一，从肉眼可见的结石颗粒到浑浊的尿液，常与治疗方式及结石的成分有关。

(六)其他

肾移植术后输尿管结石的患者,由于移植物在手术过程中神经、组织受到损伤,发生结石后一般无明显症状,多在移植术后随访过程中通过超声波探查发现。妊娠后子宫增大,压迫输尿管,导致尿液排出受阻可并发结石,其发病率<0.1%,其中又以妊娠中、晚期合并泌尿系统结石较多见。临床表现主要有腰腹部疼痛、恶心呕吐、膀胱刺激征、肉眼血尿和发热等,与非妊娠期症状相似,且多以急腹症就诊,但需要与妇产科急症相鉴别。尽管输尿管结石的患者多由于上述主诉而就医,但不可忽视少数患者可无任何临床症状,仅在体检或者治疗结石后随访中发现输尿管结石。

二、体征

输尿管绞痛的患者,表情痛苦,反复变换体位。输尿管上段结石常可表现为肾区、胁腹部的压痛和叩击痛。输尿管走行区域可有深压痛,但除非伴有尿液外渗,否则无腹膜刺激征,可与腹膜腔内的脏器穿孔、感染相鉴别。有时经直肠指诊可触及输尿管末端的结石,是较方便的鉴别手段。

三、输尿管结石的诊断

与肾结石一样,完整的输尿管结石诊断应包括:①结石自身的诊断,包括结石部位、体积、数目、形状、成分等。②结石并发症的诊断,包括感染、梗阻的程度、肾功能损害等。③结石病因的评价。对于通过病史、症状和体检后发现,具有泌尿系统结石或者排石病史,出现肉眼或镜下血尿和(或)运动后输尿管绞痛的患者,应进入下述诊断过程。

(一)实验室检查

1.尿液检查

尿液常规检查可见镜下血尿,运动后血尿加重具有一定意义。伴感染时有脓尿。结晶尿多在肾绞痛时出现。尿液 pH 可为分析结石成分提供初步依据。尿液培养可指导尿路感染时抗生素的使用。

2.血液常规检查

剧烈的输尿管绞痛可导致交感神经高度兴奋,机体发生应激反应,出现血白细胞增多;当其升到13×10^9/L以上,则提示存在尿路感染。血电解质、尿素和肌酐水平是评价总肾功能的重要指标,当由于输尿管梗阻导致肾积水、肾功能损害时,常需要结合上述指标指导制订诊疗方案。

(二)影像学检查

影像学检查是确诊结石的主要方法。目的在于明确结石的位置、数目、大小、可能的成分、可能的原因、肾功能、是否合并肾积水、是否合并感染、是否合并尿路畸形、既往治疗情况等。所有具有泌尿系统结石临床症状的患者都应该行影像学检查,其结果对于结石的进一步检查和治疗具有重要的参考价值。

1.B 超检查

超声检查是一种简便、无创伤的检查,是使用最广泛的输尿管结石的筛查手段。它可以发现 2 mm 以上非 X 线透光结石,即通常所称“阳性”结石,以及发现 X 线透光结石,即“阴性”结石。超声检查还可以了解结石以上尿路的扩张程度,间接了解肾皮质、实质厚度和集合系统的情况。超声检查能同时观察膀胱和前列腺，寻找结石形成的诱因和并发症。但输尿管壁薄，缺乏一个良好的“声窗”衬托结石的背景，因此，输尿管结石检出率低于肾结石。不过一旦输尿管结石引起上尿路积水，则可沿积水扩张的输尿管下行，扫查到输尿管上段的结石或提示梗阻的部位。由于受肠道及内容物的影响，超声检查诊断输尿管中段结石较困难。而采用充盈尿液的膀胱作为“声窗”，则能发现输尿管末端的结石。此外，经直肠超声波检查(TRUS)也能发现输尿管末端的结石。尽管超声检查存在一定的缺陷，但其仍是泌尿系统结石的常规检查方法，尤其是在肾绞痛时可作为首选方法。

2.尿路平片(KUB 平片)

尿路平片可以发现 90%左右非 X 线透光结石，能够大致地确定结石的位置、形态、大小和数量，并且通过结石影的明暗初步提示结石的化学性质。因此，可以作为结石检查的常规方法。在尿路平片上，不同成分的结石显影程度依次为：草酸钙、磷酸钙和磷酸铵镁、胱氨酸、含尿酸盐结石。单纯性尿酸结石和黄嘌呤结石能够透过 X 线，胱氨酸结石的密度低，后者在尿路平片上的显影比较淡。还有研究者采用双重 X 线吸光度法检测结石矿物质含量(SMC)和密度(SMD)，并在依据两者数值评估结石脆性的基础上，为碎石方法的选择提供重要依据，他们认为当结石 SMC＞1.27 gm 时，应采用 PCNL 或 URSL 等方法，而不宜选择 ESWL。

与肾或膀胱结石相比，输尿管结石一般体积较小，同时输尿管的走形区域有脊椎横突及骨盆组织重叠，因此，即使质量优良的 KUB 平片，尽管沿输尿管走行区域仔细寻找可能增加结石检出的概率，但仍有约 50%急诊拍片的结石患者无法明确诊断。腹部侧位片有助于胆囊结石与输尿管结石的鉴别，前者结石影多位于脊柱的前侧；后者多位于脊柱的前缘之后。钙化的淋巴结、静脉石、骨岛等也可能被误认为结石，需仔细鉴别。可插入输尿管导管拍摄双曝光平片，如钙化影移动的距离和导管完全一致，则表明阴影在导管的同一平面。另外，由于输尿管的走行不完全位于 1 个冠状平面，因此 KUB 片上结石影存在不同的放大倍数，输尿管中段放大率最大，下段最小。因此，中段结石下移，结石影会缩小，此时不应认为结石溶解。

3.静脉尿路造影(IVU)

静脉尿路造影应该在尿路平片的基础上进行，其价值在于了解尿路的解剖，发现有无尿路发育异常，如输尿管狭窄、输尿管瓣膜、输尿管膨出等。确定结石在尿路的位置，发现尿路平片上不能显示的X 线透光结石，鉴别 KUB 平片上可疑的钙化灶。此外，还可以初步了解分侧肾脏的功能，确定肾积水程度。在一侧肾功能严重受损或者使用普通剂量造影剂而肾脏不显影的情况下，采用加大造影剂剂量或者延迟拍片的方法往往可以达到肾脏显影的目的。在肾绞痛发作时，由于急性尿路梗阻往往会导致肾排泄功能减退、尿路不显影或显影不良，进而轻易诊断为无肾功能。因此，建议在肾绞痛发生 2 周后，梗阻导致的肾功能减退逐渐恢复时，再行 IVU 检查。

IVU 的禁忌证主要包括：①对碘剂过敏、总肾功能严重受损、妊娠早期(3 个月内)、全身状况衰竭者为 IVU 绝对禁忌证。②肝脏功能不全、心脏功能不全、活动性肺结核、甲状腺功能亢进、有哮喘史及其他药物过敏史者慎用。③总肾功能中度受损者、糖尿病、多发性骨髓瘤患者肾功能不全时避免使用。如必须使用，应充分水化，以减少对肾功能的损害。

4.CT 扫描

随着 CT 技术的发展,越来越多复杂的泌尿系统结石需要做 CT 扫描以明确诊断。CT 扫描不受结石成分、肾功能和呼吸运动的影响,而且螺旋 CT 还能够同时对所获取的图像进行二维及三维重建,获得矢状或冠状位成像,因此,能够检出其他常规影像学检查中容易遗漏的微小结石(如 0.5 mm 的微结石)。关于 CT 扫描的厚度,有研究者认为,采用 3 mm 厚度扫描可能更易发现常规 5 mm 扫描容易遗漏的微小的无伴随症状的结石,因而推荐这一标准。而通过 CT 扫描后重建得到的冠状位图像能更好地显示结石的大小,为结石的治疗提供更为充分的依据,但这也将增加患者的额外费用。CT 诊断结石的敏感性比尿路平片及静脉尿路造影高,尤其适用于急性肾绞痛患者的确诊,可以作为 B 超、X 线检查的重要补充。CT 片下,输尿管结石表现为结石高密度影及其周围水肿的输尿管壁形成的"框边"现象。近期研究发现,双侧肾脏 CT 值相差 5.0 Hu 以上,CT 值较低一侧常伴随输尿管结石导致的梗阻。另外,结石的成分及脆性可以通过不同的 CT 值(Hu 单位)改变进行初步的评估,从而对治疗方法的选择提供参考。对于碘过敏或者存在其他 IVU 禁忌证的患者,增强 CT 能够显示肾积水的程度和肾实质的厚度,从而反映肾功能的改变情况。有的研究认为,增强 CT 扫描在评价总肾和分肾功能上,甚至可以替代放射性核素肾扫描。

5.逆行(RP)或经皮肾穿刺造影

属于有创性的检查方法,不作为常规检查手段,仅在静脉尿路造影不显影或显影不良以及怀疑是X线透光结石、需要作进一步的鉴别诊断时应用。逆行性尿路造影的适应证包括:①因碘过敏而无法施行 IVU。②IVU 检查显影效果不佳,影响结石诊断。③怀疑结石远端梗阻。④需经输尿管导管注入空气作为对比剂,通过提高影像反差显示 X 线透光结石。

6.磁共振水成像(MRU)

磁共振对尿路结石的诊断效果极差,因而一般不用于结石的检查。但是,磁共振水成像(MRU)能够了解上尿路梗阻的情况,而且不需要造影剂即可获得与静脉尿路造影同样的效果,不受肾功能改变的影响。因此,对于不适合做静脉尿路造影的患者(如碘造影剂过敏、严重肾功能损害、儿童和妊娠妇女等)可考虑采用。

7.放射性核素显像

放射性核素检查不能直接显示泌尿系统结石,但其可以显示泌尿系统的形态,提供肾脏血流灌注、肾功能及尿路梗阻情况等信息,因此对手术方案的选择以及手术疗效的评价具有一定价值。此外,肾动态显影还可以用于评估体外冲击波碎石对肾功能的影响情况。

8.膀胱镜、输尿管镜检查

输尿管结石一般不需要进行膀胱镜检查,其适应证主要有:①需要行 IVU 或输尿管插管拍双曝光片。②需要了解碎石后结石是否排入膀胱。

四、治疗方法的选择

目前治疗输尿管结石的主要方法有保守治疗(药物治疗和溶石治疗)、体外冲击波碎石(ESWL)、输尿管镜(URSL)、经皮肾镜碎石术(PCNL)、开放及腹腔镜手术。大部分输尿管结石通过微创治疗如体外冲击波碎石和(或)输尿管镜、经皮肾镜碎石术治疗均可取得满意的疗效。输尿管结石位于输尿管憩室内、狭窄段输尿管近端的结石以及需要同时手术处理先天畸形等结石病因导致微创治疗失败的患者，往往需要开放或腹腔镜手术取石。

对于结石体积较小（一般认为直径<0.6 cm）可通过水化疗法，口服药物排石。较大的结石，除纯尿酸结石外，其他成分的结石，包括含尿酸铵或尿酸钠的结石，溶石治疗效果不佳，多不主张通过口服溶石药物溶石。对于X线下显示低密度影的结石，可以利用输尿管导管或双J管协助定位试行ESWL。尿酸结石在行逆行输尿管插管进行诊断及引流治疗时，如导管成功到达结石上方，可在严密观察下行碱性药物局部灌注溶石，此方法较口服药物溶石速度更快。

关于ESWL和输尿管镜碎石，两者在治疗输尿管结石上哪种更优的争论一直存在。相对于输尿管镜碎石术而言，ESWL再次治疗的可能性较大，但其具有微创、不用麻醉、不需住院、价格低廉等优点，即使加上各种辅助治疗措施，ESWL仍然属于微创的治疗方法。另一方面，越来越多的文献认为，输尿管镜是一种在麻醉下进行的能够“一步到位”的治疗方法。有多篇文献报道了输尿管镜和ESWL之间的对照研究，对于直径≤1 cm的上段输尿管结石意见较一致，推荐ESWL作为一线治疗方案，而争论焦点主要集中在中、下段输尿管结石的治疗上。对于泌尿外科医师而言，患者具体选择何种诊疗方法最合适，取决于经验及所拥有的设备等。

五、保守治疗

（一）药物治疗

临床上多数尿路结石需要通过微创的治疗方法将结石粉碎并排出体外，少数比较小的尿路结石可以选择药物排石。排石治疗的适应证包括：①结石直径<0.6 cm。②结石表面光滑。③结石以下无尿路梗阻。④结石未引起尿路完全梗阻，局部停留少于2周。⑤特殊成分（尿酸结石和胱氨酸结石）推荐采用排石疗法。⑥经皮肾镜、输尿管镜碎石及ESWL术后的辅助治疗。

排石方法主要包括：①每日饮水2000～3000 mL，保持昼夜均匀。②双氯芬酸钠栓剂肛塞：双氯芬酸钠能够减轻输尿管水肿，减少疼痛发作风险，促进结石排出，推荐应用于输尿管结石，但对于有哮喘及肝肾功能严重损害的患者应禁用或慎用。③口服α受体阻滞剂（如坦索罗辛）或钙拮抗剂。坦索罗辛是一种高选择性α受体阻滞剂，使输尿管下段平滑肌松弛，尤其可促进输尿管下段结石的排出。此外，越来越多的研究表明，口服α受体阻滞剂作为其他碎石术后的辅助治疗，有利于结石碎片特别是位于输尿管下段的结石排出。④中医中药：治疗以清热利湿、通淋排石为主，佐以理气活血、软坚散结。常用的成药有尿石通等；常用的方剂如八正散、三金排石汤和四逆散等。针灸疗法无循证医学的证据，可以作为辅助疗法。包括体针、电针、穴位注射等。常用穴位有肾俞、中脘、京门、三阴交和足三里等。⑤适度运动：根据结石部位的不同选择体位排石。

（二）溶石治疗

近年来，我国在溶石治疗方面处于领先地位。其主要应用于纯尿酸结石和胱氨酸结石。尿酸结石：口服别嘌醇，根据血、尿的尿酸值调整药量；口服枸橼酸氢钾钠或碳酸氢钠片，以碱化尿液，维持尿液pH在6.5～6.8。胱氨酸结石：口服枸橼酸氢钾钠或碳酸氢钠片，以碱化尿液，维持尿液pH在7.0以上。治疗无效者应用青霉胺，但应注意药物不良反应。

六、体外冲击波碎石术

体外冲击波碎石术(ESWL)可使大多数输尿管结石行原位碎石治疗即可获得满意疗效，并发症发生率较低。但由于输尿管结石在尿路管腔内往往处于相对嵌顿的状态，其周围缺少一个有利于结石粉碎的液体环境，与同等大小的肾结石相比，粉碎的难度较大。因此，许多学者对 ESWL 治疗输尿管结石的冲击波能量和次数等治疗参数进行了有益的研究和探讨。以往的观点认为，冲击波能量及次数越高，治疗效果越好。但有研究表明，当结石大小处于1～2 cm时，低频率冲击波(SR 60～80 次/分钟)较高频率(FR 100～120 次/分钟)效果更好。这样一来，相同时间下冲击波对输尿管及周围组织的损伤总次数减少，因而出现并发症的概率随之降低。

ESWL 疗效与结石的大小、结石被组织包裹程度及结石成分有关，大而致密的结石再次治疗率比较高。大多数输尿管结石原位碎石治疗即可获得满意的疗效。有些输尿管结石需放置输尿管支架管通过结石或者留置于结石的下方进行原位碎石；也可以将输尿管结石逆行推入肾盂后再行 ESWL 治疗。但 ESWL 的总治疗次数应限制在 3 次以内。对直径≤1 cm 的上段输尿管结石首选 ESWL，>1 cm 的结石可选择 ESWL、输尿管镜(URSL)和经皮肾镜碎石术(PCNL)；对中、下段输尿管结石可选用 ESWL 和 URSL。当结石嵌顿后刺激输尿管壁，引起炎症反应，导致纤维组织增生时，常可引起结石下端输尿管的梗阻，影响 ESWL 术后结石排出。因此，对于结石过大或纤维组织包裹严重，需联合应用 ESWL 和其他微创治疗方式(如输尿管支架或输尿管镜、经皮肾镜碎石术)。

随着计算机技术和医学统计学以及循证医学的发展，研究者在计算机软件对输尿管结石 ESWL 术预后的评估方面进行了有益的探索。Gomha 等将结石部位、结石长度、宽度、术后是否留置双 J 管等数据纳入了人工神经网络(ANN)和 Logistic 回归模型(LR)系统，对比两者在输尿管结石 ESWL 术后无结石生存情况方面的预测能力。结果显示，两者在 ESWL 有效患者的评估中均具有较高价值，两者无明显差别。但对于 ESWL 碎石失败的输尿管结石患者 ANN 的评估效果更好。

七、输尿管镜

自 20 世纪 80 年代输尿管镜应用于临床以来，输尿管结石的治疗发生了根本性的变化。新型小口径硬性、半硬性和软性输尿管镜的应用，与新型碎石设备，如超声碎石、液电碎石、气压弹道碎石和激光碎石的广泛结合，以及输尿管镜直视下套石篮取石等方法的应用，极大地提高了输尿管结石微创治疗的成功率。

(一)适应证及禁忌证

输尿管镜取石术的适应证包括：①输尿管中、下段结石。②ESWL 失败后的输尿管上段结石。③ESWL术后产生的“石街”。④结石并发可疑的尿路上皮肿瘤。⑤X 线透光的输尿管结石。⑥停留时间超过 2 周的嵌顿性结石。

输尿管镜取石术的禁忌证包括：①不能控制的全身出血性疾病。②严重的心肺功能不全，手术耐受性差。③未控制的泌尿道感染。④腔内手术后仍无法解决的严重尿道狭窄。⑤严重髋关节畸形导致摆放截石位困难。

(二)操作方法

1.输尿管镜的选择

输尿管镜下取石或碎石方法的选择，应根据结石的部位、大小、成分、合并感染情况、可供使用的仪器设备、泌尿外科医师的技术水平和临床经验以及患者本身的情况和意愿等综合考虑。目前使用的输尿管镜有硬性、半硬性和软性 3 类。硬性和半硬性输尿管镜适用于输尿管中、下段输尿管结石的碎石取石，而软输尿管镜则多适用于肾脏及输尿管中、上段结石特别是上段的碎石及取石。

2.手术步骤

患者取截石位，先用输尿管镜行膀胱检查，然后在安全导丝的引导下，置入输尿管镜。输尿管口是否需要扩张，取决于输尿管镜的粗细和输尿管腔的大小。输尿管硬镜或半硬性输尿管镜均可以在荧光屏监视下逆行插入上尿路。软输尿管镜需要借助一个 10F～13F 的输尿管镜镜鞘或通过接头导入一根安全导丝，在其引导下插入输尿管。在入镜过程中，利用注射器或者液体灌注泵调节灌洗液体的压力和流量，保持手术视野清晰。经输尿管镜发现结石后，利用碎石设备(激光、气压弹道、超声、液电等)将结石粉碎成0.3 cm以下的碎片。对于小结石以及直径≤0.5 cm 的碎片，也可用套石篮或取石钳取出。目前较常用的设备有激光、气压弹道等，超声、液电碎石的使用已逐渐减少。钬激光为高能脉冲式激光，激光器工作介质是包含在钇铝石榴石(YAG)晶体中的钬，其激光波长 2100 nm，脉冲持续时间为 0.25 毫秒，瞬间功率可达 10 kW，具有以下特点：①功率强大，可粉碎各种成分的结石，包括坚硬的胱氨酸结石。②钬激光的组织穿透深度仅为 0.4 mm，很少发生输尿管穿孔，较其他设备安全。③钬激光经软光纤传输，与输尿管软、硬镜配合可减少输尿管创伤。④具有切割、气化及凝血等功能，对肉芽组织、息肉和输尿管狭窄的处理方便，出血少，推荐使用。但在无该设备的条件下，气压弹道等碎石设备也具有同样的治疗效果。还有研究人员在体外低温环境中对移植肾进行输尿管镜检及碎石，从很大程度上减低了对移植肾的损伤。

3.术后留置双 J 管

输尿管镜下碎石术后是否放置双 J 管，目前尚存在争议。有研究者认为，放置双 J 管会增加术后并发症，而且并不能通过引流而降低泌尿系统感染的发病率。但下列情况下，建议留置双 J 管：①较大的嵌顿性结石(>1 cm)。②输尿管黏膜明显水肿或有出血。③术中发生输尿管损伤或穿孔。④伴有输尿管息肉形成。⑤术前诊断输尿管狭窄，有(无)同时行输尿管狭窄内切开术。⑥较大结石碎石后碎块负荷明显，需待术后排石。⑦碎石不完全或碎石失败，术后需行 ESWL 治疗。⑧伴有明显的上尿路感染，一般放置双 J 管 1～2 周。如同时行输尿管狭窄内切开术，则需放置 4～6 周。如果留置时间少于 1 周，还可放置输尿管导管，一方面降低患者费用，另一方面有利于观察管腔是否通畅。

留置双 J 管常见的并发症及其防治主要有以下几点。①血尿：留置双 J 管可因异物刺激，导致输尿管、膀胱黏膜充血、水肿，导致血尿。就诊者多数为肉眼血尿。经卧床、增加饮水量、口服抗生素 2～3 日后，大部分患者血尿可减轻，少数患者可延迟至拔管后，无需特殊处理。②尿道刺激症状：患者常可出现不同程度的尿频、尿急、尿痛等尿路刺激征，还可能同时伴有下尿路感染。这可能与双 J 管膀胱端激惹膀胱三角区或后尿道有关，口服解痉药物后，少部分患者症状能暂时缓解，但大多患者只能在拔管后完全解除症状。③尿路感染：输尿管腔内碎石术可导致输尿管损伤，留置双J管后肾盂输尿管蠕动减弱，易引起膀胱尿液输尿管反流，引起逆行性上尿路感染。术后可给予抗感染对症处理。感染严重者在明确为置管导致的前提下可提前拔管。④膀胱输尿管反流：留置双J管后，膀胱输尿管抗反流机制消失，膀胱内尿液随着膀胱收缩产生与输尿管的压力差而发生反流，因此，建议置管后持续导尿约7日，使膀胱处于空虚的低压状态，防止术后因反流导致上尿路感染或尿瘘等并发症。⑤双J管阻塞引流不畅：如术中出血较多，血凝块易阻塞管腔，导致引流不畅，引起尿路感染。患者常表现为发热、腰痛等症状，一旦怀疑双J管阻塞，应及时予以更换。⑥双J管移位：双J管放置正确到位，很少发生移动。双J管上移者，多由于管末端圆环未放入膀胱内，可在预定拔管日期经输尿管镜拔管。管下移者，多由于上端圆环未放入肾盂，还可见到身材矮小的女性患者由于双J管长度不匹配而脱出尿道的病例，可拔管后重新置管，并酌情留置导尿管。⑦管周及管腔结石生成：由于双J管制作工艺差别很大，部分产品的质量欠佳，表面光洁度不够，使尿液中的盐溶质易于沉积。此外，随着置管时间的延长，输尿管蠕动功能受到的影响逐渐增大。因此，医师应于出院前反复、详细告知患者拔管时间，有条件的地区可做好随访工作，置普通双J管时间一般不宜超过6周，如需长期留置，可在内镜下更换或选用质量高的、可长期留置型号的双J管。术后适当给予抗感染、碱化尿液药物，嘱患者多饮水，预防结石生成。一旦结石产生，较轻者应果断拔管，给予抗感染治疗，严重者可出现结石大量附着，双J管无法拔除，此时可沿双J管两端来回行ESWL粉碎附着结石后，膀胱镜下将其拔出。对于形成单发的较大结石，可采用输尿管镜碎石术后拔管，还可考虑开放手术取管，但绝不可暴力强行拔管，以免造成输尿管黏膜撕脱等更严重的损伤。

4.输尿管镜碎石术失败的原因及对策

与中、下段结石相比，输尿管镜碎石术治疗输尿管上段结石的清除率最低。手术失败的主要原因如下。

(1)输尿管结石或较大碎石块易随水流返回肾盂，落入肾下盏内，输尿管上段结石返回率可高达16.1%。一般认为直径≥0.5 cm的结石碎块为碎石不彻底，术后需进一步治疗。对此应注意：①术前、术中预防为主。术前常规KUB定位片，确定结石位置。手术开始后头高臀低位，在保持视野清楚的前提下尽量减慢冲水速度及压力。对于中、下段较大(直径≥1 cm)结石可以采用较大功率和“钻孔法”碎石以提高效率，即从结石中间钻洞，贯穿洞孔，然后向四周蚕食，分次将结石击碎。然而对于上段结石或体积较小(直径<1 cm)、表面光滑、质地硬、活动度大的结石宜采用小功率(<1.0 J/8～10 Hz，功率过大可能产生较大碎石块，不利于结石的粉碎，而且易于结石移位)、细光纤、“虫噬法”碎石，即用光纤抵住结石的侧面，从边缘开始，先产生一个小腔隙，再逐渐扩大碎石范围，使多数结石碎块<0.1 cm。必要时用“三爪钳”或套石篮将结石固定，防止结石移位。结石松动后，较大碎块易冲回肾内，此时用光纤压在结石表面，从结石近端向远端逐渐击碎。②如果手术时看不到结石或发现结石已被冲回肾内，这时输尿管硬镜应置入肾盂内或换用软输尿管镜以寻找结石，找到后再采用“虫噬法”碎石，如肾积水严重或结石进入肾盏，可用注射器抽水，抬高肾脏，部分结石可能重新回到视野。

(2)肾脏和上段输尿管具有一定的活动性，受积水肾脏和扩张输尿管的影响，结石上、下段输尿管容易扭曲、成角，肾积水越重，角度越大，输尿管镜进镜越易受阻。具体情况有：①输尿管开口角度过大，若导管能进入输尿管口，这时导管尖一般顶在壁内段的内侧壁，不要贸然入镜，可借助灌注泵的压力冲开输尿管口，缓慢将镜体转为中立位，常可在视野外侧方找到管腔，将导管后撤，重新置入，再沿导管进镜；无法将导管插入输尿管口时，可用电钩切开输尿管口游离缘，再试行入镜。②输尿管开口、壁内段狭窄且导丝能通过的病例，先用镜体扩张，不成功再用金属橄榄头扩张器进行扩张，扩张后入镜若感觉镜体较紧，管壁随用力方向同向运动，不要强行进镜，可在膀胱镜下电切输尿管开口前壁 0.5～1.0 cm 扩大开口，或者先留置输尿管导管 1 周后再行处理。③结石远端输尿管狭窄，在导丝引导下保持视野在输尿管腔内，适当增加注水压力，用输尿管硬镜扩张狭窄处，切忌暴力，以防损伤输尿管壁。如狭窄较重，可用钬激光纵向切开输尿管壁至通过输尿管镜。④结石远端息肉或被息肉包裹，导致肾积水、肾功能较差，术后结石排净率相对较低。可绕过较小息肉碎石，如息肉阻挡影响碎石，需用钬激光先对息肉进行气化凝固。⑤输尿管扭曲，选用 7F 细输尿管和“泥鳅”导丝，试插导丝通过后扭曲可被纠正，如导丝不能通过，换用软输尿管镜，调整好角度再试插导丝，一旦导丝通过，注意不可轻易拔除导丝，若无法碎石，可单纯留置双 J 管，这样既可改善肾积水，又能扩张狭窄和纠正扭曲，术后带双 J 管 ESWL 或 1 个月后再行输尿管镜检。中、上段迂曲成角的病例，可等待该处输尿管节段蠕动时或呼气末寻找管腔，并将体位转为头低位，使输尿管拉直，便于镜体进入，必要时由助手用手托起肾区。若重度肾积水造成输尿管迂曲角度过大，导管与导丝均不能置入，可行肾穿刺造瘘或转为开放手术。

(三)并发症及其处理

并发症的发生率与所用的设备、术者的技术水平和患者本身的条件等因素有关。目前文献报道并发症的发生率为 5%～9%，较为严重的并发症发生率为 0.6%～1%。

1.近期并发症及其处理

(1)血尿：一般不严重，为输尿管黏膜挫伤造成，可自愈。

(2)胁腹疼痛：多由术中灌注压力过高造成，仅需对症处理或不需处理。

(3)发热：术后发热≥38 ℃者，原因有：①术前尿路感染或脓肾。②结石体积大、结石返回肾盂内等因素增加了手术时间，视野不清加大了冲水压力。体外研究表明，压力＞35 mmHg 会引起持续的肾盂-静脉、淋巴管反流，当存在感染或冲洗温度较高时，更低的压力即可造成反流。

处理方法：①针对术前尿培养、药敏结果应用抗生素，控制尿路感染。如术前怀疑脓肾，可先行肾造瘘术，二期处理输尿管结石，以避免发生脓毒症。②术中如发现梗阻近端尿液呈浑浊，应回抽尿液，查看有无脓尿，并送细菌培养和抗酸染色检查，呋喃西林或生理盐水冲洗，必要时加用抗生素。尽量缩短手术时间，减小冲水压力。

(4)黏膜下损伤：放置双 J 支架管引流 1～2 周。

(5)假道：放置双 J 支架管引流 4～6 周。

(6)穿孔：为主要的急性并发症之一，小的穿孔可放置双 J 管引流 2～4 周，如穿孔严重，应进行输尿管端端吻合术等进行输尿管修复。

(7)输尿管黏膜撕脱：为最严重的急性并发症之一，应积极手术重建(如自体肾移植、输尿管膀胱吻合术或回肠代输尿管术等)。

2.远期并发症及其处理

输尿管狭窄为主要的远期并发症之一,其发生率为0.6%～1%,输尿管黏膜损伤、假道形成或者穿孔、输尿管结石嵌顿伴息肉形成、多次ESWL致输尿管黏膜破坏等是输尿管狭窄的主要危险因素。远期并发症及其处理如下。

(1)输尿管狭窄:输尿管狭窄内(激光)切开或狭窄段切除端端吻合术。

(2)输尿管闭塞:狭窄段切除端端吻合术,下段闭塞应行输尿管膀胱再植术。

(3)输尿管反流:轻度者随访每3～6个月行B超检查,以了解是否存在肾积水和(或)输尿管扩张;重度者宜行输尿管膀胱再植术。

八、经皮肾镜取石术

经皮肾镜取石术(PCNL)能快速去除结石,但术后康复时间较长,且手术并发症相对较高。其主要适应证有:①上段输尿管体积巨大的结石(第3腰椎水平以上)。②远段输尿管狭窄。③行各种尿流改道手术的输尿管上段结石患者。

对于伴有肾积水的嵌顿性输尿管上段结石,PCNL具有明显的优势,理由如下:①对于伴有肾积水的输尿管上段结石,积水的肾行穿刺、扩张简单,不容易造成肾损伤,只要从肾的中、上盏进针,即能进入输尿管上段进行碎石,部分重度肾积水患者,无需超声或X线引导,盲穿即可进行。术中处理完肾结石后将扩张鞘推入输尿管,使其紧靠结石,可避免碎石块随水流冲击返回肾盂,引起结石残留。②结石被息肉包裹的患者,逆行输尿管硬镜碎石须先处理息肉后才能发现结石,可能造成输尿管穿孔,导致碎石不完全或者需转为其他手术方式,PCNL在内镜进入输尿管后可直接窥见结石,碎石过程直接、安全。③结石取净率高,无需考虑肾功能以及输尿管息肉对术后排石的影响,短期内就可以达到较好的疗效。④对结石体积大的患者,与URSL相比,PCNL手术时间较短。⑤可同时处理同侧肾结石。

九、开放手术、腹腔镜手术

输尿管结石的开放手术仅用于需要同时进行输尿管自身疾病的手术治疗,如输尿管成形术或者ESWL和输尿管镜碎石、取石治疗失败的情况下。此外,开放手术还可应用于输尿管镜取石或ESWL存在禁忌证的情况下。后腹腔镜下的输尿管切开取石可以作为开放手术的另一种选择。

十、双侧上尿路结石的处理原则

双侧上尿路同时存在结石约占泌尿系统结石患者的15%,传统的治疗方法一般是对两侧结石进行分期手术治疗,随着体外碎石、腔内碎石设备的更新与泌尿外科微创技术的进步,对于部分一般状况较好、结石清除相对容易的上尿路结石患者,可以同期微创手术治疗双侧上尿路结石。

双侧上尿路结石的治疗原则为:①双侧输尿管结石,如果总肾功能正常或处于肾功能不全代偿期,血肌酐值<178.0 μmol/L,先处理梗阻严重一侧的结石;如果总肾功能较差,处于氮质血症或尿毒症期,先治疗肾功能较好一侧的结石,条件允许,可同时行对侧经皮肾穿刺造瘘,或同时处理双侧结石。②双侧输尿管结石的客观情况相似,先处理主观症状较重或技术上容易处理的一侧结石。③一侧输尿管结石,另一侧肾结石,先处理输尿管结石,处理过程中建议参考总肾功能、分肾功能与患者一般情况。④双侧肾结石,一般先治疗容易处理且安全的一侧,

如果肾功能处于氮质血症或尿毒症期，梗阻严重，建议先行经皮肾穿刺造瘘，待肾功能与患者一般情况改善后再处理结石。⑤孤立肾上尿路结石或双侧上尿路结石致急性梗阻性无尿，只要患者情况许可，应及时外科处理，如不能耐受手术，应积极试行输尿管逆行插管或经皮肾穿刺造瘘术，待患者一般情况好转后再选择适当治疗方法。⑥对于肾功能处于尿毒症期，并有水电解质和酸碱平衡紊乱的患者，建议先行血液透析，尽快纠正其内环境的紊乱，并同时行输尿管逆行插管或经皮肾穿刺造瘘术，进行肾引流，待病情稳定后再处理结石。

十一、"石街"的治疗

"石街"为大量碎石在输尿管与男性尿道内堆积没有及时排出，堆积形成"石街"，阻碍尿液排出，以输尿管"石街"为多见。输尿管"石街"形成的原因有：①一次粉碎结石过多。②结石未能粉碎为很小的碎片。③两次碎石间隔时间太短。④输尿管有炎症、息肉、狭窄和结石等梗阻。⑤碎石后患者过早大量活动。⑥ESWL引起肾功能损害，排出碎石块的动力减弱。⑦ESWL术后综合治疗关注不够。如果"石街"形成3周后不及时处理，肾功能恢复将会受到影响，如果"石街"完全堵塞输尿管，6周后肾功能将会完全丧失。

在对较大的肾结石进行ESWL之前常规放置双J管，"石街"的发生率明显降低。对于有感染迹象的患者，给予抗生素治疗，并尽早予以充分引流。通过经皮肾穿刺造瘘术放置造瘘管通常能使结石碎片排出。对于输尿管远端的"石街"，可以用输尿管镜碎石，以便将其最前端的结石击碎。总之，URSL治疗为主，联合ESWL、PCNL是治疗复杂性输尿管"石街"的好方法。

十二、妊娠合并输尿管结石的治疗

妊娠合并输尿管结石临床发病率不高，但由于妊娠期的病理、生理改变，增加了治疗难度。妊娠期间体内雌、孕激素的分泌大量增加，雌激素使输尿管等肌层肥厚，孕激素则使输尿管扩张及平滑肌张力降低，导致蠕动减弱，尿流减慢。妊娠期膨大的子宫压迫盆腔内输尿管而形成机械性梗阻，影响尿流，并易发生尿路感染。

妊娠合并结石首选保守治疗，应根据结石的大小、梗阻的部位、是否存在感染、有无肾实质损害以及临床症状来确定治疗方法。原则上对于结石较小、未引起严重肾功能损害者，采用综合排石治疗，包括多饮水、补液、解痉、止痛和抗感染等措施促进排石。

对于妊娠的结石患者，保持尿流通畅是治疗的主要目的。通过局麻下经皮肾穿刺造瘘术、置入双J管或输尿管支架等方法引流尿液，可协助结石排出，或为以后治疗结石争取时间。妊娠期间麻醉和手术的危险很难评估，妊娠3个月内(早期)，全麻会导致畸胎的风险增加。提倡局麻下留置双J管，并且建议每4周更换1次，防止结石形成，被覆于双J管。肾积水并感染积液者，妊娠22周前在局麻及B超引导下进行经皮肾造瘘术为最佳选择，引流的同时尚可进行细菌培养以指导治疗。与留置双J管一样，经皮肾穿刺造瘘也可避免在妊娠期进行对妊娠影响较大的碎石和取石治疗。还要强调的是，抗生素的使用应谨慎，即使有细菌培养、药敏作为证据，也必须注意各种药物对胎儿的致畸作用。

约30%的患者因保守治疗失败或结石梗阻而并发严重感染、急性肾衰竭而最终需要手术治疗。妊娠合并结石不推荐进行ESWL、PCNL与URSL治疗。但也有报道对妊娠合并结石患者进行手术，包括经皮肾穿刺造瘘术、置入双J管或输尿管支架管、脓肾切除术、肾盂输尿管切开取石术、输尿管镜取石或碎石甚至经皮肾镜取石术。但是，术中一旦出现并发症则较难处理。

第三节 膀胱结石

膀胱结石是较常见的泌尿系统结石，好发于男性，男女比例约为10∶1。膀胱结石的发病率有明显的地区和年龄差异。总的来说，在经济落后地区，膀胱结石以婴幼儿为常见，主要由营养不良所致。随着我国经济的发展，膀胱结石的总发病率已显著下降，多见于50岁以上的人群。

一、病因

膀胱结石分为原发性和继发性两种。原发性膀胱结石多由营养不良所致，现在除了少数发展中国家及我国一些边远地区外，其他地区该病已少见。继发性膀胱结石主要继发于下尿路梗阻、膀胱异物等。

(一)营养不良

婴幼儿原发性膀胱结石主要发生于贫困饥荒年代，营养缺乏，尤其是动物蛋白摄入不足是其发生的主要原因。只要改善婴幼儿的营养，使新生儿有足够的母乳或牛乳喂养，婴幼儿膀胱结石是可以预防的。

(二)下尿路梗阻

一般情况下，膀胱内的小结石以及在过饱和状态下形成的尿盐沉淀常可随尿流排出。但有下尿路梗阻时，如良性前列腺增生、膀胱颈部梗阻、尿道狭窄、先天畸形、膀胱膨出、憩室、肿瘤等，均可使小结石和尿盐结晶沉积于膀胱而形成结石。

此外，造成尿流不畅的神经性膀胱功能障碍、长期卧床等，都可能诱发膀胱结石的出现。尿潴留容易并发感染，以细菌团、炎症坏死组织及脓块为核心，可诱发晶体物质在其表面沉积而形成结石。

(三)膀胱异物

医源性的膀胱异物主要有长期留置的导尿管、被遗忘而未取出的输尿管支架管、不被机体吸收的残留缝线、膀胱悬吊物、由子宫内穿至膀胱的Lippes环等，非医源性异物如发夹、蜡块等。膀胱异物可作为结石的核心而使尿盐晶体物质沉积于其周围而形成结石。此外，膀胱异物也容易诱发感染，继而发生结石。

当发生血吸虫病时，其虫卵也可成为结石的核心而诱发膀胱结石。

(四)尿路感染

继发于尿潴留及膀胱异物的感染，尤其是分泌尿素酶的细菌感染，由于能分解尿素产生氨，使尿pH升高，使尿磷酸钙、铵和镁盐的沉淀而形成膀胱结石。这种由产生尿素酶的微生物感染所引起、由磷酸镁铵和碳磷灰石组成的结石，又称为感染性结石。

含尿素酶的细菌大多数属于肠杆菌属，其中最常见的是奇异变形杆菌，其次是克雷伯菌、假单胞菌属及某些葡萄球菌。少数大肠埃希菌、某些厌氧细菌及支原体也可产生尿素酶。

(五)代谢性疾病

膀胱结石由人体代谢产物组成，与代谢性疾病有着极其密切的关系，包括胱氨酸尿症、原发性高草酸尿症、特发性高尿钙、原发性甲状旁腺功能亢进症、黄嘌呤尿症、特发性低柠檬酸尿症等。

(六)肠道膀胱扩大术

肠道膀胱扩大术后膀胱结石的发生率高达36%～50%,主要原因是肠道分泌黏液所致。

(七)膀胱外翻-尿道上裂

膀胱外翻-尿道上裂患者在膀胱尿道重建术前因存在解剖及功能方面的异常,易发生膀胱结石。在重建术后,手术引流管、尿路感染、尿潴留等又增加了结石形成的危险因素。

二、病理

膀胱结石的继发性病理改变主要表现为局部损害、梗阻和感染。由于结石的机械性刺激,膀胱黏膜往往呈慢性炎症改变。继发感染时,可出现滤泡样炎性病变、出血和溃疡,膀胱底部和结石表面均可见脓苔。偶可发生严重的膀胱溃疡,甚至穿破到阴道、直肠,形成尿瘘。晚期可发生膀胱周围炎,使膀胱和周围组织粘连,甚至发生穿孔。

膀胱结石易堵塞于膀胱出口、膀胱颈及后尿道,导致排尿困难。长期持续的下尿路梗阻可使膀胱逼尿肌出现代偿性肥厚,并逐渐形成小梁、小房和憩室,使膀胱壁增厚和肌层纤维组织增生。长期下尿路梗阻还可损害膀胱输尿管的抗反流机制,导致双侧输尿管扩张和肾积水,使肾功能受损,甚至发展为尿毒症。肾盂输尿管扩张积水可继发感染而发生肾盂肾炎及输尿管炎。

当尿路移行上皮长期受到结石、炎症和尿源性致癌物质刺激时,局部上皮组织可发生增生性改变,甚至出现乳头样增生或者鳞状上皮化生,最后发展为鳞状上皮癌。

三、临床表现

膀胱结石的主要症状是排尿疼痛、排尿困难和血尿。疼痛可为耻骨上或会阴部疼痛,由结石刺激膀胱底部黏膜而引起,常伴有尿频和尿急,排尿终末时疼痛加剧。如并发感染,则尿频、尿急更加明显,并可发生血尿和脓尿。排尿过程中,结石常堵塞膀胱出口,使排尿突然中断并突发剧痛,疼痛可向阴茎、阴茎头和会阴部放射。排尿中断后,患者须晃动身体或采取蹲位或卧位,移开堵塞的结石,才能继续排尿,并可缓解疼痛。

小儿发生结石堵塞,往往疼痛难忍,大声哭喊,大汗淋漓,常用手牵扯阴茎或手抓会阴部,并变换各种体位以减轻痛苦。结石嵌顿于膀胱颈口或后尿道,则出现明显排尿困难,尿流呈滴沥状,严重时发生急性尿潴留。

膀胱壁由于结石的机械性刺激,可出现血尿,并往往表现为终末血尿。尿流中断后再继续排尿常伴有血尿。

老年男性膀胱结石多继发于前列腺增生症,可同时伴有前列腺增生症的症状;神经性膀胱功能障碍、尿道狭窄等引起的膀胱结石也伴有相应的症状。

少数患者,尤其是结石较大、且有下尿路梗阻及残余尿者,可无明显的症状,仅在做B超或X线检查时发现结石。

四、诊断

根据膀胱结石的典型症状,如排尿终末疼痛、排尿突然中断,或小儿排尿时啼哭、牵拉阴茎等,可作出膀胱结石的初步诊断。但这些症状绝非膀胱结石所独有,常需辅以B超或X线检查才能确诊,必要时做膀胱镜检查。

体检对膀胱结石的诊断帮助不大,多数病例无明显的阳性体征。结石较大者,经双合诊可扪及结石。婴幼儿直肠指检有时可摸到结石。经尿道将金属探条插入膀胱,可探出金属碰击结石的感觉和声音。目前此法已被B超及X线检查取代而很少采用。

实验室检查可发现尿中有红细胞或脓细胞,伴有肾功能损害时可见血肌酐、尿素氮升高。

超声检查简单实用,结石呈强光团并有明显的声影。当患者转动身体时,可见到结石在膀胱内移动。膀胱憩室结石则变动不大。

腹部平片也是诊断膀胱结石的重要手段,结合B超检查可了解结石大小、位置、形态和数目,还可了解双肾、输尿管有无结石。应注意区分平片上的盆部静脉石、输尿管下段结石、淋巴结钙化影、肿瘤钙化影及粪石。必要时行静脉肾盂造影检查以了解上尿路情况,做膀胱尿道造影以了解膀胱及尿道情况。纯尿酸和胱氨酸结石为透X线的阴性结石,用淡的造影剂进行膀胱造影有助于诊断。

尿道膀胱镜检查是诊断膀胱结石最可靠的方法,尤其对于透X线的结石。结石在膀胱镜检查时可一目了然,不仅可查清结石的大小、数目及其具体特征,还可明确有无其他病变,如前列腺增生、尿道狭窄、膀胱憩室、炎症改变、异物、癌变、先天性后尿道瓣膜及神经性膀胱功能障碍等。膀胱镜检查后,还可同时进行膀胱结石的碎石治疗。

五、治疗

膀胱结石的治疗应遵循两个原则:一是取出结石,二是去除结石形成的病因。膀胱结石如果来源于肾、输尿管结石,则同时处理;来源于下尿路梗阻或异物等病因时,在清除结石的同时必须去除这些病因。有的病因则需另行处理或取石后继续处理,如感染、代谢紊乱和营养失调等。

一般来说,直径<0.6 cm、表面光滑、无下尿路梗阻的膀胱结石可自行排出体外。绝大多数的膀胱结石均需行外科治疗,方法包括体外冲击波碎石术、内腔镜手术和开放性手术。

(一)体外冲击波碎石术

小儿膀胱结石多为原发性结石,可首选体外冲击波碎石术,成人原发性膀胱结石≤3 cm者也可以采用体外冲击波碎石术。膀胱结石进行体外冲击波碎石时多采用俯卧位或蛙式坐位,对阴囊部位应做好防护措施。由于膀胱空间大,结石易移动,碎石时应注意定位。较大的结石碎石前膀胱需放置Foley尿管,如需进行第2次碎石,两次治疗间断时间应>1周。

(二)腔内治疗

几乎所有类型的膀胱结石都可以采用经尿道手术治疗。在内镜直视下经尿道碎石是目前治疗膀胱结石的主要方法,可以同时处理下尿路梗阻病变,如前列腺增生、尿道狭窄、先天性后尿道瓣膜等,也可以同时取出膀胱异物。

相对禁忌证:①严重尿道狭窄经扩张仍不能置镜者。②合并膀胱挛缩者,容易造成膀胱损伤和破裂。③伴严重出血倾向者。④泌尿系统急性感染期。⑤严重全身性感染。⑥全身情况差,不能耐受手术者。⑦膀胱结石合并多发性憩室应视为机械碎石的禁忌证。

一般采用蛛网膜下腔麻醉、骶管阻滞麻醉或硬膜外麻醉,对于较小、单发的结石也可选择尿道黏膜表面麻醉。小儿患者可采用全身静脉麻醉。手术体位取截石位。

目前常用的经尿道碎石方式包括机械碎石、液电碎石、气压弹道碎石、超声碎石、激光碎石等。

1.经尿道机械碎石术

经尿道机械碎石是用器械经尿道用机械力将结石击碎。常用器械有大力碎石钳(图 3-7)及冲压式碎石钳(图 3-8),适用于 2 cm 左右的膀胱结石。如同时伴有前列腺增生,尤其是中叶增生者,最好先行前列腺切除,再行膀胱碎石,两种手术可同时或分期进行。

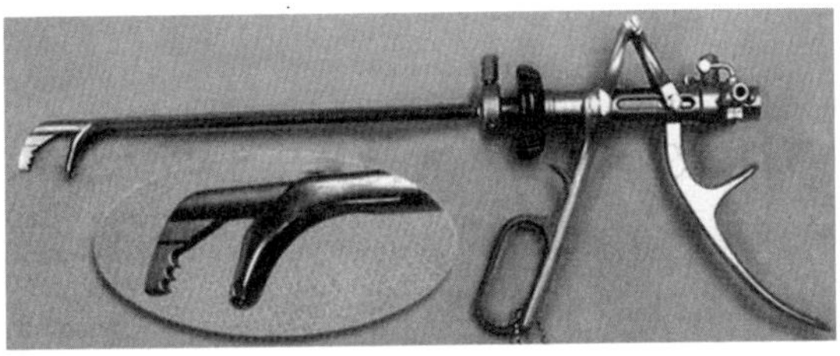

图 3-7　大力碎石钳

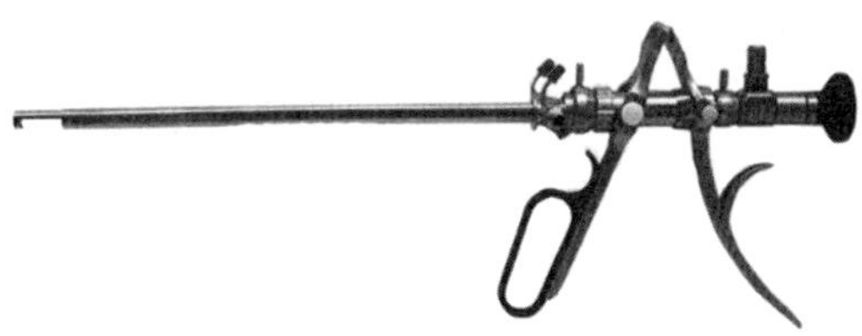

图 3-8　冲压式碎石钳

机械碎石有盲目碎石和直视碎石两种,盲目碎石现已很少使用,基本上被直视碎石所取代。直视碎石是先插入带内镜的碎石钳,充盈膀胱后,在镜下观察结石的情况,并在直视下将碎石钳碎。操作简便,效果满意且安全。

由于膀胱结石常伴有膀胱黏膜的充血水肿,若碎石过程中不慎夹伤黏膜或结石刺破黏膜血管,有可能导致膀胱出血。因此,碎石前必须充盈膀胱,使黏膜皱褶消失,尽量避免夹到黏膜。碎石钳夹住结石后,应稍上抬离开膀胱壁,再用力钳碎结石。术后如无出血,一般无需留置导尿管。如伴有出血或同时行经尿道前列腺切除手术,则需留置导尿管引流,必要时冲洗膀胱。

膀胱穿通伤是较严重的并发症,由碎石钳直接戳穿或钳破膀胱壁所致。此时灌注液外渗,患者下腹部出现包块,有压痛,伴有血尿。如穿通至腹膜外,只需留置导尿管,引流膀胱,进行保守治疗和观察即可,如出现明显腹胀及大量腹腔积液,说明穿通至腹腔内,需行开放手术以修补膀胱。

2.经尿道液电碎石术

液电碎石的原理是通过置入水中的电极瞬间放电,产生电火花,生成热能,制造出空化气泡,并进一步诱发形成球形的冲击波来碎石。

液电的碎石效果不如激光和气压弹道,而且其热量的非定向传播往往容易导致周围组织损伤,轰击结石时如果探头与膀胱直接接触,可造成膀胱的严重损伤甚至穿孔,目前已很少使用。

3.经尿道超声碎石术

超声碎石是利用超声转换器,将电能转变为声波,声波沿着金属探条传至碎石探头,碎石探头产生高频震动,使与其接触的结石碎裂。超声碎石常用内含管腔的碎石探头,其末端接负压泵,能反复抽吸进入膀胱的灌注液,一方面吸出碎石,另一方面使视野清晰,并可使超声转换器降温,碎石、抽吸和冷却同时进行。

在膀胱镜直视下,将碎石探头紧触结石,并将结石压向膀胱壁而可进行碎石。注意碎石探头与结石间不能有间隙。探头不可直接接触膀胱壁,以减少其淤血和水肿。负压管道进出端不能接错,否则会使膀胱变成正压,导致膀胱破裂。

超声碎石的特点是简单、安全性高,碎石时术者能利用碎石探头将结石稳住,同时可以边碎边吸出碎石块。但由于超声碎石的能量小,碎石效率低,操作时间较长。

4.经尿道气压弹道碎石术

气压弹道碎石于1990年在瑞士研制成功,至今已发展到第3代,为同时兼具超声碎石和气压弹道碎石的超声气压弹道碎石清石一体机。

气压弹道碎石的原理是通过压缩的空气驱动金属碎石杆,以一定的频率不断撞击结石而使之破碎。气压弹道能有效击碎各种结石,整个过程不产生热能及有害波,是一种安全、高效的碎石方法。其缺点是碎石杆容易推动结石,结石碎片较大,常需取石钳配合使用。膀胱结石用气压弹道碎石时结石在膀胱内易移动,较大的结石碎石所需时间相对较长,碎石后需要用冲洗器冲洗或用取石钳将结石碎片取出膀胱。

使用超声气压弹道碎石清石一体机可同时进行超声碎石和气压弹道碎石,大幅加快了碎石和清石的速度,有效缩短了手术时间。

5.经尿道激光碎石术

激光碎石是目前治疗膀胱结石的首选方法,目前常用的激光有钕-钇铝石榴石(Nd:YAG)激光、Nd:YAG双频激光(FREDDY波长532 nm和1064 nm)和钬-钇铝石榴石(Ho:YAG)激光,使用最多的是钬激光。

钬激光是一种脉冲式近红外线激光,波长为2140 nm,组织穿透深度不超过0.5 mm,对周围组织热损伤极小。有直射及侧射光纤,365 μm的光纤主要用于半硬式内镜,220 μm的光纤用于软镜。钬激光能够粉碎各种成分的结石,碎石速度较快,碎石充分,出血极少,其治疗膀胱结石的安全性、有效性和易用性已得到确认,成功率可达100%。同时,钬激光还能治疗引起结石的其他疾病,如前列腺增生、尿道狭窄等。

膀胱镜下激光碎石术只要视野清晰,常不易伤及膀胱黏膜组织,术后无需做任何特殊治疗,嘱患者多饮水冲洗膀胱即可。

(三)开放手术治疗

耻骨上膀胱切开取石术不需特殊设备,简单易行,安全可靠,但随着腔内技术的发展,目前采用开放手术取石已逐渐减少,开放手术取石不应作为膀胱结石的常规治疗方法,仅适用于需要同时处理膀胱内其他病变时使用。

开放手术治疗的相对适应证:①较复杂的儿童膀胱结石。②4 cm以上的大结石。③严重的前列腺增生、尿道狭窄或膀胱颈挛缩者。④膀胱憩室内结石。⑤膀胱内围绕异物形成的大结石。⑥同时合并需开放手术的膀胱肿瘤。⑦经腔内碎石不能击碎的膀胱结石。⑧肾功能严重受损伴输尿管反流者。⑨因全身情况差而不能耐受长时间手术操作者。

开放手术治疗的相对禁忌证：①合并严重内科疾病者，先行导尿或耻骨上膀胱穿刺造瘘，待内科疾病好转后再行腔内或开放取石手术。②膀胱内感染严重者，先行控制感染，再行手术取石。③全身情况极差，体内重要器官有严重病变，不能耐受手术者。

第四节　尿道结石

尿道结石占泌尿系统结石的0.3%，绝大部分尿道结石为男性患者，女性只有在有尿道憩室、尿道异物和尿道阴道瘘等特殊情况下才出现。尿道结石分原发性和继发性两种，传统认为尿道结石常继发于膀胱结石，多见于儿童与老年人。一般认为，尿道结石在发展中国家以六水合磷酸镁铵和尿酸结石多见，发达国家草酸钙和胱氨酸结石多见。

男性尿道结石中，结石多见于前列腺部尿道、球部尿道、会阴尿道的阴茎阴囊交界处后方和舟状窝。有报道，后尿道占88%（图3-9），阴囊阴茎部尿道占8%，舟状窝占4%。

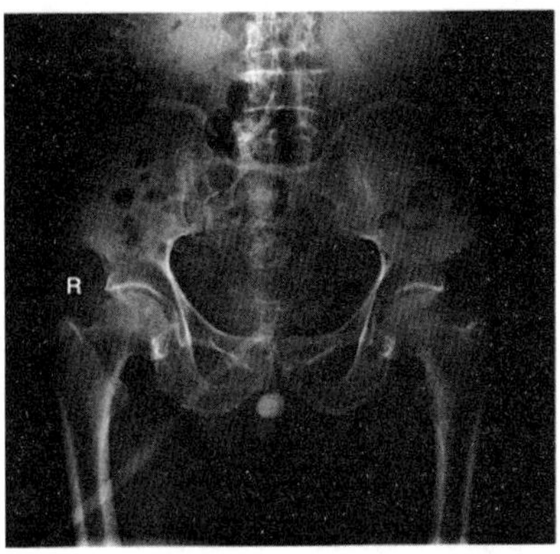

图3-9　后尿道结石，可见膀胱造瘘管

一、临床表现

（一）疼痛

原发性尿道结石常是逐渐长大，或位于尿道憩室内，早期可无疼痛症状。继发性结石多是上尿路排石排入尿道时突然嵌入尿道内，常常突然感到局部剧烈疼痛及排尿痛，常放射至阴茎头部。阴茎部结石在疼痛部位可触及结石，位于后尿道内的结石则会导致出现会阴部和阴囊部疼痛，可呈刀割样剧烈疼痛。

（二）排尿困难

尿道结石阻塞尿道可发生不同程度的排尿困难。表现为排尿费力，可呈滴沥状，尿线变细或分叉，射出无力，有时骤然出现尿流中断，并有强烈尿意，阻塞严重时出现残余尿和尿潴留，出现充盈性尿失禁。有时可出现急迫性尿失禁。

（三）血尿及尿道分泌物

急症病例常有终末血尿或初始血尿，或排尿终末有少许鲜血滴出，伴有剧烈疼痛。慢性病例或伴有尿道憩室者，尿道口可有分泌物溢出，结石刺激尿道及尿道壁炎症溃疡时，也可出现脓尿。

(四)尿道硬结与压痛

前尿道结石可在结石部位扪及硬结，并有压痛，后尿道结石应通过直肠指诊扪及后尿道部位的硬结。

(五)其他症状

结石长期对局部的刺激可引起尿道炎症、狭窄、尿道周围脓肿及尿道皮肤瘘、尿道直肠瘘，甚至引起一系列上尿路损害。后尿道结石可产生性交痛及性功能障碍。

二、诊断

(一)病史及体检

除上述症状外，患者既往多有肾绞痛病史及尿道排出结石史。男性患者如发生排尿困难、排尿疼痛者，应考虑此病。男性前尿道结石在阴茎或会阴部可以摸到结石，后尿道结石可经直肠摸到。女性患者经阴道可摸到尿道憩室内结石。

(二)金属尿道探杆检查

在结石部位能探知尿道梗阻和结石的粗糙摩擦感。

(三)尿道镜检查

能直接观察到结石，肯定尿道结石的诊断，并可发现尿道并发症。

(四)X 线检查

X 线检查是尿道结石的主要诊断依据。因为绝大部分尿道结石是 X 线阳性结石，平片检查即可显示结石阴影和结石的部位、大小、形状。应行全尿路平片检查以明确有无上尿路结石，必要时行尿道造影或泌尿系统造影，以明确尿路有无其他病变。

三、治疗

治疗应根据尿道结石的大小、形态、部位，尿道局部病变，以及有无并发症等情况而决定。有自行排石、尿道内注入麻醉润滑剂协助排石、尿道内原位或推入膀胱内行腔内碎石和开放手术切开取石等多种方法。新近进入尿道内的较小的继发性尿道结石，如尿道无明显病变，结石有自行排出的可能，经尿道注入利多卡因凝胶或者其他润滑剂也可将结石挤出。位置较深者，可插入细橡胶导尿管于结石停留处，低压注入润滑剂数毫升，排尿时可能将结石冲出。前尿道的结石可经止血钳夹出，但切忌盲目钳夹牵拉，或粗暴地企图用手法挤出，否则，会造成尿道黏膜的广泛损伤，继发炎症、狭窄。

后尿道的结石可先推至膀胱再行碎石治疗，如结石过大或固定于后尿道内，不能推入膀胱，可通过耻骨上切开膀胱，以示指探入后尿道内轻轻松动结石并扩张膀胱颈部，再将其取出。尿道憩室结石，处理结石的同时憩室应一并切除。随着腔内泌尿外科的发展，可采用尿道镜或输尿镜气压弹道碎石或液电、钬激光碎石等腔内手术的方法处理前、后尿道结石。国内报道较多的有输尿管镜直视下钬激光碎石术，具有损伤小、成功率高、并发症少的优点。有研究者报道，在海绵体麻醉加尿道黏膜表面麻醉下行输尿管镜下尿道结石气压弹道碎石术，对于处理急诊尿道结石成功率高，安全方便。开放性手术仅适用于合并有尿道憩室、尿道狭窄、脓肿、尿道瘘等尿道生殖道解剖异常的病例，以及医疗技术条件较差、无法实施腔内技术的地区。

第四章　泌尿生殖系统畸形

第一节　肾脏囊性疾病

肾脏囊性疾病是指在肾脏出现单个或多个内含液体的良性囊肿的一大组疾病分类，在临床上非常常见。其原因可为先天性、遗传性、获得性等，发生部位可为肾皮质、髓质、皮髓质或肾外。其中以单纯性囊肿和多囊肾最为常见。单纯性肾囊肿绝大多数为非遗传性疾病，占囊性肾疾病的70%左右。多囊肾为遗传性疾病，分为常染色体显性及隐性遗传两种。获得性多囊肾不属于上述两种类型，常见于肾衰竭而行长期透析疗法的患者。

Bosniak 提出了基于 CT 检查的肾脏囊性疾病的实用分类(表 4-1)。Ⅰ型囊肿为单纯性囊肿，具有透声好、囊肿内无回声和边缘光滑锐利等特点。Ⅱ型囊肿主要为良性表现，但影像学发现有分隔、小钙化灶和密度增高。Ⅲ型囊肿表现复杂，不能确定良恶性，囊内分隔明显或壁厚，近 50%为恶性。Ⅳ型囊肿恶性病变明显，具有结节性成分，边缘不规则；有血管成分。其中Ⅰ型和Ⅳ型囊肿一般在诊断上没有问题，而Ⅱ型和Ⅲ型囊肿(特别是Ⅲ型)在除外恶性肿瘤上常常比较困难。因此，疾病的诊断不能完全依赖于影像学手段，有时需要手术切除以明确是否存在恶变。

表 4-1　单纯和复杂性肾囊肿的 Bosniak 分类

分型	囊壁	分隔	钙化	密度(Hu)	增强
Ⅰ	薄	无	无	0～20	无
Ⅱ	薄	无或少见	可见小钙化灶	0～20	无
Ⅲ	增厚	较多	具有较多钙化灶	0～20	无
Ⅳ	厚	多见	多见，且粗糙	>20	有

一、单纯性肾囊肿

单纯性肾囊肿是最常见的肾脏良性疾病，发病率在肾脏囊性疾病中居首位。可分为孤立性及多发性。常见于 50 岁以上成人而罕见于儿童，发病率随年龄的增加而增加。患病者男性多于女性，男∶女约为 2∶1。绝大多数为非遗传性疾病，仅极少数为遗传病，可能是常染色体显性遗传。单纯性肾囊肿的发病机制尚不十分明确。囊肿可能是由肾小管憩室发展而来。随年龄增长，远曲小管和集合管憩室增加，所以单纯性肾囊肿的发生率也随之增加。

(一)病理

单纯性囊肿一般为单侧、单发，位于肾下极的皮质内，也有多发或多极性者，双侧发生很少见。囊肿一般孤立呈球形，囊壁很薄，内衬单层扁平上皮，外观呈淡蓝色，约 95%含有清亮的琥珀色液体。偶可见囊壁钙化。约 5%的囊肿含血性囊液，其中半数囊壁上可能有乳头状癌，应予重视。

单纯性肾囊肿好发于肾脏表面，但也可位于深部。当囊肿位于深部时，其囊壁易与肾盂及肾盏的上皮内壁紧连，要将它们分开十分困难，但囊肿并不与肾盂相通。囊肿较大时可压迫邻近肾组织。

（二）临床表现

多数囊肿无明显症状，为偶然发现。由于B超、CT的广泛应用，以及年度健康体检的逐渐普及，单纯性肾囊肿的发现率明显增加。其往往是因其他原因而做检查或在体检时被发现。囊肿可引起胃肠道迷走神经症状。囊肿内突然出血可引起急性腰痛。患者也可出现血尿。囊肿位于肾下极并紧贴输尿管时，可加重肾盂积水，而尿液对肾盂的压迫可引起背痛。这种梗阻还可以使肾脏发生感染。自发性感染在单纯性肾囊肿中罕见，而一旦发生，就难以同肾痈鉴别。感染后可有腰痛和发热。囊肿较大可引起腰背部疼痛，但较少见。个别情况因囊肿压迫邻近血管，造成局部缺血和肾素增加而出现高血压。偶尔还可伴发红细胞增多症。本病不会导致肾功能减退。如伴有血尿和高血压，应全面检查是否伴有肾腺癌，少数情况下良性囊肿的囊壁可发生腺癌。

（三）诊断

腹部平片表现为肾脏轮廓变形或肾轴改变。IVU表现为界限清楚的无功能的球形肿物，有薄的外壁。肿物可使得一个或多个肾盏和漏斗移位、梗阻或闭塞。正常肾实质伸展到囊壁上形成鸟嘴征，是良性肾囊肿的表现。当囊肿占据了肾下极时，输尿管上段可向脊柱移位。

B超对诊断有极大帮助，应作为首选检查方法。B超鉴别囊性和实质性占位病变的准确率可达98%以上。典型的超声表现为内部无回声的空腔，囊壁光滑而边界清楚，回声增强。当这三个标准都存在时，超声诊断良性肾囊肿的准确率为95%。继发感染时囊壁增厚，病变区内有细回声。囊内有血性液体时，回声增强。当囊壁显示不规则回声或有局限性回声增强时，应警惕恶性病变。

CT检查对B超检查不能确定者有价值。典型表现为边界锐利的球形肿物，壁薄而光滑，均质，边缘整齐，CT值低（平扫CT值为－10～＋20Hu），静脉注射造影剂后不增强。囊肿伴出血或感染时，呈现不均质性，CT值增加。偶见肾实质肿瘤内血管较少，从而易与囊肿相混淆。少数情况下，囊肿壁也可发生肿瘤，因此有必要做更进一步的鉴别诊断检查。

MRI主要用于对碘造影剂过敏或有肾功能不全的患者。同时，MRI对明确囊液性质有意义，必要时可选择应用。单纯肾囊肿在 T_1 加权像上为低信号，在 T_2 加权像上为高信号。注射Gd-DTPA后不增强也是良性肾囊肿的重要特点。

放射性核素检查在鉴别囊肿和肿瘤上没有作用。但锝扫描若确定肿物是无血管的，则倾向于良性。

当上述检查对鉴别囊肿及肿瘤仍不明确时，可行B超或CT引导下穿刺。除观察囊液物理性状外，还应进行细胞学及生化检查。炎性囊肿的囊液色暗、浑浊，脂肪及蛋白含量中度增加，淀粉酶和LDH显著增高，细胞学检查有炎性细胞，囊液培养可确定病原体。囊壁继发肿瘤时，囊液为血性或暗褐色，脂肪及其他成分明显增高，细胞学阳性，肿瘤标志物CA-50水平增高。

单纯性囊肿须与肾癌、多囊肾、肾积水等疾病进行鉴别。

肾癌呈占位性病变，但易发于深部，从而引起更明显的肾盏弯曲。肾癌常见血尿，而囊肿则极少发生血尿。当肾实质肿瘤压在腰大肌上面时，在腹平片上则无法看到肌肉的边缘，而囊肿则依旧可见。出现转移的证据、红细胞增多症、高钙血症及红细胞沉降率加快都提示为肾癌。若肾静脉发生癌栓，IVU 可显示不清甚或不显影。但需注意的是，囊肿壁也有发生癌变的可能。肾癌和单纯性囊肿的超声及 CT 表现截然不同，易于鉴别。

多囊肾几乎均为双侧性，弥漫的肾盏及肾盂发生扭曲为其影像学特点。单纯性肾囊肿则多为孤立性单发性。多囊肾往往伴有肾功能损害及高血压，而肾囊肿则多无此表现。

肾积水的症状和体征可与单纯性肾囊肿的表现完全一致，急性或亚急性肾盂积水由于肾盂内压的增高，常产生更为局限的疼痛，并因感染而易于使其表现复杂化。单纯性囊肿和肾积水的尿路造影表现截然不同：囊肿主要引起肾脏变形，而肾积水则表现为由于梗阻所致的肾盏和肾盂的扩张。

(四)治疗

单纯性肾囊肿发展缓慢，对肾功能常无明显影响，趋于保守治疗。

如囊肿直径<4 cm，可定期随诊，观察其大小、形态及内部质地的变化。超声为首选方法。无肾实质或肾盂肾盏明显受压，无感染、恶变、高血压，或上述症状不明显时，即使囊肿较大，也不主张手术，而采取定期随访。

当继发感染时，由于抗生素可穿透囊壁进入囊腔，可先采用抗生素治疗和超声引导下穿刺引流，失败无效时再考虑开放手术。

如囊肿直径>4 cm，可于超声引导下，穿刺引流囊液。也可用 95%乙醇作为硬化剂注入囊内，但有可能被吸收而影响肾实质，若发生外溢可引起不良反应。四环素具有硬化和预防感染双重作用，不良反应小。B 超引导下经皮穿刺抽吸囊液后注射硬化剂治疗，虽然仅有暂时性的疗效，复发率可达 30%～78%，但对于高龄患者，仍可作为一种治疗的选择。

巨大囊肿(直径>8 cm，囊液超过 500 mL)，可能需要手术治疗。有条件者可行腹腔镜下囊肿切除术。若证实囊壁癌变或同时伴发肾癌，则应尽快手术治疗。

随着腹腔镜在泌尿外科的普及，因单纯性肾囊肿而行开放性手术的患者日益减少。腹腔镜肾囊肿去顶术公认对患者创伤小、疗效确实，术后患者恢复快，已成为治疗有手术指征的单纯性肾囊肿的“金标准”方法。

若怀疑囊肿有恶性可能，影像学检查不能确诊，应做 B 超引导下穿刺病理活检，甚或手术探查。

单纯性囊肿的治疗需综合考虑囊肿对肾脏和全身的影响，并视囊肿的发展变化而定。大多数囊肿预后较好。

二、肾盂旁囊肿

肾盂旁囊肿指发生于肾门肾窦附近的囊肿，起源于肾实质，长大后可进入肾窦。肾盂旁囊肿占肾脏囊性疾病的 1%～3%，发病年龄多为 50 岁以上。

(一)病理

肾盂旁囊肿的囊壁与肾盂及肾盏的上皮内壁紧密相连，但大多数囊肿与肾盏并不相通。囊肿内通常含清亮的琥珀色囊液。囊壁很薄，囊肿常呈“蓝色圆顶”状，也可见囊壁钙化。约

5%的囊肿含血性囊液，其中半数以上囊壁上可能有乳头状癌。镜检可发现囊壁有重度的纤维变性及玻璃变性，还可见到钙化区域，邻近肾组织也受压发生纤维变性。

(二)临床表现

肾盂旁囊肿常见的症状有腰部疼痛，这是由于囊肿压迫肾盂输尿管使平滑肌痉挛、囊肿生长牵拉包膜以及继发性肾积水所致。平滑肌痉挛可引起镜下或肉眼血尿，囊肿破裂并与肾盂相通后则成为肉眼血尿。囊肿压迫肾盂梗阻后致使肾缺血，引起肾素、血管紧张素分泌增加，可导致高血压。囊肿较大或致肾积水巨大者还可触及腹部包块。合并感染者可有寒战、高热、肾区叩痛等症状。

(三)诊断

IVU可显示肾门旁或肾窦内有一圆形肿物压迫肾盂、肾盏或上端输尿管，出现弧形压迹、变形、移位或拉长，如囊肿与肾盂肾盏无交通，则囊肿不显影。较小的囊肿可无上述改变。B超可见肾门附近有一液性暗区。当囊肿进入肾窦内引起肾盂肾盏积水或囊肿在肾窦深处时，易被误认为肾盂积水。CT为最可靠的诊断方法，可显示肾盂旁边界清楚、均匀低密度的椭圆形包块，CT值为0～20 Hu，增强前后无明显变化。肾盂旁囊肿位于肾窦内，较大的囊肿可向肾门突出，而单纯性囊肿多位于肾皮质，呈圆形，可为单发或多发。MRI T_1 加权像囊肿呈圆形或椭圆形低信号，与肾实质的交界面光滑锐利，信号强度均匀。T_2 加权像呈高信号。增强扫描无变化。

(四)治疗

肾盂旁囊肿为良性病变，如囊肿较小且无症状，可等待观察。如囊肿较大，出现症状，或发生破裂出血，则需行手术治疗。手术方法可选择经腹腔镜囊肿切除术、囊肿去顶减压或囊肿切除术。由于肾盂旁囊肿毗邻肾血管，故不提倡采用B超定位下穿刺抽吸囊液。

三、多囊肾

多囊肾是一种遗传性疾病，其特点是双侧肾脏有多个囊肿，致使肾脏体积增大而其功能性肾组织减少。一般分为常染色体显性遗传型多囊肾(ADPKD)和常染色体隐性遗传型多囊肾(ARPKD)。

多囊肾的病因是在胚胎发育过程中，肾小管和集合管间连接不良，使尿液排出受阻，形成肾小管潴留性囊肿。病变绝大多数为双侧，肾明显增大，布满大小不等的囊肿，囊内液为浅黄色。随着病程的进展，肾实质逐渐受压变薄，最终不能维持正常的肾功能。肾受累的特点是肾单位各部包括Bowman囊呈囊性扩张。囊肿沿上皮排列，所含囊液来自肾小球滤过液，受肾小管上皮细胞的作用变更。多囊肾的发生及囊肿进行性增大的机制尚不清楚。两种类型的肾囊肿在子宫也有发现。

(一)常染色体显性遗传型多囊肾

ADPKD是最常见的遗传疾病之一，主要表现为多发双侧肾囊性病变。发病率约为1/1000，其外显率近乎100%，这使得活到80岁以上的携带者几乎均显示出本病的某些征象。5%～10%终末期肾衰竭是由ADPKD导致。ADPKD按基因定位不同分为Ⅰ、Ⅱ、Ⅲ型。约85%的APDKD家族中，与疾病相关ADPKD1基因突变定位于16p上。它具有两个特异性标志：α球蛋白复合体及磷酸甘油酸激酶的基因。其余的家族中大多数可发现在4号染色体

(ADPKD2)上有基因缺陷，占所有 ADPKD 家系的 5%～10%。ADPKD3 基因型的患者所占比例更少。

1.临床表现

ADPKD 起初常无症状，但可在童年时经超声检查而被发现。随着年龄的增长，囊肿的数目和大小均逐步增加。但多年内进展缓慢，一般在 30～40 岁出现症状，也有的直到尸检时才被发现。患者年轻时，肾脏的功能尚能维持机体需要，无明显症状和体征。囊肿随年龄增长可进行性增大，进一步压迫本已缺乏的肾实质，从而使患者逐渐出现肾衰竭。症状常与囊肿的影响有关，主要有腰痛或不适、血尿、腰部肿块及尿路感染。腰痛常由肾和囊肿增大、肾包膜张力增加或牵引肾蒂血管神经引起。20%～30%的患者发生肾结石，常是腰痛的原因。血尿常呈发作性，可为镜下或肉眼血尿，主要原因是囊壁血管牵扯破裂所致，发作时腰痛常加重。女性患者易发生急性肾盂肾炎，肾实质和肾囊肿均可继发感染。肾功能不全可有尿毒症症状，往往并存慢性感染，并加重肾功能不全进展。临床表现除泌尿系统外，可有心血管及消化等系统症状。疾病早期即可出现高血压，血压水平可直接影响预后。ADPKD 常合并多种脏器异常。约 33%的患者肝脏也有囊肿，但不影响肝功能。25%～30%的 ADPKD 患者由心脏超声检查可发现瓣膜异常，最常见的是二尖瓣脱垂及主动脉反流。虽然多数心脏受累的患者无症状，但心脏损害可逐渐进展，并严重到需要换瓣。伴瓣膜脱垂者可合并脑栓塞，也可合并感染性心内膜炎。

查体时可触及双侧腹部肿物，为肿大的肾脏。

2.诊断

早期患者尿常规无异常，中、晚期可见不同程度的血尿，但红细胞管型不常见，部分患者可出现轻度蛋白尿。如伴结石和感染，也可有脓尿出现。白细胞尿比较多见，不一定意味着尿路感染。由于囊肿破裂或结石移动也可有发作性的明显肉眼血尿。在病程早期即可出现肾浓缩功能受损表现，此表现的出现要早于肾小球滤过率降低。当囊肿数目增多时，肾脏增大，肾浓缩功能受损更加明显。最大尿渗透压测量是肾功能受损的敏感指标，与肾功能不全程度一致。

腹平片显示肾影增大，外形不规则。若囊肿感染或有肾周围炎，肾影及腰大肌影不清晰。IVU 检查具有特征性，表现为有多个囊肿，及由此引起的肾脏肿大，外形不规则，并且因为囊肿压迫肾盏、漏斗和肾盂，呈蜘蛛状，肾盏扁平而宽，肾盏颈拉长变细，常呈弯曲状。B 超示双肾有为数众多的液性暗区。CT 显示双肾增大，外形呈分叶状，有多数充满液体的薄壁囊肿。由于囊肿取代功能性组织，故在肝、肾的超声检查和 CT 扫描中可显示典型的“虫蚀”状。因此，在静脉尿路造影未显示典型改变之前，这些检查可作为该病早期诊断的手段。家族史可以协助诊断。应尽量避免尿路器械检查，以免继发感染。

需与该病相鉴别的是尚未造成足够肾实质损害导致尿毒症的单个或多发性囊肿。由于本病的自然史和 100%的显性率，所以必须筛查家族成员。

3.治疗

本病治疗应采用对症及支持疗法，主要是控制高血压和预防感染。早、中期多囊肾患者可采用囊肿去顶减压手术。对肾衰竭终末期患者可考虑长期透析，晚期多囊肾患者有条件的应行同种异体肾移植。

（1）对症及支持治疗：无症状患者可以如正常人饮食起居，不必过多地限制活动。肾明显肿大者，应注意防止腰、腹部外伤，以免发生肾囊肿破裂。高血压时，应限制钠盐摄入，选择降压药物治疗。血管紧张素转换酶抑制剂是首选的降压药物。高血压的控制情况在保护肾功能中能起决定性作用。当有血尿时，首先应减少活动或卧床休息，尽快明确血尿原因，并给予相应治疗。严重血尿不能控制时可采用肾动脉栓塞。发生肾实质或囊内感染时，应采取积极的抗感染等措施。病原菌以大肠埃希菌、葡萄球菌为主，也有可能为厌氧菌感染。通常应用广谱抗生素，如青霉素、头孢菌素类、喹诺酮类药物，感染严重时，可以联合用药。若确定为囊内感染，施行B超引导下穿刺引流及囊液细菌学检查，以确定病原菌，有利于抗生素的选用。多囊肾合并梗阻性结石难以单独处理结石，由于囊肿的压迫、囊肿的数目多，肾盏扩张程度和肾内的通道达不到预期的通畅程度，碎石或内镜取石都存在技术上的困难。任何器械操作都可能引起囊肿感染，结石是反复感染的主要原因，使感染不易控制。因此，患者不能自行排出结石时应考虑手术治疗。

（2）囊肿减压术：囊肿减压术曾被较广泛采用，但对于这种手术能否改善肾功能和延长生命，一直有争论。囊肿减压术保护了余下的正常肾单位免遭挤压和进一步损害，使肾缺血状况有所改善，部分肾单位的功能得到恢复，延缓了疾病的发展。该减压术对于表浅而较大的囊肿，尤其伴有顽固性疼痛、进展性高血压或进展性肾功能不全者，疗效不错。其优点为对早、中期患者有降低血压、减轻疼痛、改善肾功能、提高生命质量、延缓进入肾衰竭终末期等作用。手术效果取决于患者的选择，对无意中发现的无症状者一般不行手术治疗，应定期检查和随访。如病情进展加快、症状明显、肾功能下降、血压持续性增高，应及早施行手术。手术时用冰盐水局部冲洗降温，以减轻灼热对肾脏的损害。囊肿减压时大囊肿必须减压，小囊肿和深层囊肿也不摒弃。晚期患者减压治疗已无意义，且手术可加重肾功能损害。两侧手术间隔时间以3～6个月为宜。多囊肝不宜同时处理。近年也有采用腹腔镜囊肿减压术治疗多囊肾者，由于多囊肾布满大小不等、数目甚多的囊肿和微创手术范围的限制，不能彻底减压所有囊肿，故不宜常规采用，仅适合处理多囊肾大或较大的囊肿，以改善部分肾功能和症状。

（3）透析与移植：患者如进入肾衰竭终末期，应按尿毒症相应的治疗原则处理，透析治疗是必需的。本病的血液透析存活率以及肾移植后患者和肾的存活率都与非ADPKD非糖尿病患者相同。由于肾和肝大，不宜腹膜透析，而应采用血液透析。多囊肾囊壁能产生多量红细胞生成素，患者一般无贫血，因此血透能维持较长时间，疗效较佳。患者的血细胞比容和血黏度相对较高，易形成血栓，故应采取相应措施避免瘘管堵塞。晚期多囊肾患者适宜时可行同种异体肾移植术。若供肾来自亲属，必须确定供者不是风险患者，最好应用基因诊断技术确定。多囊肾患者同时伴发的疾病，如脑动脉瘤、结肠憩室、胰腺囊肿或瘤等，增加了术后处理的困难，影响移植效果。患肾是否切除至今仍有分歧。大多数学者认为以下情况应考虑肾移植前切除患肾：①严重的出血或感染。②伴重度高血压。③伴发肾肿瘤。④压迫下腔静脉。⑤难以控制的疼痛。

（4）预后：症状及发病年龄对患者的预后有较大影响。女性患者在病程早期并不妨碍妊娠及生育过程，但病程较晚则易并发高血压。约50%的具有PKD1基因突变的患者在55～60岁时发展到尿毒症。而非PKD1基因突变者一般到70岁才发生。少数ADPKD患者在少儿时就已出现临床表现，而其父母可能为成年后方才发病的患者。预示该病进展较快的因素包括年幼时即诊断、男性、肾脏体积较大、高血压、肝囊肿（女性患者）、肉眼血尿及尿路感染（男性）。如未进行透析或肾移植，患者常死于尿毒症或高血压并发症，约10%的患者死于动脉瘤破裂引起的颅内出血。多囊肾属遗传病，患者的子女出生时携带致病基因的可能性为50%，在青年期以后宜做各种非侵入性检查，包括家属调查及基因诊断，以及早发现高风险患者。

（二）常染色体隐性遗传型多囊肾（ARPKD）

ARPKD又称婴儿型多囊肾（IPKD），主要发生于婴幼儿，临床上少见，可同时见于兄弟姐妹中，而其父母则无表现。多数患儿在出生后不久即死亡，极少数较轻类型的患者可存活至儿童期或成年。

1.分型

ARPKD是常染色体隐性遗传性疾病，其致病基因位于6号染色体。Blyth和Ochenden将ARPKD分为围生期型、新生儿型、婴儿型及少年型四种类型。常伴发门静脉周围纤维增殖性病变，随着年龄的增长而加重。发病年龄越小肾损害越重，而肝损害则相对越轻。症状出现越晚，发展相应越慢。

（1）围生期型：围生期时已有严重的肾囊性病变，90%集合管受累，并有少量门静脉周围纤维增殖。死亡于围生期。

（2）新生儿型：出生后1个月出现症状，肾囊肿病变累及60%集合小管，伴轻度门静脉周围纤维增殖。几个月后由于肾衰竭而死亡。

（3）婴儿型：出生后3～6个月出现症状，肾囊性病变累及25%肾小管，表现为双肾肿大，肝脾大伴中度门静脉周围纤维增殖。于儿童期因肾衰竭死亡。

（4）少年型：肾损害相对轻微，仅有10%以下的肾小管发生囊性变，肝门静脉区严重纤维性变。一般于20岁左右因肝脏并发症、门静脉高压死亡，偶见肾衰竭。

2.临床表现

因发病时期及类型的差异而致临床表现不完全相同。主要病变在肝和肾，表现为不同程度的肾集合管扩张、肝纤维化和胆管扩张。起病极早者，出生时即肝、肾明显肿大，腹部膨胀。肾体积相对巨大，质硬，表面光滑。在新生儿期常因巨大的肝、肾妨碍横膈活动造成呼吸困难而死亡。有时也伴有肺发育不全。肾衰竭也是此阶段死亡的原因。患儿往往死于肾和呼吸联合衰竭。婴儿期除患肾程度进展外，常有贫血、肾性胃萎缩和高血压、生长发育不良。6月龄前确诊者，大多数死亡，预后极差。存活到学龄期的儿童则肝损害明显，门静脉周围纤维化程度增加，可发生门脉高压症、肝功能不全和食管、胃底静脉曲张明显。继发于门静脉高压的脾大和脾功能亢进表现为白细胞、血小板计数减少和贫血。有时伴有肝内主要胆管扩张（Caroli征）。

3.诊断

通过病史、体检及影像学检查，一般能作出诊断。当怀疑ARPKD时，仔细询问三代家族史，若符合常染色体隐性遗传的特点则有助于ARPKD诊断。

B超显示围生期型子宫内羊水过少，对胎儿和新生儿显像可见增大的肾脏，呈均质的高回声，尤其与肝回声比较更明显。正常新生儿肾、肝内回声相同。随患病时间延长，肾功能损害加重,ARPDK 肾脏会缩小,而不是增大。IVU 表现为肾影延迟显像,而肾盏、肾盂、输尿管不显影。

应与双肾积水、多囊性肾发育异常、先天性肝纤维增殖和肾母细胞瘤鉴别。双肾积水在儿童常因肾、输尿管、膀胱或尿道畸形为多见。多囊性肾发育异常不伴有肝病变;先天性肝纤维增殖症无肾病变;而肾母细胞瘤大多为单侧,双侧仅占 5%～10%,肾功能存在,B 超表现为不均质肿块,髓质为低回声。为进一步明确诊断可行 CT 证实。

4.治疗

本病至今无特殊治疗方法,预后极为不良。出现高血压及水肿时应限制钠盐摄入,应用降压药、袢利尿剂等。门静脉高压症引起上消化道出血常危及生命。由于患儿常有肾功能不全和感染,不宜施行引流术。由于肾、肝同时损害,血液透析和肾移植往往不能达到预期的治疗效果。

四、多房囊性肾细胞癌

多房囊性肾细胞癌(MCRCC)是囊性肾癌中的一种类型,具有低分期、低分级和预后良好的特点。发病率占肾癌的 2.3%～3.1%。男性较女性多见。囊性肾癌患者的发病年龄较高,罕有低于 30 岁者。而 MCRCC 患者发病的平均年龄比非 MCRCC 患者低,且 MCRCC 男性患者的平均年龄比女性患者低。由于肾囊肿的发病率随年龄的增长而逐渐增高,因此高龄、尤其是男性患者多房囊性肾肿物良性可能性大。

Hartaman 根据囊性肾癌的形成情况将其分为:肾癌囊性坏死、单房囊肿性肾癌、多房囊肿性肾癌和单纯性囊肿癌变 4 种类型。MCRCC 是囊性肾癌中的一种特殊类型,偶发肾癌多见。

MCRCC 多发于肾脏两极,病理表现为大小不一的多房性肿物,房间互不相通,囊内充满新鲜和陈旧的血液。囊壁覆以一层或多层肿瘤细胞,囊间也为肿瘤细胞。病理类型多为肾透明细胞癌。但 MCRCC 的相同形态学变化是否由相同病因引起,这些病因对患者预后的影响目前尚不清楚。

(一)临床表现

MCRCC 的临床表现与普通肾癌相似,但也可无典型“三联征”,甚至无明显症状。

(二)诊断

MCRCC 诊断时需要结合患者的临床特点和检查结果综合分析。对于男性、年龄偏低的肾囊性肿物患者,需加强监测。

MCRCC 在 B 超下表现为囊性或囊实性肿物,囊壁不光滑,低回声或中低回声,内部回声不均匀,有时可见分隔及囊壁上的结节。肿瘤为少血流性,彩色多普勒超声可见少量血流或无血流信号。CT 表现为囊性或囊实性肿物、囊壁不规则、较厚,肿物实性部分、囊壁或分隔在 CT 增强扫描后不均匀强化,囊壁上可有钙化。如果发现粗大钙化或新月形钙化,可能对诊断更有意义。由于只有少数肿物能够发现呈多囊性改变,有分隔,所以术前的影像学检查结果往往只能鉴别肾脏囊性肿物的良、恶性。

当良、恶性肾囊性肿物鉴别困难,MCRCC 不能确诊时,可行 MRI 检查,如果在 T_1 加权像中囊肿液呈高信号,则不论囊壁是否增厚或囊内有无分隔,均考虑为良性囊肿。也可行肾囊肿穿刺检查。此检查不但可以获得囊液进行分析，做细胞学检查，还可以注入造影剂，观察囊壁是否光滑，囊内有无结节。若穿刺检查发现其中蛋白、乳酸脱氢酶及脂肪成分异常增高，提示恶性可能性大。但由于通过穿刺获得的组织较少，对诊断的帮助也有限。经皮肾镜检查不但可以直接观察囊腔内结构，还可以取囊液及囊壁组织进行检查，据报道诊断效果较好。

术前 MCRCC 不易与肾癌出血和坏死所形成的假性囊腔、Wilms 瘤囊性坏死、囊肿并发出血和感染、结节性硬化症所致的肾损害、多房囊性肾瘤、肾脓肿、获得性肾囊性改变和黄色肉芽肿性肾盂肾炎等鉴别。

(三)治疗

诊断明确的恶性肾囊性肿物或 MCRCC 可以直接进行手术治疗。对于诊断困难的患者，如 Bosniak 分类在Ⅲ型或以上者，可以积极于术中行冷冻病理检查或行保留肾组织的手术，从而使患者获益。

MCRCC 外科治疗效果好。保留肾脏的手术安全可靠，较易实行，适用于肿瘤直径<3 cm 并位于肾脏边缘的肾癌。但也有学者认为当肿瘤直径≤4 cm 时，保留肾组织的术式与根治性肾切除术的预后一致。因 MCRCC 多发于肾脏两极，且肿瘤较小时不易确诊，所以对 MCRCC 或疑似患者应行保留肾单位的外科手术治疗。

多房囊性肾细胞癌一般预后良好。肿瘤的预后主要与分级和病理分期有关，而与肿瘤大小无关。判断多房囊性肾细胞癌预后良好的因素可能为：患者多为偶发癌，肿瘤病理分期与分级低，细胞核多是双倍体。

第二节　肾集合系统异常

一、肾盏憩室

肾盏憩室是肾实质内覆盖移行上皮细胞的囊腔，经过狭窄通道与肾盏或肾盂相连通，憩室无分泌功能，但尿液可反流入憩室。该病由 Rayer 在 1841 年报道，可为多发性，位于肾的任何部位，但肾上盏更容易受累。排泄性尿路造影发现其发病率约为 0.45%，儿童与成人发病率相似，无性别差异，可发生于任何年龄，常见于 20～60 岁，双肾受累概率均等。

(一)病因和发病机制

肾盏憩室的病因仍不清楚，有人认为是胚胎发育异常造成的，输尿管芽一般在长到 5 mm 时，其第 3、第 4 节会退化，如持续存在就可能导致憩室形成。局部的皮质脓肿破溃并与肾盏相通也可以形成憩室，而结石继发感染、梗阻，漏斗狭窄，肾脏损伤，肾失弛缓症及痉挛等都可以形成憩室。

肾盏憩室常见两种类型。Ⅰ型憩室较常见，常位于肾盏杯口内，与肾小盏相连，多在肾的一极，以肾上极最常见，通常较小，多无临床症状。Ⅱ型憩室与肾盂或邻近的肾大盏相连，多位于肾的中央部位，形状较大，常有明显临床症状。

(二)临床表现

多数小憩室没有任何临床症状，仅在排泄性尿路造影或超声检查时偶然发现，随着时间的推移及尿液的潴留，这些小憩室可渐进扩张。当憩室继发感染或结石时，可出现血尿、腰痛、尿频、尿急、尿痛等症状。有报道，憩室内结石的发生率高达39%。

(三)诊断

肾盏憩室的诊断主要靠排泄性尿路造影和CT，逆行性肾盂造影、CT增强和MRI有时对明确诊断和确定憩室的解剖位置有帮助。超声检查可以发现，在肾集合系统周围有充满液体的区域，有时可以发现憩室内有结石存在，并且可以随患者改变体位而移动。而大约2/3的儿童患者会出现尿液反流，这可能也是儿童患者易发尿路感染的原因。

(四)治疗

无症状的患者无需任何治疗，持续疼痛、尿路感染、血尿以及结石形成的患者往往需要手术治疗。对于继发结石的患者，可以采用ESWL、经皮肾镜、输尿管镜和腹腔镜等手术治疗，情况复杂的可采用开放手术。

二、肾盏扩张(肾盏盏颈狭窄)

较罕见，可为先天性或获得性，多由出口梗阻造成。上盏内憩室受血管压迫或结石堵塞导致梗阻，常引起肾盏积水扩张，感染或外伤继发的瘢痕形成也是常见原因。还有部分积水患者无明显病因，有学者认为这是肾盏口周围环绕的肌组织引起的功能性梗阻造成。

由部分漏斗阻塞引起的中度上组肾盏扩张相对常见，但通常无症状。最常出现的症状是上腹或胁腹痛。偶可触及包块。阻塞可导致血尿和(或)尿道感染。

肾盏扩张应与输尿管梗阻、肾结核、反复发作的肾盂肾炎等引起的多肾盏扩张相鉴别，造影、细菌学检查以及组织活检对鉴别有帮助。针对病因采用手术方法解除梗阻是最有效的治疗方法。

三、巨肾盏(肾盏盏颈不狭窄)

巨肾盏是非梗阻性肾盏扩张，由肾乳头畸形引起，该症由Puigvert在1963年报道。全部肾盏扩张，数目也增加，但是肾盂正常，壁无增厚，肾盂输尿管连接部无梗阻。围绕巨肾盏的肾皮质厚度正常，也无瘢痕和慢性炎症征象，但髓质发育不全，不似正常的椎体形而似新月形。集合系统无扩张，较正常缩短，且多为横向而非垂直。肾脏的正常功能一般不受影响。

巨肾盏症为先天性，产前便可诊断，仅见于白种人，男女比为6∶1，双肾发病只发生在男性，单侧局灶性发病仅发生在女性，提示该病可能为X染色体连锁的伴性遗传疾病。有学者认为，在输尿管芽与后肾胚组织结合后，输尿管会有短暂的不通畅，肾小球分泌的尿液不能排出，导致了肾盏扩张。还有学者认为，近髓肾小球发育不良是其发病的可能原因，这一理论很好地解释了患者肾脏收集尿液能力下降的原因，但还未得到确证。

在儿童通常是因为泌尿系感染行X线检查时发现。成人常因结石、血尿而行尿路造影检查时确诊。患肾肾盏扩张，数目增加，肾盂正常，虽然UPJ无梗阻，但输尿管的远端可发生节段性扩张。有人曾报道12例巨肾盏症儿童伴发节段性巨输尿管症，多为男童，主要在左侧。行利尿肾扫描显示核素的吸收和排泄图形正常，对患者长期随访发现患肾在解剖和功能损害方面均无任何进展。

四、异常肾盏(肾假瘤)

位于上组肾盏和中组肾盏之间漏斗区的局限性肿块，称为肥大Bertin柱。体积大时，压迫邻近的肾盏和肾盂使之变形，在造影影像中形似肾脏肿瘤，因而称为假瘤。与真正肾实质肿瘤的鉴别非常重要，核素扫描假瘤能正常吸收放射性核素，超声检查假瘤的回声与正常肾实质相同。

五、分支肾盂

约10%正常的肾盂会在进入肾脏的位置分裂为两部分，形成两个大的主肾盏，这种情况应被视为正常的变异。虽然有些腰痛的患者在影像上可见双肾盂，但并不会引起肾脏患病概率增加。

第三节　肾脏发育与数目异常

一、双侧肾发育不良

双侧肾脏不发育(BRA)发生率极低，多见于男性，目前文献仅有约500例报道，患儿几乎不能存活。该病于1671年报道，1946年和1952年Potter详细描述了该病的临床表现及经常伴发的其他脏器缺陷。

(一)病因

输尿管芽的存在及正常分支可以刺激后肾组织完全分化为肾实质，这一过程在妊娠的第5～7周输尿管芽从中肾管中分离出来后发生。有学者认为，输尿管芽向肾盂和肾盏分化过程也需要正常后肾组织的存在。如果有影响双肾和输尿管发育的因素存在，将导致双侧肾不发育。

(二)临床表现

患儿肾脏通常完全缺如，偶尔可以在腹膜后发现小块包含初级肾小球的间质组织，构成未发育的器官，可见细小动脉从大动脉发出后穿入这些组织，输尿管可完全或部分缺如，超过50%的患儿输尿管完全闭锁。约50%的患儿体内有膀胱存在，但是膀胱大都发育不良。随着产前超声的应用，有此缺陷的胎儿已能产前诊断，并可同时发现其他伴发畸形。

患儿多为低体重儿，体重为1～2.5 kg。患儿出生时伴有面部及四肢发育畸形，表现出早衰面容(Potter面容)：上睑有突出的皮肤皱褶，绕过内眦呈半环状下垂至脸颊，鼻子扁平，小下颌，下唇和下巴之间有一明显凹陷，耳朵较正常偏低、靠前，耳垂宽阔。患儿皮肤干燥松弛，多因严重脱水和皮下脂肪缺乏造成，手相对较大呈爪形手。患儿下肢呈弓状或杵状，髋部和膝关节过度屈曲，有时下肢肢端融合成并腿畸形。通常认为这些面部特征及四肢畸形是羊水过少造成的，子宫壁在无任何羊水缓冲的情况下压迫胎儿是造成这些表现的直接原因。在妊娠的后几个月，90%的羊水来源于胎儿自身产生的尿液，而在妊娠前14周还没有尿液产生的时候，皮肤、消化道和中枢神经系统则是羊水的主要来源地，因此，肾脏缺如导致妊娠后期羊水量严重缺乏。

肺发育不全和钟形胸也是常见的伴发畸形。研究发现，无肾患儿体内不能产生吡咯氨酸，因而不能合成细支气管树形成所必需的胶原纤维，肾是产生吡咯氨酸的源头，因此肺发育不全的原因是肾缺如而非羊水过少。

男性患儿阴茎发育一般正常，偶有阴茎发育不全病例出现，伴发尿道下裂者也很少见。

女性较少发病，发病患儿多伴有生殖器畸形、卵巢发育不良或缺如、子宫发育不良或为双角子宫、阴道短小或为盲袋甚至完全缺如。

较少出现肾上腺异位和不发育，但产前超声可以发现肾上腺扁平、融合呈马蹄状等。另外，50%以上的新生儿有心血管系统和消化系统畸形。身体其他器官的畸形不常见，偶尔可出现脊膜膨出。

（三）诊断

新生儿如果出现 Potter 面容并存在羊水过少时，应考虑双侧肾脏不发育的可能。羊膜表面发现多个小的白色角化结节也提示双侧肾脏不发育。约 90%的正常新生儿出生后第 1 天会排尿，如果出生 24 小时后不排尿并且膀胱没有充盈，就应该考虑肾脏不发育的可能。但是由于肺发育不全，患儿出生 24 小时内常出现呼吸窘迫，人们往往关注呼吸窘迫而忽略了无尿的情况。

超声是检查肾脏和膀胱最简单的方法，超声图像中肾脏缺如，其位置上方有一条索状影为扁平的肾上腺。如超声不能确诊，可行肾脏核素扫描检查，如果在肾窝位置未能观察到放射性核素浓聚，则更加支持双侧肾脏不发育的诊断。

（四）治疗

随着产前检查的普及和超声技术的应用，大多数此类畸形可以在妊娠中后期通过超声发现，一旦发现，往往会选择终止妊娠。

预后：约 40%的患儿是死产儿，出生时存活的患儿亦因肺发育不全导致呼吸窘迫而在出生后 24～48 小时死亡，个别存活数日者，最终死于肾衰竭。由于合并肺发育不全，不适宜做肾移植。

二、单侧肾脏不发育

单侧肾脏不发育（URA）的发病率明显高于双侧肾脏不发育，多数尸检统计发现其发病率约为 1/1100。男、女发病率比为 1.8∶1。由于没有明显的症状，往往不容易被发现，大多是在检查内、外生殖器时发现异常，或者是由于其他原因行影像学检查时发现一侧肾脏缺如。

肾脏缺如多发生在左侧，且具有家族遗传性，为常染色体显性遗传，其显性表达率为 50%～90%。

（一）病因与分类

Magee 等根据胚胎期损伤发生的时段不同对 URA 进行分类：①损伤出现在妊娠第 4 周以前为Ⅰ型 URA，此时生肾嵴完全未分化，Wolffian 管和 Mullerian 管也未开始发育，直接导致一侧泌尿及生殖系统器官的完全缺如，患者仅有孤立肾和单角子宫。②如果损伤发生在第 4 周则为Ⅱ型 URA，主要影响了输尿管芽和中肾管的分化，中肾管发育不良影响了 Mullerian 管的交叉、融合，导致同侧子宫角及子宫发育的异常。③如果损伤在第 4 周以后发生为Ⅲ型 URA，此时中肾管和 Mullerian 管都已分化成熟，而输尿管芽和后肾胚组织会受到影响，临床上只表现为单侧肾脏不发育，而生殖腺发育正常。

（二）临床表现

超过一半的患者同侧输尿管缺如，其余患者的输尿管大多部分发育，几乎无输尿管完全发育正常的病例。部分发育的输尿管可能完全或部分闭锁，膀胱镜下可以观察到半个膀胱三角(输尿管完全缺如)或不对称的膀胱三角(输尿管部分发育)。对侧肾往往只会发生异位或旋转不良，很少有其他畸形同时发生，而对侧输尿管肾盂连接处和输尿管膀胱连接处狭窄的发病比例却分别高达11%和7%，30%的患者还会伴有膀胱输尿管反流。

尸检显示，10%的URA患者同侧肾上腺缺如，而CT检查其发生率为17%。

生殖系统畸形的发生率很高，女性患者更为常见，25%～50%女性患者伴有生殖系畸形，而男性仅为10%～15%。无论男性或女性，性腺发育多正常，而由Wolffian管和Mullerian管分化而来的器官多受累，在男性，附睾尾、输精管、精囊、壶腹及射精管经常缺如，女性最常见的畸形是单角子宫。

此外，URA患者心血管系统、消化系统和骨骼肌肉系统畸形的发生率分别为30%、25%和14%。

(三)诊断

URA患者大多无任何自觉症状，随着产前超声检查的普及，多数URA患儿产前便可诊断。

肾脏超声和肾脏核素扫描已经取代肾动脉造影，成为诊断肾缺如的首选检查。

临床上如果发现男性输精管、附睾体或尾缺如，女性有单角子宫或双角子宫伴阴道隔膜或发育不全时，就应该考虑URA的可能。行肾脏B超检查或排泄性尿路造影便可确诊。

膀胱镜检查可以观察到膀胱三角区不对称或半个三角区，提示输尿管完全或部分闭锁。由于其他更尖端和非侵袭性放射检查技术的发展，膀胱镜逐渐成为更次要的检查手段。

(四)治疗

本病无需治疗，临床随访。

三、附加肾

出现附加肾的患者两个主肾位置、大小、功能均正常，附加肾较正常肾脏小，但有完整的结构和独立的集合系统，有时独立存在，有时通过疏松结缔组织与主肾相连。其同侧输尿管分叉或完全重复。

该畸形罕见，自1956年发现至今，仅有100例左右报道，性别之间发病率没有明显差别，多见于左侧。

(一)病因

必须有系列因素同时影响了输尿管芽和后肾芽胚的发育，才会引起附加肾的发生。

(二)临床表现

附加肾为特殊的肾实质，可以独立存在，也可以通过疏松结缔组织与同侧主肾相连，附加肾多数位于主肾的尾部，也有位于主肾后方、头部，个别情况附加肾位于中线附近大血管的前方并与两侧肾脏相连。附加肾形态正常，但较同侧主肾小。附加肾一侧输尿管的走行多种多样，约50%附加肾的输尿管会在远端汇入主肾输尿管共同开口于膀胱，另外50%的患者两条输尿管分别走行、分别开口于膀胱，其中10%的患者其附加肾输尿管在主肾输尿管下方汇入膀胱三角区。

通常情况下，附加肾患者两侧的主肾都是正常的，除了少数患者附加肾输尿管可能异位开口外，几乎没有泌尿生殖系统其他畸形的报道。

（三）诊断

虽然该畸形在出生时就已存在，但很少能在儿童时期发现，甚至在成年早期大多都无明显症状。临床报道中患者被明确诊断的平均年龄为 36 岁。尿路感染或梗阻或两者同时存在是就诊的主要原因。

如果附加肾发育正常且无任何临床症状，患者往往是在因为其他疾病进行排泄性尿路造影或腹部超声时发现附加肾的存在。

附加肾也可发生结石或者肾积水，此时肾盂扩张可能会压迫同侧肾或其输尿管，这种情况经超声检查可发现；如果患侧的集合系统是分支型的，那么同侧的主肾很可能也同时存在结石或积水；如果输尿管各自独立则互不干扰。病情较复杂而难以诊断时，排泄性尿路造影、超声、CT 增强以及逆行性肾盂造影等检查都对明确诊断有帮助，放射性核素显像可了解附加肾和主肾的功能。膀胱镜检查可以了解患侧是否存在两个输尿管开口。

（四）治疗

附加肾无并发症时无需处理，密切随访即可。如果肾功能正常，附加肾失功能或有严重并发症时，可以行肾切除术。

四、髓质海绵肾

髓质海绵肾的特征是远端集合管扩张，伴有许多囊性或憩室改变，扩张的集合管在 IVU 上可以逐个数清，呈刷子上的鬃毛样改变，扩张更加明显的集合管充满小结石后呈花束样外观。估计发病率 1/20 000～1/5000。

（一）病理

典型的病理改变是肾乳头内集合管扩张、1～8 mm 大小的髓质多发囊肿，肾脏横切面呈海绵样外观，囊肿内是集合管上皮，常与集合小管相通，囊肿与扩张的集合管内结石最多见的是磷酸钙，其次是磷酸钙和草酸钙，囊肿内有黄褐色液体和脱下的上皮细胞或钙乳。

（二）临床表现

许多髓质海绵肾患者无症状，有症状者大部分在 20 岁以后出现，最常见的症状是肾绞痛，其次是尿路感染和肉眼血尿。许多患者往往因为类似肾占位、前列腺增生症和高血压等病症行 IVU 而偶然发现。有 1/3～1/2 的髓质海绵肾患者有高钙血症，机制可能是肾丢失钙引起钙吸收增加和甲状旁腺激素增高。无尿路感染症状的髓质海绵肾患者排出的结石成分是草酸钙或草酸钙和磷酸钙混合结石。

（三）诊断

IVU 比 CT 发现轻度髓质海绵肾更加敏感，有 75%的患者是双侧同时患病，但也有部分病例仅为一个肾乳头受累。IVU 的特征性改变是：①肾脏增大，常伴肾乳头部钙化。②肾乳头区小管变长，伴囊肿，并充满造影剂。③肾乳头区造影剂呈刷毛样改变和持续髓质显影。有时需与 ARPKD 相鉴别，后者伴有肝脏病变。也要与集合管不扩张的肾钙质沉着疾病相鉴别，如甲状旁腺功能亢进、肉瘤样病、维生素 D 中毒、多发性骨髓瘤、肾结核和乳碱综合征等。

（四）治疗

髓质海绵肾的并发症结石和尿路感染需要治疗。髓质海绵肾常伴高钙血症，噻嗪类用来治疗髓质海绵肾的高钙和结石，噻嗪类不适合于伴有尿路感染的结石，这时也可用无机磷酸盐。ESWL 和 PCNL 也可用于治疗髓质海绵肾的结石。髓质海绵肾常伴尿路感染，这类患者应定期或不定期经常做尿细菌培养和药物敏感性检查，调整抗生素，部分患者要预防性使用抗生素治疗。

第四节　肾脏位置异常

一、异位肾

成熟的肾脏未能达到正常肾窝的位置称为异位肾。异位肾与肾下垂不同，肾下垂患者的肾脏开始位于正常的位置，后来向下移动造成了下垂，而异位肾患者肾脏位置变异是先天性的。

异位肾通常的位置包括盆腔、骨盆边缘、腹部、胸腔以及两侧交叉等。尸检报告其发病率在 1/500～1/1200，平均为 1/900，性别之间无明显差异。异位肾左侧较右侧稍多，双侧异位肾罕见。

(一)病因和发病机制

输尿管芽在胚胎第 4 周末从 Wolffian 管分化出来，并向尿生殖脊生长，在第 5 周与后肾胚组织结合，不断发育，向头侧移行并沿轴线向内侧旋转，整个过程在妊娠第 8 周完成。输尿管芽发育不成熟、后肾胚组织有缺陷、基因异常以及妊娠妇女患病等都有可能导致肾脏上升不完全，从而形成异位肾。

(二)临床表现

异位肾一般较正常小，可能也不像正常的蚕豆形，肾轴往往偏向中线，有时肾向侧面倾斜，甚至呈水平。由于肾脏旋转不完全，肾盂多朝向前方，56％异位肾会出现肾积水，其中一半是由于肾盂输尿管连接部或输尿管膀胱连接处梗阻造成，1/4 是因为尿液反流，另外的 1/4 可能是因为肾旋转不良。

异位肾的输尿管膀胱开口位置一般与正常无异，在膀胱镜下很难区分。异位肾的血供与其所在位置有关，可能有 1～2 支来源于主动脉或其分支的主要动脉供血，一些发自髂外动脉或肠系膜动脉的小动脉分支提供血供，也可能完全由多条不是来源于主动脉的畸形血管提供血液。

患者对侧肾脏可以完全正常，也可以伴发对侧肾脏发育不全、肾积水或尿液反流等其他畸形，很少发生双侧肾脏同时异位。

15％～45％的患者同时存在不同程度的生殖器畸形。20％～66％的女性患者会伴发双角子宫、单角子宫、子宫缺如、阴道闭锁或重复阴道等畸形。10％～20％的男性患者会发生睾丸下降不全、重复输尿管、尿道下裂等畸形。

肾上腺畸形较少见，21％的患者会伴发骨骼、心血管及其他系统的畸形。

(三)诊断

异位肾大多无明显临床症状，最常见的症状是梗阻引起的肾绞痛。由于肾脏位置不同，疼痛性质难以判断，可能被误诊为阑尾炎，女性患者还可能被误诊为盆腔附件炎。异位肾的患者也可能因尿路感染或腹部包块而就诊。

目前常用的诊断方法为排泄性尿路造影、超声检查、核素扫描以及MRI，动脉造影可以描绘异位肾的血供情况，有助于指导手术，尤其是异位孤立肾的患者。曾报道有盆腔异位孤立肾患者被误诊为盆腔肿瘤而切除肾脏，所以我们应该对此类患者进行详细的检查，明确诊断，以防止此类事故的发生。

（四）治疗

异位肾合并尿路结石和肾积水时，应予以手术治疗。

二、头侧异位肾

肾脏的位置上升过度、更靠近头部时称为头侧异位肾，多发生于有脐膨出病史的患者，此类患者肝脏和肠突入疝囊，肾脏上升没有阻挡，直到横膈膜处才停止，导致其位置高于正常，已报道的病例双侧肾脏都位于横膈膜下第10胸椎水平。输尿管较正常长，也可能正常。血管造影可以观察到双侧血管位置偏高，但一般不会伴随其他的血管畸形。患者大多无任何临床表现，排尿也不会受到任何影响。

三、胸内肾

肾脏部分或全部穿过横膈膜进入后纵隔，很罕见，其发病率仅占所有异位肾的5%。应根据有无腹腔其他脏器突入胸腔与外伤造成的横膈膜疝相鉴别。男、女患者的比例为2∶1，左侧多于右侧。

（一）病因和发病机制

肾脏在妊娠第8周末到达其正常位置，此时膈肌小叶仅发育为胸腹隔膜分隔胸腔和腹腔，间充质组织联合这层膜最终会形成横膈膜的肌部。横膈膜原基关闭延迟、肾脏上升超过正常水平或者肾脏上升速度加快而在横膈膜关闭前上升至胸腔，究竟是上述哪种原因尚不明确。中肾管退化延迟也可能是引起胸内肾的原因。

（二）临床表现

胸内肾一般位于后纵隔、横膈膜的后外侧，旋转无异常，肾脏形状和集合系统正常。肾脏通常位于横膈后外侧膜Bochdalek孔的位置，其突出到胸腔部分使横膈膜变薄，仅呈一层薄膜覆盖在肾脏表面，因此肾脏并不是游离在胸腔内。由于肾脏占据了胸腔的位置，邻近的肺下叶往往发育不良。肾血管和输尿管通过Bochdalek孔出入胸腔。

大多数患者无任何临床表现，呼吸系统症状很少见，泌尿系统症状更少见，多在行常规胸部X线摄片检查或因纵隔肿瘤开胸手术时偶然发现。

输尿管增长，但膀胱开口的位置一般无异常。一侧胸内肾患者的对侧肾脏多正常，其他系统器官的畸形很少见。

（三）诊断

患者在常规胸透检查时发现横膈膜隆起，应怀疑胸内肾的可能，在前后位胸部X线摄片中可以看到一个光滑、圆形的肿块突出到胸腔，侧位胸部X线摄片可以观察到肿块位于横膈膜靠后的部分。排泄性尿路造影或肾脏核素扫描可以明确诊断，有的病例还需行逆行性肾盂造影。有少数患者是在患肺或心血管系统畸形而行动脉造影检查时发现胸内肾畸形。

(四)治疗

胸内肾一般不会引起呼吸或泌尿系统的严重并发症，大多数患者无任何临床表现，多为偶然发现患有该病，确诊后患者也无需接受任何治疗。

四、交叉异位肾

交叉异位肾是指一侧肾脏由原位跨过中线移位到对侧，而输尿管开口于膀胱的位置仍位于原侧，90％的情况下异位肾会和对侧肾脏相融合。1957 年，McDonald 和 McClellan 将交叉异位肾分为四种类型：①交叉融合异位肾。②交叉未融合异位肾。③孤立交叉异位肾。④双侧交叉异位肾。

交叉未融合异位肾男、女发病比为 2∶1，左向右移位是右向左移位的 3 倍。孤立交叉异位肾男、女比为 2∶1，其中 2/3 为左侧肾脏移位到右侧，多数异位肾脏上升位置不够，且伴有旋转不良。双侧交叉异位肾是最少见的。交叉融合异位肾发病率为 1/1000，其中肾脏一侧融合并向下方移位是最常见的一种，而一侧融合并向上方移位则较少见，男性发病率高于女性，约为 3∶2，左向右移位居多。

(一)病因和发病机制

引起肾脏交叉异位的原因不确定，有人认为脐动脉位置异常压迫肾脏，改变其上升路线导致交叉移位的发生。Potter 和 Alexander 认为，输尿管芽游走到相反方向导致了肾脏交叉移位，Cook 和 Stephens 认为胚胎尾部的排列错乱和旋转异常导致肾脏交叉异位，脊柱远端由一侧移位到对侧，导致泄殖腔和 Wolffian 管位于脊柱的同一侧，可以允许输尿管交叉到对侧，进入对侧的生肾原基，或者肾脏和输尿管在上升过程中移位到了对侧。

(二)病理

交叉异位的肾脏一般位于对侧肾脏的下方并与其融合，两侧的肾脏同时开始上升，可能由于交叉异位肾行走距离远的缘故，往往位于对侧肾的下方，因此，通常情况下，正常肾的下极会与异位肾脏的上极相融合，直到未异位的肾脏到达其正常位置或融合的肾脏被腹膜后结构阻挡时才会停止上升。融合肾脏最终的形状取决于双肾融合的时间、程度及其旋转的程度，而当交叉异位肾与正常肾融合后，旋转就会停止，因此，融合肾最后的形状受到交叉肾上升位置和旋转程度的影响。肾盂的方向可以提示双肾融合的时间，肾盂方向朝前提示融合时间较早，肾盂朝向中线提示在肾脏旋转结束后才发生融合。

约 90％的交叉异位肾会与对侧肾融合，当两者未融合时，对侧肾一般位于其正常位置，旋转和形状均正常，而对侧肾位置不定，肾盂方向多朝前，两者之间有一定距离，各自有包膜包裹。所有的交叉未融合肾其输尿管开口均与正常无异，异位肾输尿管在骨盆边缘通过中线在对侧进入膀胱。

孤立交叉异位肾移位至对侧位置通常偏低，L_1～L_3 水平，肾盂方向多朝前提示其旋转不完全，当肾脏还在骨盆内或仅上升到较低腰椎水平时，患肾可能呈水平且肾盂朝向前方，同样说明其旋转不良。输尿管则会在 S_2 水平越过中线，汇入膀胱，而肾缺如一侧也可能残存闭合的输尿管。双侧交叉异位肾患者的双侧肾脏及肾盂均与正常无异，而输尿管则在 L_4～L_5 的水平交叉到对侧。动脉造影检查可以观察到血管畸形，提示该畸形的存在，还有一部分患者会形成结石或由于肾盂输尿管连接部梗阻导致肾盂积水。

不管融合情况如何，双肾的血供来源都变化多样，交叉肾的血供可能是来源于主动脉或髂动脉的1～2个分支，正常一侧肾脏的血供变异性更大，可以是来自不同水平的主动脉的多条血管分支。孤独交叉异位肾患者的肾脏血供多来源于肾脏所在位置一侧的主动脉或髂动脉分支。

伴发畸形：所有融合肾畸形患者其输尿管多不会发生异位，除孤立交叉异位肾患者膀胱三角区仅有一半或发育有畸形外，大多数其他患者三角区与正常无异，输尿管在膀胱开口也发生异常的病例仅占3%，20%的交叉肾会发生尿液反流，而双侧交叉异位肾尿液反流发生率高达71%。儿童孤立交叉异位肾患者的骨骼系统和生殖系统的伴发畸形发病率较高，分别为50%和40%，在男性常见隐睾或输精管缺如；女性多为阴道闭锁或单角子宫。肛门闭锁在孤立交叉异位肾患者中的发病率为20%。

(三)临床表现

交叉异位肾患者一般无任何症状，多数是在尸检或因其他原因做腹部超声检查时发现。症状多在中老年时出现，常见的有下腹痛、血尿、脓尿和尿路感染症状等，已发现部分有肾盂积水和结石的患者因以上症状就诊。有学者认为，由于肾脏位置异常以及变异的血供系统，会导致排尿不畅，从而引发尿路感染和结石形成等。

约1/3的患者是发现无痛性腹部包块而就诊，有的患者首发症状为高血压，进行全身检查发现交叉异位肾。

(四)诊断

以往诊断异位肾以排泄性尿路造影为主，而腹部超声和放射性核素扫描可以更准确地诊断交叉异位肾；膀胱镜和逆行尿路造影可以描绘出尿路通道的走行；动脉造影可以揭示双侧肾脏的血供来源，对需要手术的患者有重要指导作用；超声检查常提示肾盂处无肾窦回声，如果有则说明肾盂肾盏位于肾脏外；MRI可以更详细地了解畸形的形态、融合部位等细节，因此，现在多采用MRI作为交叉异位肾的检查手段之一。

(五)治疗

交叉异位肾一般不会威胁到患者的生命，部分输尿管梗阻的患者则容易发展到尿路感染或结石形成，大约1/3有症状的患者最终需要手术去除结石，常采用体外震波碎石和经皮肾镜取石。

第五节 肾融合与旋转(形态)异常

一、肾融合畸形

Wilmer对肾融合畸形进行了分类：①单侧融合肾伴下肾异位。②S形融合肾。③块状肾(蛋糕肾)。④L形融合肾。⑤圆盘肾(环状肾)。⑥单侧融合肾伴上肾异位。

单侧融合肾伴下肾异位：2/3的单侧交叉融合异位肾都是向下方移位，异位肾的上部与正常肾的下部融合，而两个肾脏的肾盂均朝前方，说明融合时间较早。

乙状肾(S形肾)：该种类型发病率仅次于第一种，异位肾位于正常肾脏下方，两个肾脏在相连处融合。由于融合时间较迟，双侧肾脏旋转已完成，所以两个肾脏肾盂的朝向是相反的，正常肾脏朝向中线，异位肾则朝向对侧，两肾边缘便组成S状外形。异位肾输尿管与另一输尿管发生交叉并越过中线，汇入对侧膀胱。

团块肾：该类型较少见，两肾边缘广泛连接并融合，整个肾脏呈块状，形状不规则，分多个小叶。通常团块肾会上升到骶岬位置，有时位于盆腔内，肾盂均朝向前方，输尿管分别注入一侧膀胱，不会发生交叉。

L形肾：异位肾呈横向，且头部与对侧肾脏尾部相连时组成L形，称为L形肾，交叉肾位于中线前方或侧前方 L_4 水平，因为肾脏旋转程度不同，肾盂方向可能向前也可能向后，输尿管依然各自汇入一侧膀胱。

盘状肾：盘状、环状、盾牌和煎饼肾指两个肾脏内侧边缘相互融合，形成环状或圆圈，如果内侧更广泛地融合，则成圆盘形或似盾牌。两肾的外形轮廓无明显改变，与团块肾不同，盘状肾由于融合程度稍轻，单个肾脏仍呈蚕豆形。肾盂相对，输尿管各自汇入一侧膀胱，没有交叉，集合系统之间没有交通。

单侧融合肾伴上肾异位：这是最罕见的一种类型，交叉肾异位到对侧位于正常肾脏的上方，其下极与正常肾脏上极相互融合，肾脏定位方向与胎儿期相同，两肾盂均朝向前方，提示两者融合时间较早。

二、马蹄肾

马蹄肾是最常见的肾融合畸形，此类患者两侧肾脏在中线通过肾实质或纤维组织形成的峡部相连，相连部位多为下极。该病由 DeCarpi 于 1521 年进行尸检时发现，此后马蹄肾成为所有肾脏畸形中报道最多的一种，而几乎所有的肾脏疾病都在马蹄肾患者中报道过。

马蹄肾在人群中的发病率约为 0.25%，男、女之比约为 2∶1，可在任何年龄段出现症状而被发现，但是根据尸检统计，以儿童居多，因为马蹄肾患者经常伴发多种畸形，往往幼年即死亡。

(一)病因和发病机制

妊娠第 4～第 6 周出现异常，此时输尿管芽已经插入后肾组织，在第 4、第 5 周时双侧后肾胚相距很近，此时受到任何干扰都会导致两者的下极相连，形成马蹄肾。脐血管或髂动脉位置的改变也会影响肾脏的旋转和迁移，导致部分融合，还有人认为，胚胎尾部发育或盆腔内其他器官的异常都可以引起两侧肾脏融合。Domenech-Mateu 和 Gonzales-Compta 通过研究 16 mm 阶段的人胚胎后认为，后肾细胞移行异常形成了峡部或在两侧发育中的肾脏之间形成连接，导致了马蹄肾的形成。

两侧肾脏在绕长轴旋转以前便相互连接发生融合，因此，马蹄肾的肾盂多朝向前方，如果融合时间延迟，肾盂会朝向前内侧，此外，肾脏一般不能上升到其正常位置，通常我们认为肠系膜前动脉阻挡了峡部的上升，导致其位置低于正常。

(二)病理

约 95%的马蹄肾是在下极相连，其峡部可由大块的肾实质组成，有单独的血液供应，少数情况下峡部是由少许纤维组织构成。马蹄肾一般位于 L_3～L_4 水平，肠系膜下动脉自腹主动脉分出的位置，较正常偏低，也有位于髂骨隆突水平甚至盆腔内膀胱后者。峡部一般位于大血管前方,偶尔有的位于动、静脉之间或大血管后。

肾盏数目正常,由于肾旋转不完全,肾盏均指向后方,肾盂轴仍保持在垂直或倾斜的侧平面上。肾下盏收集峡部所分泌的尿液。

输尿管从较高的位置进入肾盂,位于肾脏侧面,在峡部前下方形成成角畸形,但其膀胱开口无异常。马蹄肾的血供来源较多变,30%的患者每个肾由一条动脉供血,更多是由2条甚至3条动脉供血,峡部有独立的血供,可直接来源于肾动脉、腹主动脉、肠系膜下动脉、髂动脉等的分支。

马蹄肾可以单独发生,也可以与其他泌尿生殖系畸形同时发生。Boatman等统计了96例患者发现,1/3以上的患者同时还伴发至少1种其他畸形,许多有多发生殖器畸形的新生儿也同时有马蹄肾。马蹄肾患者还可以同时发生心血管系统、骨骼、神经系统等的畸形,相反有神经系统畸形的患儿,3%会同时发生马蹄肾,20%的18-三体综合征患者以及60%的Turner综合征患者都会发生马蹄肾。

马蹄肾患者生殖器畸形的发生率有所增高,男性尿道下裂、隐睾的发生率均为4%,女性双角子宫和阴道隔膜的发生率则为7%。

约10%的患者会发生重复输尿管,有的患者还有异位输尿管囊肿,而超过一半的患者会出现尿液反流。UPJ扩张的发生率为20%,但是通过核素扫描却发现不到20%的患者存在梗阻现象。囊性疾病,包括一侧上极多囊性发育不良和成人多囊肾,这些均有报道发生。DMSA扫描显示63%患者双肾功能不对称。因为此类患者发生结石的报道已经很多,检查37例患者发现,50%的患者钙、草酸盐、尿酸和枸橼酸盐的排泄都有不同程度改变,提示存在潜在的代谢病因。因此,结石的形成不仅与畸形导致的尿液排泄延迟有关,还存在其他的病因。

(三)临床表现

超过一半的马蹄肾患者无任何症状,多数在尸检时才发现畸形存在,其他的表现多为尿路梗阻、结石或尿路感染等症状,也会有下腹痛及胃肠道症状,当峡部压迫其后方的神经时会出现Rovsing征:腹痛、恶心、呕吐。约30%的患者会出现尿路感染症状,而结石的发生率一般为20%~80%。5%~10%的患者因触诊时发现腹部肿块而发现马蹄肾存在,还有患者因为肾动脉瘤行动脉造影时发现马蹄肾。

如果UPJ梗阻,则会出现严重的肾积水,其发生率高达1/3,异位输尿管在跨过峡部时成角,往往会引起狭窄。

(四)诊断

马蹄肾患者有时可以在腹中部触及包块,除此之外与正常肾脏无任何区别。患者往往是因其他原因行腹部超声或静脉尿路造影时偶然发现,产前超声检查可以在患儿出生前发现马蹄肾的存在。其影像学特点包括:双肾位置偏低且更靠近脊柱;肾轴方向由正常的内上至外下改变为外上至内下或垂直;双肾下极在中线处相连;肾盂朝前,肾盏指向后方,下极肾盏朝内且位于输尿管内侧;输尿管连接肾盂的位置较高,上段位于前方,像包绕着中线处的肿块等,如果检查中观察到以上特点可以确诊马蹄肾。结石或UPJ引起的梗阻会导致造影图像模糊,难以判断,此时逆行肾盂造影和CT扫描可以明确诊断。

（五）治疗

如出现肾盂积水、肾盂输尿管连接处梗阻，可行肾盂整形手术治疗。而峡部切开术因不能改善引流，无法矫正肾脏旋转，已被弃用。如果发生结石，体外震波碎石可以治愈68%的患者，而经皮肾镜的治愈率则可达到87.5%。

预后：马蹄肾发生肿瘤的易感性会增高，其中一半以上为肾细胞癌，其次为肾盂肿瘤和Wilms瘤。慢性感染、梗阻和结石形成等发病率的增高使肾盂肿瘤的发病率较正常人偏高。马蹄肾患者发生肿瘤的生存率由肿瘤的病理和分期决定，而与畸形本身无关。

三、肾旋转不良

正常肾脏最终会上升到肾窝位置，通过绕自身长轴旋转使肾盏指向侧面，肾盂朝向中线，肾旋转异常时肾脏不能完成旋转，通常在其他肾脏畸形，如肾异位融合或马蹄肾时肾脏会发生旋转异常。由于轻微旋转的异常很难被发现，因而很难判断其确切的发病率，尸检报告其发病率为1/939～1/390，男、女之比为2∶1，双侧肾脏发病率无差异。Turner综合征的患者常伴发肾脏旋转不良。

（一）病因和发病机制

肾脏在其上升的同时发生旋转，大约第6周开始，直到第9周完成90°的旋转并达到肾窝的位置。

有理论认为，输尿管芽分支不对称导致其旋转，每个分支都会诱发其周围的后肾组织分化，前侧较后侧发展更快，肾盂也向中线方向旋转。肾脏血供不是旋转不良的原因或限制性因素。

（二）病理

正常肾脏上升过程中需要旋转90°，Weyrauch根据最终肾盂指向的方向不同将旋转异常分成四类。

1.腹侧位

肾盂朝向腹侧，肾盏指向背侧，肾脏与初始相比完全无旋转，这也是最常见的一种旋转异常。偶尔这种位置会是一种过度的内侧旋转，即肾脏旋转了360°。

2.腹中线位

由于肾脏旋转不完全，肾盂朝向内前方，肾盏指向后外方。

3.背侧位

肾脏旋转180°导致肾盂朝向背侧，血管从侧面绕到前方进入肾门，这是最少见的一种旋转异常畸形。

4.侧向

肾脏旋转超过180°但未达到360°，导致肾盂朝向身体外侧，而肾实质靠近中线位置，根据血管在肾周的绕行方向可以判断肾的旋转程度。血管绕经腹侧到达肾脏，进入侧面或背面的肾门，提示逆向旋转，而经背侧途径到达肾脏则提示过度腹侧旋转。

旋转异常的肾脏形状也可能发生异常，呈圆形、椭圆形或三角形，前后表面扁平，肾门周围被纤维组织包裹，导致肾盂输尿管连接部扭曲，上段输尿管最初从侧面绕行，也有可能被包绕在这个纤维组织丛中。肾盂被拉长、变窄，肾盏（尤其是上部肾盏）也被拉伸。肾脏血供多变，与肾脏的方向及旋转程度有关，可以是单一的血管供应血液，也可有多条分支血管同时提供血供。另外，在与肾脏主要动脉连接部分可能存在一个血管分支。血管围绕肾脏旋转的方向和程度是判断肾旋转异常类型和程度的主要依据。

（三）临床表现

旋转异常通常不会有特殊的临床表现，但过多的纤维组织包绕可导致肾盂输尿管连接部和输尿管上段狭窄，严重者出现肾盂积水。附属或主要肾动脉压迫扭曲的上段输尿管或肾盂输尿管连接部，可影响排泄功能。在尿液生成增加时，肾积水症状（钝性胁腹部疼痛）更加明显，也是引起症状的最常见原因。结石和感染及其伴随症状可能继发于排尿障碍之后。

（四）诊断

患者往往在因结石、积水等行超声、排泄性尿路造影检查时发现肾脏旋转异常，影像学特征包括：肾盂、肾盏指向异常，肾盂拉长、扁平等。可揭示肾盂、肾盏的异常起源、扁平或被拉长的肾盂、被拉伸的带有残余闭塞部分的上部肾盏、侧面移位的输尿管上 1/3 段。双侧肾脏同时旋转异常不常见，但造影检查时容易与马蹄肾混淆，注意检查有无连接两肾下极的峡部存在，可以鉴别诊断。

（五）治疗

旋转异常不会影响肾功能，对患者的正常存活无影响。有的病例肾盂输尿管连接部狭窄、排尿异常，导致结石、感染或肾盂积水者，可行手术矫正治疗。

第五章　泌尿生殖系统肿瘤

第一节　睾丸肿瘤

睾丸肿瘤少见，仅占全身恶性肿瘤的1%。据统计，睾丸肿瘤的发病有地区和种族差异，欧美发病率较高，中国较低。

一、病因

隐睾被认为是发生睾丸肿瘤的危险因素，其发生肿瘤的机会比正常睾丸高3～4倍。睾丸肿瘤中有7%～10%发生在隐睾。据观察，10岁以后手术者不能防止，10岁前手术可明显减少，3岁前手术能避免发生肿瘤。另外，睾丸肿瘤与遗传、多乳症以及外伤睾丸萎缩、激素等也有一定关系。

(一)精原细胞癌

精原细胞瘤起源于睾丸原始生殖细胞，为睾丸最常见的肿瘤，多发生于中年以后，常为单侧性，右侧略多于左侧。发生于隐睾的概率较正常位睾丸高几十倍。本瘤为低度恶性。

肉眼观察，睾丸肿大，有时可达正常体积的10倍，少数病例睾丸大小正常。肿瘤体积大小不一，通常直径为3～5 cm。由于睾丸白膜比较韧厚，未被肿瘤破坏，故通常睾丸的原来轮廓尚保存。切面瘤组织呈淡黄或灰黄色，实体性，均匀一致如鱼肉，其中往往可见到不规则坏死区。镜下观察，典型的精原细胞瘤有瘤细胞形态结构单一和间质内有淋巴细胞浸润两个特征(图5-1)。

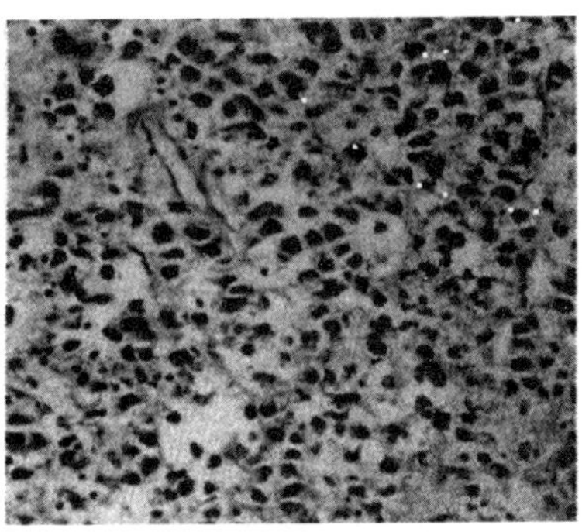

图5-1　精原细胞瘤

(二)胚胎性癌

胚胎性癌起源于具有多分化潜能的原始生殖细胞，为高度恶性肿瘤，发病高峰在30～40岁，婴儿及儿童也可发生。肉眼观察，睾丸肿大，肿瘤常侵犯睾丸被膜及附睾。切面肿瘤实性，灰红或灰黄色，常有广泛出血坏死，偶见小囊腔形成。镜下以癌组织结构的多样性为特征。瘤细胞为未分化的大小不一、形态不规则的细胞，细胞核大、染色深、染色质粗、核分裂相较多。

细胞排列成各种不规则的条索状、网状、腺体状、圆柱状、乳头状，偶有囊腔形成。间质的形态很不一致，有的为胶原纤维，有的为肿瘤性原始间叶组织，有的为肉瘤样间质。胚胎性癌常可与精原细胞瘤混合存在，或合并其他生殖细胞瘤。胚胎性癌生长迅速，对放射线不敏感，预后较差，转移较早，多经淋巴道转移到髂内、髂总淋巴结。血道转移到肝、肺等处也较常见。

睾丸肿瘤病理分类方法较多，1986 年 Morse 等将各种常用的分类法总结归纳。根据这个分类，睾丸肿瘤可分为原发性和继发性两大类，见表 5-1。

表 5-1　睾丸肿瘤组织分类

(一)原发性肿瘤	(3)性腺胚细胞瘤
1.生殖细胞肿瘤	(4)其他类型肿瘤
(1)精原细胞瘤	睾丸腺瘤
典型精原细胞瘤	间质性肿瘤
间质型精原细胞瘤	类癌
精母细胞瘤性精原细胞瘤	肾上腺残留肿瘤
(2)胚胎瘤	(二)继发性肿瘤
(3)畸胎瘤(有无恶性变)	1.网状内皮组织肿瘤
成熟型	2.转移性肿瘤
未成熟型	(三)睾丸旁肿瘤
(4)绒膜上皮癌	1.腺瘤样肿瘤
(5)卵黄囊肿瘤(内胚窦、胚胎性腺癌)	2.附睾囊腺瘤
2.非生殖细胞肿瘤	3.间质性肿瘤
(1)性腺基质肿瘤	4.皮质瘤
(2)间质细胞瘤	5.转移瘤
支持细胞瘤	

二、分期

睾丸肿瘤的分期是确定治疗方案和判断预后的主要依据。临床常用的 TNM 分期方法如下。

T：肿瘤。

T_1：肿瘤局限于睾丸。

T_2：肿瘤侵犯睾丸鞘膜。

T_3：肿瘤侵犯精索。

T_4：肿瘤侵犯阴囊。

N：淋巴结。

N_0：无淋巴结转移。

N_1：1 个淋巴结转移，小于 2 cm。

N_2：1 个以上淋巴结，小于 5 cm。

N_3：转移淋巴结，大于 5 cm。

M：远处转移。

M_0：无远处转移。

M_1：有远处转移。

三、临床表现

睾丸肿瘤多发生于性功能最活跃20～40岁的青壮年，虽然婴幼儿及老年人也可发生，但较少见。

睾丸肿瘤在早期症状不明显，典型的临床表现为逐渐增大的无痛性肿块，由患者自己、家属或医师常规检查时偶然发现，有半数患者常觉睾丸沉重，有时觉阴囊或下腹部、腹股沟牵拉感，在跳跃或跑步时明显，站立过久与劳累后始有局部症状加重伴下坠感或轻度疼痛，当遇有偶然碰击或挤压时，可使疼痛加剧，引起患者注意而促使其就医。部分患者常有类似急性睾丸炎或附睾炎症状就诊。极少数睾丸恶性肿瘤患者的最初症状常为肿瘤转移所致。如腹腔内转移淋巴结融合成团块，压迫邻近组织和腹腔神经丛而引起腹部和后腰背部的疼痛，也可伴有胃肠道梗阻症状，或因肺转移而出现咳嗽、气急、血痰。若系隐睾丸患者，当异位睾丸发生恶性病变时，常于盆腔内或腹股沟区出现逐渐增大的肿块。睾丸肿瘤有时可为双侧性，同时或先后发生。睾丸肿瘤偶可引起内分泌失调症状，多发生于滋养细胞癌、间质细胞癌及胚胎癌的患者，表现为男性乳房肥大、性早熟或女性化。

四、诊断

(一)肿瘤标志物(瘤标)检查

目前，应用最广的是甲胎蛋白(AFP)和人类促性腺激素(HCG)。应用以上两种肿瘤标志物检查，90%以上纯精原细胞瘤不产生肿瘤标志物，非精原细胞瘤不产生肿瘤标志物者占10%，所以一旦临床上诊断睾丸肿瘤，应立即行睾丸切除术，不必等候肿瘤标志物结果。

肿瘤标志物可作为观察疗效的指标，手术或化疗、放疗后迅速下降则预后较好，下降缓慢或不下降者可能有残余肿瘤。

(二)B超检查

可用于确定睾丸内肿瘤和腹股沟有无转移淋巴结等病状。

(三)CT及MRI检查

可发现腹膜后淋巴结转移灶<2 cm的病变。

五、治疗

睾丸肿瘤的治疗决定于其病理性质和分期，治疗可分为手术、放疗和化疗。首先应行经腹股沟的根治性睾丸切除术。标本应做详细检查，了解肿瘤性质，尤其是精原细胞瘤是纯的还是混合的，治疗上有相当大的差别，一般统计精原细胞瘤65%～70%已有转移。如果纯精原细胞瘤无腹膜后淋巴结转移而已有肺、肝转移灶，应想到非精原细胞瘤成分，以下分别讨论治疗方案。

(一)精原细胞癌

睾丸切除后行放射治疗，第1期者90%～95%可生存5年。第2期5年生存率也可达80%以上。联合化疗可提高生存率。

(二)非精原细胞癌

非精原细胞癌包括胚胎癌、畸胎癌、绒癌、卵黄囊肿瘤或各种混合组成肿瘤。腹膜后淋巴结转移极常见，由于对放射线不如精原细胞瘤敏感，因此，除睾丸切除外应同时行腹膜后淋巴结清扫术，在治疗过程中密切观察肿瘤标志物 HCG 及 AFP 的改变。

化疗在非精原细胞瘤治疗中有一定地位，主要适应证：①预后不良的Ⅰ期非精原细胞瘤，已侵及精索或睾丸，切除后肿瘤标志物仍持续升高者。②ⅡA～Ⅳ的非精原细胞瘤。③晚期难治的肿瘤复发或用药无效，采用挽救性化疗方案。

（三）睾丸的继发肿瘤

睾丸继发性肿瘤罕见，一般可分为淋巴瘤、白血病和转移瘤三类。

(1)淋巴瘤：①流行病学和病理学，淋巴瘤是 50 岁以上男性最常见的睾丸瘤，也是最多见的睾丸继发性肿瘤，约占睾丸肿瘤的 5%。它有三种临床状态：广泛转移淋巴瘤的晚期表现；临床潜伏性疾病的最初表现；原发腺外疾病。②临床表现，常有无痛性睾丸肿大，25%的患者有一般性症状，50%的患者有双侧睾丸病变，通常不同步发生。③治疗和预后，睾丸根治术有助于明确诊断。进一步分期和治疗应根据病理学情况而定。预后与疾病分期有关。一些报道支持辅助化疗对原发睾丸淋巴瘤的作用，报道显示，术后 44 个月的随访生存率达 93%。

(2)睾丸白血病浸润：睾丸是患有急性淋巴细胞性白血病儿童的常见复发部位。约 50%的患者表现为双侧性，睾丸活检可作为诊断时选择的方法。治疗常采用双侧睾丸用 20 Gy 照射后加辅助化疗。预后不乐观。

(3)转移性肿瘤：转移到睾丸的肿瘤少见，这些病变常为尸检时偶然发现，最常见的原发部位肿瘤是前列腺癌，其次是肺癌、胃肠道癌、黑色素瘤和肾癌。典型的病理发现是肿瘤细胞位于含有相当比例的生精小管的间质中。

第二节　阴囊肿瘤

一、阴囊良性肿瘤

阴囊的良性肿瘤主要有皮脂腺瘤（皮脂腺囊肿）、纤维瘤、血管瘤、脂肪瘤等。

（一）诊断依据

1.阴囊皮脂腺瘤

位于阴囊皮肤或皮下组织生长缓慢的肿块，与皮肤有粘连，质硬，光滑，可被推动，无压痛。合并感染时有红肿、疼痛，病理检查示内容物为皮脂腺。

2.阴囊纤维瘤

阴囊内生长缓慢的肿块，小而坚硬，无不适。个别巨大者可达拳头大小，此时坠痛不适，影响排尿。病理检查示：肿块由成纤维细胞组成，细胞之间有胶原组织，无有丝分裂像。

3.阴囊血管瘤

阴囊血管瘤为胚胎发育异常而形成的一种血管先天性畸形。病变在皮内，不在皮下。阴囊可扪及青色的较小柔软肿物，病理学检查示：肿瘤由群集的薄壁微血管组成，管壁内衬单层成熟的内皮细胞，管外有薄层网状纤维，管腔内含血液。

4.阴囊脂肪瘤

位于阴囊皮下，为缓慢生长的质软肿物，有阴囊坠胀感。阴囊内可触及分叶状、质地软的肿块，与周围组织界限清楚。病理检查显示：肿瘤由成熟脂肪组织构成，小叶大小不规则，并有不均匀的结缔组织间隔存在。

(二)治疗方案

肿瘤较小或无症状者，可定期检查。肿块增长较快或出现症状，可手术切除。手术切除后预后良好。

二、阴囊癌

(一)概述

阴囊鳞状细胞癌又称阴囊癌。病因不明，多有煤烟、沥青、酚油等物质长期接触史，因此与职业因素有关。多见于50～70岁，多经淋巴途径转移。Ray将阴囊癌分四期。A_1期，病变局限在阴囊；A_2期，病变累及邻近器官，如阴茎、精索，但没有其他转移。B期，可切除的腹股沟或髂腹股沟淋巴结转移。C期，髂腹股沟淋巴结转移，无法切除。D期，有远处转移，如肺、主动脉旁淋巴结等处。

(二)诊断依据

(1)阴囊皮肤出现无痛性疣状或丘疹状隆起，质地较硬。突出于阴囊表面，中央可凹陷，形成溃疡，伴出血、坏死及脓性分泌物。

(2)腹股沟淋巴结肿大。

(3)活检可证实。

(三)治疗方案

1.手术切除

原发病灶切除范围应包括肿瘤边缘2～3 cm的正常阴囊皮肤，一般可保留阴囊内容物。腹股沟淋巴结有转移，可在原发肿瘤切除后2～6周行淋巴结清除术。

2.放射治疗及化疗

效果不满意，可在手术治疗后作为辅助治疗。

(四)评述

先行病灶切除，并行双侧腹股沟肿大淋巴结活检术，证实转移后行清扫术，这对减少盲目的清扫术，提高患者的生存率和减少术后并发症至为重要。是否有淋巴结转移是影响阴囊癌患者生存的重要因素。对于有明确转移者，应积极行腹股沟或髂腹股沟淋巴结清扫术，以提高患者生存率。本病预防在于改善工作环境，避免致癌物质的侵害，局部保持清洁，可避免或减少阴囊癌的发生。预后取决于临床分期，A期5年存活率为50%～70%，B期以上<30%。

三、阴囊炎性癌

(一)概述

阴囊炎性癌又称阴囊Paget病、湿疹样癌，是一种少见的恶性肿瘤，易被误诊为湿疹、皮炎或股癣。

发病机制还不十分清楚，目前主要有以下三种学说。

(1)根据Paget病多发于汗腺区域及Paget细胞和汗腺细胞在组织和超微结构方面的类

似性，据此推断本病为汗腺腺癌表皮内转移。

(2)由表皮细胞直接恶变而来，是一种特殊类型的表皮原位癌，进而侵犯下方的汗腺及邻近器官。

(3)由一种尚不清楚的癌基因突变引起，其产生多中心的上皮组织致癌效应，作用于表皮，可致 Paget 病，作用于其他上皮则产生汗腺癌或内脏器官肿瘤。因部分患者可伴有其他组织或器官的腺癌，目前大多倾向于第三种学说。

阴囊 Paget 病多见于老年患者，病程较长，进展缓慢，有经历几年或十几年者。

(二)诊断依据

(1)局部皮肤瘙痒、糜烂、渗液、结痂，脱痂后仍有糜烂渗液，皮损范围逐渐扩大。

(2)皮肤病变均表现为红斑样皮损，微隆于正常皮肤，边界清楚，但不规则，如地图状。病灶表面粗糙，可见结痂、糜烂或渗液，少数见丘疹、色素沉着。病变的周边与正常皮肤有分界。

(3)腹股沟淋巴结肿大，多为炎症性，必要时行活检以排除肿瘤转移。

(4)病理学检查：在表皮的基底层或棘层下部找到 Paget 细胞，该细胞大而圆，胞浆丰富、淡染，胞核大而圆或不整、染色较淡，可见丝状分裂。细胞可单个散在，增多时可聚集成巢状，无细胞间桥，真皮内常可见到明显的炎性细胞浸润。

(三)鉴别诊断

1.阴囊皮肤癌(鳞癌)

有长期从事化学工业的病史，肿瘤为单发或多发的疣状或扁平隆起。腹股沟部可触及肿大的淋巴结，活检可明确诊断。

2.阴囊湿疹

发病可能与过敏因素有关。患者阴部瘙痒，阴囊表面有软痂，反复发作者皮肤增厚，粗糙呈苔藓样。抗过敏治疗有效，可发生于任何年龄。

(四)治疗方案

(1)活检证实为 Paget 病，则应及早手术治疗。目前治疗以阴囊局部扩大切除术为首选，切除病变之阴囊皮肤全层，切缘宜距病灶 2 cm 以上。手术时可有皮肤缺损，一般能缝合，不能缝合的病例，应行皮瓣转移或游离植皮术。如睾丸鞘膜受侵犯，则应同时切除睾丸。如腹股沟淋巴结阳性，则需行包括睾丸、精索、腹股沟淋巴结及髂腹股沟淋巴结在内的根治性切除。

(2)对有禁忌证或无法手术者可放疗，以 X 线或 β 射线为宜，剂量 $>$ 270 Gy。

(3)局部化疗药物涂布通常用 1% 5-FU 软膏，可使皮损面积缩小，改善瘙痒症状。也可外照射辅以5-FU 软膏，有一定疗效。

(五)评述

本病临床上多表现为乳头状增生与溃烂交替出现，由于皮损处可出现瘙痒、渗液、糜烂、结痂等，又称为慢性湿疹样癌或炎性癌，临床上极易误诊为阴囊皮肤慢性湿疹或炎症。为避免漏诊，对治疗 6～8 周没有好转的阴囊皮肤湿疹样改变者，应常规活检以早期诊断。本病手术治疗预后良好。

第三节　阴茎肿瘤

阴茎癌为常见的男性生殖系统恶性肿瘤之一。阴茎癌的病因仍不十分清楚,但根据临床观察及统计数字表明,阴茎癌的发病与包茎或包皮过长有密切关系。多发生于中年人,平均年龄为 30 岁,较阴茎乳头状瘤的患者大 10 岁,所以其在初期可能为乳头状瘤,经若干年后转移为鳞状细胞癌。

一、临床表现

发病年龄多在 35 岁以上,均有包茎或包皮过长、包皮炎的病史。最初表现为阴茎头丘疹、疣样新生物或硬结,尤以沿冠状沟区多见,一般治疗均不能阻止其生长扩大,直至出现溃疡及溃烂不断扩大。在包茎内的病变不能察见,患者可感到阴茎头部有痒感,继则注意到包皮外口有恶臭的脓性分泌物渗出,直至包皮溃破穿孔,肿瘤逐渐外露,呈菜花状。阴茎癌一般不影响排尿,患者也无特殊不适,病变发展为进行性的阴茎溃烂过程。患者就诊时,一般都有腹股沟淋巴结肿大,但多数由于阴茎癌并发局部感染所致,仅少数为肿瘤转移。

二、诊断与鉴别诊断

诊断本病一般多无困难。如阴茎癌已经溃破,基底部硬实,肿瘤呈菜花状外翻,分泌物多有恶臭。当病变仅有硬结尚未破溃,如有包皮覆盖,则应行包皮环切将病变部位暴露,局部活组织病理检查,可明确诊断。阴茎鳞状细胞癌应与阴茎巨大尖锐湿疣鉴别,后者体积常较大,形成菜花状,充满于包皮内,有时可穿出包皮或压迫阴茎头,引起海绵体萎缩或破坏,可有继发感染,形成溃疡,而误认为阴茎鳞状细胞癌。

三、治疗

诊断一经明确,即行手术治疗。放射治疗和化学治疗对提高治愈率和生存率有一定作用。

(一)手术治疗

如肿瘤较局限,可行阴茎部分切除术,切线距肿瘤 2 cm 之外。如病变已波及大部分阴茎,则行阴茎全切除术,术中将尿道开口移植在会阴部,取蹲位排尿。对有淋巴结转移者,应做两侧腹股沟淋巴清扫切除术,必要时包括清扫切除股管及髂窝淋巴结,阴茎癌切除手术与淋巴结清扫手术可同期或分期进行。对不能明确病变性质的肿大淋巴结,可在切除阴茎癌肿术后 2～3周视淋巴结变化情况,再决定是否需要施行双侧腹股沟淋巴结清扫术。

(二)放射治疗

放射治疗作为术后辅助措施,可提高治疗效果。

(三)化学治疗

争光霉素对阴茎癌有较好效果,配合手术治疗可提高疗效。

第四节 精囊肿瘤

精囊常见的良性肿瘤有精囊囊肿、乳头状腺瘤、囊腺瘤、纤维瘤和平滑肌瘤等。恶性肿瘤以乳头状腺癌居多，肉瘤罕见。

一、精囊囊肿

（一）概述

精囊囊肿临床罕见，但随着影像学诊断技术的发展及对本病认识的提高，病例报告逐渐增多。1872 年 Smith 报告了本病，国内 1956 年贺宗理报道，两侧发病率相近。精囊囊肿分先天性和后天性两种，前者常伴同侧肾、输尿管发育异常，国内统计占 22.7%，与常染色体显性遗传的成人多囊性肾病的关系已引起学者们的重视，其机制是由于多个器官的基底膜普遍缺失，其中包括精囊的基底膜缺失；后天性多见于成人，因炎症致射精管或精囊憩室口的狭窄、闭锁，引起不同程度梗阻所致。

（二）诊断依据

1.症状

（1）血精：精液外观呈粉红色、暗红色或咖啡色，可持续数年，常无射精痛。22～44 岁多见，以血精为首发症状而就诊者占 40%左右；囊肿合并精囊结石者，在排出血性精液时常有小结石排出。

（2）血尿：可为全程血尿，也可为初始或终末血尿，尤以排精后初始血尿多见。

（3）排尿困难：由于囊肿压迫膀胱颈及后尿道所致，其排尿困难程度与囊肿大小及位置有关，国内报道精囊囊肿引起排尿困难者占 9.1%，囊肿容量达 400～800 mL。部分患者有尿频、尿急等膀胱刺激症状。

（4）不育：除先天性精囊发育异常外，还有射精管狭窄或梗阻导致少精子症、弱精子症。长期慢性精囊炎致精囊萎缩，功能严重减退，生育力降低。部分患者还合并有慢性附睾炎，影响精子输出。国内统计精囊囊肿合并不育占 6.8%。

2.直肠指诊

在前列腺侧上方精囊区可扪及囊性肿物，较大时双合诊阳性，按压囊肿有时可获分泌物。

3.影像学检查

（1）B 超检查：以经直肠 B 超检查效果较好，精囊区可见囊性结构，呈无回声特征，并可了解囊肿大小，易与实质性肿块鉴别。可分辨出病变与前列腺、精囊的关系。经腹 B 超可了解同侧肾、输尿管是否缺如或发育不良。

（2）CT 检查：平扫示囊肿为水样密度、边缘光滑、囊壁薄，增强扫描囊壁稍增强。较大囊肿可推移、挤压膀胱底部。

（3）MRI 检查：一般单纯性囊肿 T_1 加权像为低信号，T_2 加权像为高信号。囊肿内含有精子等其他物质或出血时，T_1 加权像为中等信号。MRI 可清楚地显示盆腔内各脏器解剖及与囊肿的关系，部分患者甚至可见到在前列腺内扩张的射精管。

(4)IVU 检查:可显示有无同侧肾缺如、肾发育不良及膀胱受压变形,对精囊囊肿诊断提供参考。

(5)精道造影:目前多采用经皮穿刺输精管造影,对精囊囊肿诊断有重要价值,可显示精囊囊肿的位置、形态、大小、是否合并精囊结石及精道有无狭窄。

(三)鉴别诊断

需与前列腺囊肿、苗勒管囊肿、扩大的前列腺囊、射精管囊肿、输精管囊肿相鉴别,最具价值的应为精道造影,其次应结合 B 超等检查。

(四)治疗方案

根据囊肿的大小、临床症状及有无并发症来决定。

1.保守治疗

适于囊肿较小、症状轻、年轻患者,并定期随访。对合并感染,有血精症状者,应予口服抗生素、止血药治疗,必要时可用 5α-还原酶抑制剂。

2.手术治疗

适于囊肿较大、并发结石、症状明显且难以治愈者。方法有囊肿切除或患侧精囊切除、耻骨上“袋形缝合术”、经尿道囊肿去顶术,也可行腹腔镜下手术。

3.囊肿穿刺

抽出囊液后注入无水乙醇或四环素液,可使囊肿缩小。

4.经尿道手术

对射精管狭窄、闭锁引起精囊囊肿者应行经尿道射精管口切开或精阜切除术,以解除梗阻,充分引流。

(五)评述

精囊囊肿虽少见,但近年报告逐渐增多,主要是因为经直肠 B 超及精道造影的广泛应用。尤其是精道造影对精囊囊肿诊断和鉴别诊断有决定性意义。本病常合并同侧肾、输尿管发育异常,注意不要遗漏诊断。治疗上对囊肿小者可予观察;对囊肿大、症状重、并发结石,少、弱精症者应手术治疗。手术方法及手术径路应根据不同情况来选择。耻骨上经膀胱入路用于囊肿较大且位于近中线的精囊囊肿,注意勿损伤输尿管;膀胱侧入路多用于儿童及囊肿位于膀胱外侧的单侧大囊肿;膀胱后入路多用于双侧精囊囊肿的手术;腹腔镜下手术具微创等优点。部分单纯囊肿患者也可行囊肿穿刺注入硬化剂,疗效满意。

二、精囊良性病变

(一)精囊良性肿瘤

精囊良性肿瘤报道不多,常见的精囊良性肿瘤有乳头状腺瘤、囊腺瘤、纤维瘤、平滑肌瘤、畸胎瘤等。乳头状腺瘤和囊腺瘤起源于胚胎残基,多为中年人发病。临床表现与影像学酷似单纯性精囊囊肿。由于小的良性肿瘤几乎无症状,物理检查又很难发现,目前尚无精确诊断的影像学方法。若发现精囊内孤立性肿物,无局部播散证据,应考虑精囊良性肿瘤的诊断。

若肿瘤体积小、无症状,可密切随访。若肿瘤增大或引起症状,则手术切除是首选治疗方法。

(二)精囊淀粉样变

据统计,男性尸检中精囊上皮下淀粉样沉积的发生率为4%～17%,在大于76岁的男性中可高达20%。因老年人常合并膀胱癌、前列腺癌等病变,故有可能将老年性淀粉样变引起的精囊增大误认为癌性浸润。虽然盆腔MRI检查尚不能确诊,但可鉴别有无肿瘤侵犯。全身性淀粉样变的患者,虽有多系统、器官的血管、肌肉发生淀粉样沉积,但精囊可不受累;而老年性精囊淀粉样变者,可只有精囊受累,并不累及血管壁。症状可有血精、腹股沟痛及尿路刺激症状。直肠指诊(DRE)示精囊增厚或触痛。确诊依赖于病理检查。

无症状者可不予治疗;症状明显者可行精囊切除术。

三、精囊恶性肿瘤

(一)精囊腺癌

原发性精囊癌多为腺癌,临床罕见。1871年Berger报告了本病。以60岁左右居多。

1.诊断依据

(1)临床症状:血精、间歇性血尿、尿频、尿液中有稠厚胶样物。肿块大时可引起排尿困难,甚至尿潴留。晚期出现里急后重和继发性附睾炎。大便带血提示肿瘤已侵及直肠。

(2)直肠指诊:前列腺上方可触及不规则纺锤形硬块,呈囊性或实性,有时与前列腺融合而分界不清。

(3)膀胱镜检查:可见三角区受压变形、移位。

(4)肿瘤标志物:血PSA、PAP及CEA阴性,CA-125升高可提示精囊癌。

(5)影像学检查:B超、CT可明确肿瘤的部位及与周围组织的关系;精囊造影可显示精囊内有充盈缺损、梗阻、变形等;IVU有助于判断输尿管是否被累及;必要时可在TRUS引导下经直肠穿刺活检以明确病理性质。骨转移呈溶骨性改变。

(6)病理检查:为乳头状腺癌,未分化癌尚有黏液生成。部分病例需免疫组化方可确诊:精囊癌PSA、PAP、CEA阴性,CA-125阳性。

2.鉴别诊断

(1)前列腺癌:DRE示前列腺坚硬如石或前列腺有硬结,血PSA升高。前列腺穿刺活检可帮助诊断,免疫组化示PSA阳性。

(2)结肠、直肠癌:有排便习惯改变及血便史,血CEA升高,纤维结肠镜检查可见肠内肿物,肠镜下活检,病理检查可确诊。

3.治疗方案

(1)首选手术治疗:对局限于精囊而无前列腺浸润的可行单纯性精囊切除;对已侵犯前列腺者可行根治性前列腺、精囊切除术;对于肿瘤较大,周围有侵犯者可行双侧精囊、前列腺、膀胱甚至包括直肠的根治性切除术。

(2)放疗及化疗:可作为辅助治疗方法。

(3)抗雄激素治疗:包括使用雌激素,可延长患者生命。目前多主张综合治疗。

4.评述

原发性精囊腺癌可发生在任何年龄段的男性中,以60岁左右多见。早期常无症状,晚期可有血精、血尿、排尿困难、尿痛、尿潴留、里急后重、便秘等。精囊癌多无完整包膜,主要侵及前列腺、膀胱，但很少累及直肠。以局部淋巴结转移为主，晚期可发生远处转移。骨转移多表现为溶骨性改变。

1956 年 Dalgard 和 Giertsen 提出诊断原发性精囊肿瘤的标准，如下所述。

(1)肿瘤必须局限于精囊内。

(2)全身其他部位无原发性肿瘤生长。

(3)病理为乳头状腺癌，如属未分化癌，应有黏液生成。临床诊断主要依据精道造影、CT 和 TRUS。而直肠指诊(DRE)常不能扪及肿块全部情况，且侵犯前列腺者触诊很难鉴别。

治疗以手术为主，辅以雌激素治疗和放射治疗，可延长患者生命。预后一般较差，因发现往往多为晚期，但也有存活 12 年以上的报告。

(二)精囊肉瘤

精囊肉瘤报道极少，一般为平滑肌肉瘤。除病理确诊外，无特殊表现，症状极似精囊腺癌，主要有血精、前列腺侧上方可触及包块及排尿困难等。这些肿瘤病情进展迅速，预后较差。目前尚无统一的治疗方案，可行根治性切除或单纯精囊切除术，术后辅以放疗、内分泌治疗。预后不良。

第五节　肾实质肿瘤

一、良性肿瘤

良性肾肿瘤包括肾血管肌脂肪瘤(错构瘤)、肾平滑肌瘤、肾脂肪瘤、肾腺瘤、肾嗜酸细胞瘤、肾血管瘤、肾球旁细胞瘤。良性肾肿瘤发病率较低，因症状不明显，常难以发现。随着 CT 和 MRI 检查的广泛应用，良性肾肿瘤的检出较以往有所增加。

(一)肾血管肌脂肪瘤(错构瘤)

错构瘤是一种较为常见的肾良性肿瘤，起源于肾间质细胞，80%为女性，发病年龄为 20～50 岁，常见于 40 岁以上。随着 B 超、CT 等影像学技术的普及和提高，发病率有所增加，占肾肿瘤的8.7%～29.4%，恶变率为 12.5%。

错构瘤无包膜，黄灰色，呈圆形或椭圆形。有三种主要的组织学成分：成熟的脂肪细胞、平滑肌和血管。

肾错构瘤多无症状，其症状多为肿瘤内出血或自发性破裂引起，如急性腹痛、腰部肿块增大等，可出现休克症状。

错构瘤的诊断随 B 超和 CT 的广泛应用而取得进展。超声表现为强回声，CT 为低密度，为脂肪组织的特点，可与其他肾肿瘤鉴别。

治疗根据临床表现及其严重程度来决定。对于小于 4 cm 的孤立病变，每年进行 CT 或 B 超的跟踪检查。对于大于 4 cm 的无症状或症状轻微病变，每半年进行 B 超的跟踪检查。对于大于 4 cm、中等或严重症状病变(出血或疼痛)，进行肾部分切除或肾动脉栓塞。

(二)其他罕见的良性肾肿瘤

一些其他的良性肾肿瘤相当罕见，包括肾腺瘤、肾嗜酸细胞瘤、肾平滑肌瘤、肾脂肪瘤、肾血管瘤、肾球旁细胞瘤。除了肾球旁细胞瘤，在术前尚无特征来建立诊断。因此，通常在肾切除术后由病理医师作出诊断。

1.肾腺瘤

腺瘤是最常见的良性肾肿瘤。小而分化良好的腺瘤，常位于肾皮质，是一种典型的无症状和偶然发现的肿瘤。针吸细胞学检查难以与分化良好的肾癌鉴别，因此，任何形式的腺瘤都应当作早期肾癌对待。

2.肾嗜酸细胞瘤

肾嗜酸细胞瘤有从良性到恶性的发展趋势，是由含嗜酸性胞浆颗粒的大上皮细胞(大嗜酸粒细胞)构成。估计3%～5%的肾肿瘤是肾嗜酸细胞瘤，男性通常为女性的2倍。

肾嗜酸细胞瘤通常有完整的纤维囊，瘤组织极少侵入肾包膜、肾盂、集合系统或肾周脂肪。在切面上，肿瘤表面通常呈中央卫星样黄褐色或浅棕色瘢痕状，但缺少典型肾癌样坏死。肿瘤常孤立存在和发生于一侧肾。

组织学上，分化良好的肾嗜酸细胞瘤由含有强嗜酸性胞浆的大而整齐的细胞组成。肾大嗜酸粒细胞瘤的起源尚未完全阐明，近期的研究显示可能来源于干细胞的前体细胞或收集管的间质细胞。

肾嗜酸细胞瘤的诊断主要依靠病理检查。对质地较硬的肾肿瘤均应做根治性肾切除术。

3.肾平滑肌瘤

位于肾皮质，是最常见的中胚层良性肿瘤，肿瘤细小(直径一般为12 mm)，一般在尸检中发现，一般不需要处理。

4.肾血管瘤

肾血管瘤是一类发生在肾的小血管肿瘤，在内脏器官中的发生率仅次于肝脏。单肾多发性病变约占病例的12%，极少为双侧。常有血尿，可伴有疼痛和血块，可通过血管造影或内镜直接造影来确诊。治疗可根据血尿的严重程度而定。

5.肾脂肪瘤

罕见，为无明显有丝分裂的成熟脂肪细胞沉积而成，常见于中年女性，CT扫描是最佳检查手段。

6.肾球旁细胞瘤

肾球旁细胞瘤又称肾素瘤，起源于肾小球旁器入球小动脉的外周细胞，含有分泌肾素的颗粒。有包膜，局限于皮质区。

多见于青年女性，临床表现为高血压、高醛固酮血症、低血钾。有继发性醛固酮增多时应怀疑此病，选择性肾静脉血肾素检测可确诊。肾球旁细胞瘤血管紧张肽原水平升高，而醛固酮症的血管紧张肽原低于正常。

其继发性高血压可经手术治愈。以前治疗提倡肾全切，近来的一些报道显示肾部分切除有同样的效果。

二、肾癌

肾癌约占成人癌症的2.5%和所有原发性恶性肾肿瘤的85%。好发于50～60岁，男、女比例为2∶1。随着B超、CT扫描的常规应用和常规体检的开展，肾癌的检出呈增加趋势。

(一)病因

肾癌的病因不明,可能与职业暴露、染色体畸变和肿瘤抑制基因有关。吸烟、石棉、化学溶剂、镉暴露,同肾癌发生率增高有关。

(二)病理

肾癌从近曲小管上皮发生,有由被压缩的肾实质、纤维组织及炎性细胞形成的假包膜。肿瘤由于含大量脂质,大体标本尤其在透明细胞类型中呈现从黄到橘黄的特征。

组织学上,肾癌通常是一种混合型腺癌,分为透明细胞型、颗粒细胞型、混合细胞型和少数肉瘤样细胞型。

肾癌是一类脉管性肿瘤,有通过直接侵入肾包膜、肾周脂肪及邻近内脏结构或直接侵入肾静脉而播散的倾向。最常见的远处转移是肺,其次为肝脏、骨(骨质溶解)、同侧邻近淋巴结肾上腺、脑、对侧肾和皮下组织。

(三)肿瘤的分期和分级

1.肿瘤的分期

目前肾癌临床分期应用最广泛的有 1968 年的 Robson 分期和 TNM 分期。

(1)Robson 分期。

Ⅰ期:肿瘤局限于肾实质内,不侵犯肾周脂肪、肾静脉或局部淋巴结。

Ⅱ期:肿瘤侵犯肾周脂肪和肾上腺,但局限于肾筋膜(Gerota′s 膜)内,肾静脉或局部淋巴结无浸润。

ⅢA 期:肿瘤侵犯肾静脉或下腔静脉。

ⅢB 期:肿瘤侵犯局部淋巴结。

ⅢC 期:肿瘤侵犯局部血管和局部淋巴结。

ⅣA 期:肿瘤侵犯除肾上腺的邻近器官(结肠、胰腺等)。

ⅣB 期:远处转移。

(2)肾透明细胞癌 TNM 分期。

T(原发肿瘤):Tx 原发肿瘤不能确定;T_0 无原发肿瘤;T_1 肿瘤小于 7 cm 或局限于肾内;T_2 肿瘤大于 7 cm 局限于肾内;T_3 肿瘤侵犯大血管或肾上腺或肾周组织,但局限于肾筋膜内;T_{3a}肿瘤侵犯肾上腺或肾周组织,但局限于肾筋膜内;T_{3b}肿瘤侵犯肾静脉或下腔静脉;T_{3c}肿瘤侵犯膈上的下腔静脉;T_4 肿瘤侵犯肾筋膜以外。

N(局部淋巴结):Nx 局部淋巴结不能确定;N_0 无局部淋巴结转移;N_1 单个局部淋巴结转移≤2 cm;N_2 超过单个局部淋巴结转移。

M(远处转移):Mx 远处转移不能确定;M_0 无远处转移;M_1 远处转移。

组合分期:①Ⅰ期:$T_1N_0M_0$。②Ⅱ期:$T_2N_0M_0$。③Ⅲ期:$T_1N_1M_0/T_2N_1M_0/T_{3a}N_0N_1M_0/T_{3b}N_0N_1M_0$。④Ⅳ期:$T_4$,任何 NM/任何 T,$N_2N_3M_0$/任何 T,任何 N,$M_1$。

2.肿瘤分级

肾癌的细胞分化程度根据细胞核形态分为 G_0～G_4,是衡量肾癌恶性程度的标准。一般认为分化较高的肾癌(主要是颗粒细胞癌)的分级与预后相关,但在透明细胞癌与颗粒细胞癌之间分级未能显示其与预后有明显差别,肿瘤进展也与分级无明显相关关系。

(四)临床表现与诊断

1.症状和体征

主要表现为肉眼血尿、腰痛和腰部肿块三联征,但往往是晚期的标志。转移是次级症状,如呼吸困难和咳嗽、癫痫发作和头痛,或来源于肺、脑和骨转移的骨痛。

2.类癌综合征

肾癌和一系列类癌综合征相关,包括红细胞增多症、高钙血症、高血压和非转移性肝功能不全。有时类癌综合征为肾癌的首发症状。

类癌综合征本身就决定了预后不良,患者的癌外新陈代谢紊乱在肾切除术后仍不正常(显示出临床不能监测转移)即提示预后更差。

3.实验室检查

约30%的肾癌患者有贫血,通常是正色素性贫血。早期肿瘤的外科治疗后通常贫血可纠正,未行肿瘤切除的患者,重组促红细胞生成素可能有一定作用。

约60%的肾癌患者有肉眼或镜下血尿。红细胞沉降率加快也很常见,据报道发生率可高达70%。

目前,尚无临床肿瘤标志物有助于检验、诊断或对治疗反应进行评估。

4.影像学检查

(1)超声(US)检查是一种无创,相对低廉的技术,可就IVU检出的肾包块进一步确定,也可检出侵入下腔静脉的瘤栓。然而,在US或IVU评估中发现,有可疑性肾包块的患者最好行CT扫描进行评估。

(2)有镜下血尿的患者应当选用IVU作为初选的放射学方面的评估。

(3)CT扫描同其他放射技术手段相比仍是首选,比US或IVU更灵敏。三维螺旋CT重建可显示出肿瘤的三维图像和精确的血管轮廓,可对行保留肾单位的手术方式选择提供参考。

(4)其他应用的放射技术手段包括同位素扫描、MRI、肾血管造影术、正电子发射断层摄影术和动脉造影等,有一定的应用价值。

(五)鉴别诊断

需要与肾囊肿、错构瘤、肾脓肿及其他肾脏肿瘤进行鉴别。肾最主要的包块是单个囊肿,可行B超或CT检查进行鉴别。错构瘤(含大量脂肪成分)通过脂肪成分低密度区表现能容易地确定。高度怀疑肾脓肿的患者有发热、腰痛、脓尿和白细胞计数增加表现,早期应行穿刺和培养。肾淋巴瘤(霍奇金淋巴瘤和非霍奇金淋巴瘤)、肾盂移行细胞癌、肾上腺癌和转移癌应结合CT及临床表现来考虑其诊断。

(六)治疗

(1)对于早期肾癌患者,手术切除是唯一有效的治疗。根治性肾切除术对于肾癌的患者是最基本的治疗手段,必须切除肾脏及其筋膜,包括同侧肾上腺、近端1/2的输尿管。如肿瘤不在肾上极,可不切除肾上腺。肾癌患者是否行局部淋巴结清扫术目前尚有争议。腹腔镜根治性肾切除术相对于开放性根治性肾切除术而言,患者恢复更快。根治性肾切除术后局部复发率为2%~3%。

(2)肾动脉栓塞已作为根治性肾切除术前的一种辅助治疗,可减少术中出血。

(3)放射治疗作为辅助方法，其效果仍存争议。

约30%肾癌患者确诊时已有转移。转移性的肾癌进展迅速，5年生存率低于10%。对于已出现远处转移的肾癌患者可采用姑息性手术、放射治疗、化疗、免疫治疗等治疗方法，主要目的在于减少肿瘤出血、缓解疼痛。

(七)预后

患者预后与目前疾病的分期明确相关。近期研究报道，Ⅰ期患者的5年生存率为91%～100%，Ⅱ期为74%～96%，Ⅲ期为59%～70%。已有转移的患者预后不良，5年生存率仅为16%～32%。

三、肾母细胞瘤

肾母细胞瘤即Wilms瘤、肾胚胎瘤，是婴幼儿最常见的腹部肿瘤，约占小儿实体肿瘤的80%。多在5岁以前发病，2/3在3岁以内，无性别差异。

(一)病因

病因不明。肾母细胞瘤的发生有家族性和非家族性。约1%肾母细胞瘤为家族性，约15%的Wilms瘤患者有先天畸形，如蹄铁形肾、过度生长综合征、尿道下裂，隐睾和肾融合。近年对家族性发生倾向与遗传性关系有较多的研究，发现有染色体异常，可见11号染色体短臂的中间部缺失性畸变。

(二)病理学

典型的Wilms瘤起源于后肾胚基，由不同比例的胚基、上皮细胞和基质成分构成。Wilms瘤通常较大，多小叶，灰或黄褐色，有出血和坏死。偶尔可见纤维假包膜。肿瘤能通过肾包膜直接扩散，经肾静脉和下腔静脉血行转移，或经淋巴转移。10%～15%的患者存在转移，其中，肺(85%～95%)和肝(100%～15%)是最常见的部位。25%的患者有局部淋巴转移。骨转移和脑转移不常见。

(三)肿瘤分期

NWTS分期系统是一种基于手术和病理发现的分期方法，应用最为广泛。

NWTS-3分期有以下几点。

Ⅰ期：肿瘤局限于肾脏，可完全切除。肾包膜表面完整。肿瘤在术前或术中不会破裂。切口边缘无明显肿瘤残留。

Ⅱ期：肿瘤突破肾但仍能完整切除。有局部扩散，如穿过肾包膜外表面至肾周组织。肾外血管有浸润或含有瘤栓。曾行活检或局部膨出固定于侧腹。切口边缘无明显肿瘤残留。

Ⅲ期：腹部有非血源性肿瘤残留。肾门淋巴结活检发现肿瘤，主动脉周围或超出主动脉周围有转移。肿瘤扩散至腹膜，腹膜表面种植。镜下或大体上，手术边缘有肿瘤残留。肿瘤浸润至重要结构，不能完全切除。

Ⅳ期：血行转移，如转移至肺、肝、骨和脑等。

Ⅴ期：双肾肾母细胞瘤。

(四)临床表现

1.症状和体征

早期不伴有其他症状，常在婴儿更衣或洗浴时被家长或幼保人员偶然发现，时常为无症状的上腹部肿块，向胁部鼓出，表面光滑、实质性，较固定，大者可超越腹部中线。肿物增长较大时，可出现腹痛、血尿、发热、高血压、贫血等症状。常见的体征为腹部包块。25%～60%的病例有高血压，可能由于肾素水平升高所致。

2.实验分析

尿液分析可显示血尿，可能存在贫血，尤其在有明显包膜下出血者，肝转移的患者可能有血清生化异常。

3.X线检查

大剂量静脉尿路造影是早期诊断的选择性方法。肾动脉造影仅用于有双侧Wilms瘤或马蹄肾。胸部X线摄片为有转移的首选检查。对高风险的患者，胸腹CT联合扫描可提供有用的临床资料。

4.超声检查、CT扫描和MRI

(1)超声检查是目前首选的检查腹部可触及包块的方法。

(2)腹部CT用于可疑的Wilms瘤检查，且能提供肿瘤范围、对侧肾状况和局部淋巴结情况。CT扫描对右侧肿瘤侵犯肝脏时有较高的假阳性率。

(3)MRI能提供侵入下腔静脉肿瘤范围的重要信息，包括侵入心内的肿瘤大小。

5.放射性核素显像

放射性核素骨扫描应用极少。腹部CT扫描已取代放射性核素肝脾显像。

6.穿刺活检

常规术前活检仅用于肿瘤过大、能安全切除和已计划术前化疗或放疗的情况。

(五)鉴别诊断

儿童腹部包块的鉴别诊断包括肾积水、肾囊肿、肾内神经母细胞瘤、中胚层细胞瘤和各种少见的肉瘤。

超声检查可明确肾积水和肾囊肿。神经母细胞瘤放射学上与Wilms瘤难以分辨，有些特征有助于区分；Wilms瘤常固定于一侧腹部，神经母细胞瘤通常横跨腹中线；Wilms瘤是肾内包块，且极少导致肾轴改变，神经母细胞瘤可导致肾向外和向下转位；儿童神经母细胞瘤倾向于转移，且放射检查时常见钙化；神经母细胞瘤可产生多种肿瘤因子，包括香草基杏仁酸和其他儿茶酚胺物质，而不见于Wilms瘤。

中胚叶肾瘤是良性错构瘤，且术前与Wilms瘤难以区分。常见于新生儿期，且需手术切除后病理确定，也可发生于成人。

(六)治疗

治疗的目的在于尽可能提高治愈率的同时降低相关疾病发病率。由于对疾病理解的加深和NWTS提倡的综合治疗，Wilms瘤患儿存活率有显著提高。

1.手术方法

单侧肾肿瘤需手术切除(肿瘤未过中线或未侵及邻近内脏器官)，经腹横切口的根治性肾切除，一般不需要行后腹膜淋巴结清扫。肿瘤侵入下腔静脉应当取出，除非已完全阻塞。手术中应避免肿瘤外溢，因为有证据表明，若肿瘤外溢能增加腹部的复发。

双侧Wilms瘤患儿，如同成人的双侧肾癌，需个体化考虑。肿瘤组织分化良好，行部分肾切除通常需术前化疗。术前化疗需根据活检的诊断和分期来决定。穿刺活检已被证明是可靠的诊断方法。分化不良治疗为放化疗,后进行手术。

2.化疗

Wilms瘤认为是化疗敏感性肿瘤。第Ⅰ期肿瘤和第Ⅱ期组织学分化良好的肿瘤行手术切除并用长春新碱和放线菌素D辅助化疗联合放疗。第Ⅲ期和第Ⅳ期组织学分化良好的肿瘤行手术切除和用长春新碱、放线菌素D和阿霉素辅助化疗和辅助放疗。第Ⅱ～第Ⅳ期分化不良肿瘤的治疗,按较高分期组织学分化良好的肿瘤的治疗。

3.放疗

Wilms瘤是放疗敏感性肿瘤,但有潜在的导致发育失调的可能,且被认为有可能发生心、肺和肝毒性等并发症。实际上有效化疗方法的进步已取代了放疗。

(七)预后

组织学分化良好的Wilms瘤患儿4年生存率已接近90%。最重要的预后不良因素是组织分化不良的类型(透明细胞瘤,杆状和较原始的肿瘤)。对NWTS第Ⅱ期和第Ⅲ期双侧Wilms瘤患者的分析显示,其3年生存率为82%。

四、肾脏继发性肿瘤

肾脏为实质和血液肿瘤常见的转移播散部位。最常见的原发癌是肺(20%),其次是乳腺(12%)、胃(11%)和肾(9%)。

蛋白尿和血尿在继发性肾转移瘤患者中相当普遍,但疼痛和肾功能不全罕见。继发性肾转移瘤是倾向于晚期的继发性病变,通常为广泛转移,提示预后不良。

治疗应根据原发肿瘤的应答反应来确定。

第六节　肾盂和输尿管肿瘤

一、发病率

肾盂和输尿管肿瘤少见,仅占整个泌尿道上皮肿瘤的4%,平均发病年龄为55岁,大多为40～70岁;男∶女约为2∶1。

二、病因

吸烟和接触某些工业染料或溶剂均增加了上尿路移行细胞癌的危险性,长期过度服用止痛药、Balkan肾病或行逆行肾盂造影时接触的对比剂也有增加癌变的危险性。

三、病理

绝大多数肾盂和输尿管肿瘤是移行细胞肿瘤,发病率分别为90%和97%,分级和膀胱肿瘤相似。乳头状瘤占15%～20%,50%以上的患者是孤立性肿瘤,其他为多发性肿瘤。在输尿管肿瘤患者中,中心性肿瘤多达50%。最常见的转移部位是附近相邻的淋巴结、骨和肺等。

鳞癌约占肾盂肿瘤的10%,常由感染或结石引起慢性感染所致。腺癌少见,一经确诊,往往已属晚期。输尿管肿瘤则罕见,大部分肿瘤在诊断时已有播散和浸润。

肾盂和输尿管肿瘤的分期和膀胱癌相似,肿瘤的分期和分级决定了治疗方案和预后。肾盂输尿管低分级肿瘤存活率为60%～90%，而高分级或穿透肾盂、输尿管壁肿瘤可能有远处转移，存活率低，为0～30%(表5-2)。

表5-2 肾盂输尿管肿瘤的分期

肿瘤分期	系统	
	Batata①	TNM②
局限在黏膜	O	Tis
侵及基底膜	A	T_1
侵及肌层	B	T_2
播散通过肌层到脂肪或肾实质	C	T_3
侵及临近脏器	D	T_4
有淋巴转移	D	N^+
伴有远处转移	D	M^+

注 ①自Batata等于1975年描述。②自美国癌症联合会于1988年制订。

四、临床表现

(一)症状和体征

主要表现为间断性、无痛性肉眼血尿，有时仅有镜下血尿，容易被忽视。当血块或肿瘤碎片阻塞输尿管或肿瘤本身阻塞输尿管、肾盂时可能出现肾绞痛症状。部分患者可出现全身症状，如发热、体重减轻和嗜睡，这可能与肿瘤转移有关。一般无明显阳性体征，当有肾盂积水或巨大肿瘤时，可扪及腹部包块，有时腹部触诊有压痛。少数转移性肿瘤患者有锁骨上、腹股沟淋巴结肿大或肝大。

(二)实验室检查

大部分患者尿常规检查有血尿，多为间歇性。少数肝转移患者有肝功能检查异常。由梗阻和尿滞留引起的泌尿道感染可以出现脓尿、菌尿。

可以通过检查尿脱落细胞发现肿瘤细胞，阳性率取决于肿瘤的分级和取得标本的数量。

(三)影像学检查

上尿路肿瘤患者静脉尿路造影异常，最常见的改变为腔内充盈缺损，一侧肾输尿管不显影和肾积水。静脉尿路造影显影不良者，配合逆行造影、肾穿刺造影、B超、CT、MRI等进一步检查。

逆行肾盂造影可以更准确地观察集合系统异常，同时可以收集细胞学标本。输尿管肿瘤的特征是肿瘤所在以上部位扩张，如同“高脚杯状”，对诊断有重要价值。有时在逆行造影时输尿管肿瘤还可能出现“Bergman氏征”，即输尿管插入导管被肿瘤阻挡后盘曲在输尿管肿瘤远端。

超声检查、CT、MRI常可发现肾盂的软组织异常及肾积水，但是，输尿管病变应用超声和CT检查有一定的困难，MRI可帮助检查输尿管病变。上述检查均能将血块、肿瘤和不透光结石区别开来，CT和MRI可以同时检查出腹部和腹膜后组织的局部或远处转移病灶。

(四)膀胱镜、输尿管肾盂镜检

膀胱镜检查可发现输尿管口喷血，并可了解有无膀胱内转移。使用输尿管肾盂镜可以直接观察到上尿路异常。通过此项检查，可以估计上尿路的充盈缺损和细胞学检查的阳性结果。

此外，还可以对肾盂输尿管肿瘤保守手术的患者进行监视及对肿瘤的观察和活检。偶尔可行肿瘤切除术和电灼术。输尿管肾盂镜进行监测比传统方法更优越。

五、治疗

标准治疗方案是进行肾、全长输尿管及输尿管开口部位的膀胱壁部分切除术。若输尿管近端无肿瘤侵犯，仅有远端肿瘤，则应行远端输尿管切除及输尿管植入膀胱术。

放疗对上尿路肿瘤作用甚小。伴有转移的上尿路移行上皮肿瘤的患者和转移性膀胱肿瘤患者一样，可用顺铂进行化疗。

第七节　膀胱肿瘤

一、发病率

膀胱肿瘤是我国最常见的泌尿生殖系统肿瘤，无论其发病率还是病死率均居首位，平均发病年龄为67～70岁。

二、病因

（一）生活习惯

吸烟与膀胱肿瘤的发病率有关。香烟中含有致癌物质，如α-和β-萘磺酸，这些物质自肺吸入，从尿中排泄，长期积聚于体内，最终可能致癌。

（二）职业因素

膀胱肿瘤的发病与职业性接触某些化学物质有关，如化学染料、橡胶、皮革和印刷品等。

（三）遗传因素

导致膀胱癌的遗传因素尚不清楚，但可能与癌基因突变与抑癌基因的丢失和失活有关。在各分级的早期膀胱肿瘤中，均发现了染色体9的长臂上遗传物质的丢失。而在晚期膀胱肿瘤中，却常常发现染色体11和17的短臂上遗传物质的缺失，从而揭示了局部抑癌基因的丢失与肿瘤的发生发展有关。

（四）其他因素

膀胱肿瘤的发生还与膀胱结石、腺性膀胱炎、膀胱血吸虫病、膀胱黏膜白斑等有关，治疗恶性肿瘤的药物，如环磷酰胺及人工甜味品（包括味精）也可能引起膀胱癌。

三、病理

约98%的膀胱肿瘤为恶性上皮肿瘤，而且大多数是移行细胞肿瘤。

（一）组织类型

约90%的膀胱肿瘤为移行上皮细胞肿瘤，最常见的是乳头状瘤，呈外生性生长，无蒂，很少有溃疡发生。鳞癌与腺癌各占2%～3%。非上皮肿瘤罕见，多为婴幼儿发生的肉瘤。

（二）分化程度

WHO根据上皮结构、细胞大小、多形性、核极性、染色体深度和分裂相的数量提出将移行细胞肿瘤分为三级。Ⅰ级分化良好，恶性程度低；Ⅲ级分化不良，属高度恶性；Ⅱ级分化在Ⅰ级、Ⅲ级之间，属中度恶性。肿瘤的浸润、复发和发展频率与肿瘤的分级密切相关。Ⅰ级肿瘤有10%～20%病例发展为浸润性肿瘤；Ⅱ级为19%～37%；Ⅲ级为33%～67%，这对生存率有影响。因此，早期肿瘤患者10年存活率为98%，晚期为35%。

(三)生长方式

可分为原位癌、乳头状癌和浸润性癌。原位癌(CIS)是一种扁平状非乳头进行性上皮，该上皮缺少正常细胞极性，且细胞大，有明显的核仁。原位癌的分布有时比较散在，远离原来的肿瘤，其病史各异，有些长期无症状、无浸润，但有些发展很快。此外，伴有原位癌的外生性肿瘤更有可能复发和浸润。

(四)浸润深度

浸润深度是膀胱肿瘤分期的重要根据，可分为原位癌(Tis)、乳头状无浸润(T_a)、限于固有层以内(T_1)、浸润浅肌层(T_{2a})、浸润深肌层(T_{2b})、穿透膀胱壁(T_3)、侵犯前列腺和膀胱邻近组织(T_4)。

(五)分期

Jewett和Strong提出了膀胱肿瘤的分期方法，后来Marshall修改了这种分期方法。目前，这种膀胱肿瘤分期法与TNM分期方法均应用广泛，这两种方法的比较见图5-2。

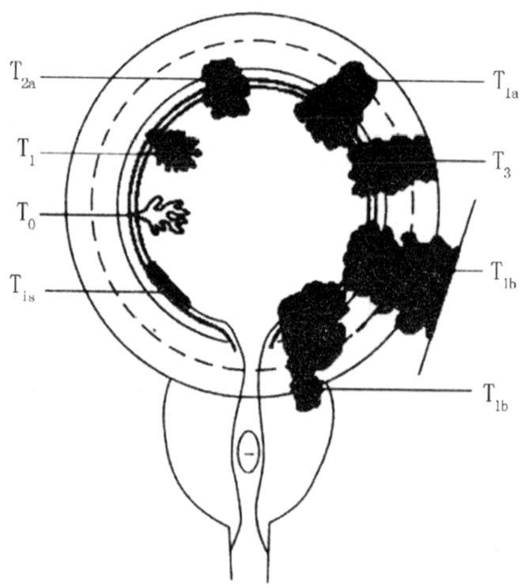

图5-2　膀胱肿瘤分期

四、临床表现和诊断

膀胱肿瘤的高发年龄为50～70岁，男：女约为4：1，以表浅的乳头状肿瘤最为常见。

(一)症状

主要表现为间断无痛性全程血尿，85%～90%的患者出现血尿，出血可自行停止，容易造成治愈或好转的假象。出血可多可少，与膀胱肿瘤的大小、数目、恶性程度并不一致。少数患者还伴有膀胱刺激征，即尿频、尿急和尿痛，这表示有浸润性膀胱癌或广泛的原位癌。部分肿瘤较大的患者可出现排尿困难、尿滞留等症状。晚期症状包括骨转移的骨痛或后腹膜转移或输尿管梗阻引起的胁腹痛。

(二)体征

大多数患者无相关体征。当肿瘤体积大或有浸润时，可能因膀胱壁增厚而触及肿块(双合诊),临床上若下腹部能触及包块,多考虑为巨大的表面肿瘤或肿瘤穿破膀胱壁层。若发现有肝肿大或锁骨上淋巴结肿大,常提示有转移。有时偶尔会出现淋巴水肿,是由阻塞性盆腔淋巴结肿大所致。

(三)实验室检查

1.常规检查

尿常规提示为肾外性血尿,有时伴有泌尿道感染则可出现脓尿,肿瘤或淋巴结肿大引起输尿管阻塞的患者可以发生氮质血症,慢性失血可引起贫血改变。

2.尿细胞学检查

多在发病早期或随访时进行细胞学检查,尤其用于高发人群的普查中,以评估对治疗的反应。

3.流式细胞计数法(FCM)

FCM 是测量细胞 DNA 含量异常的另一种检查膀胱肿瘤的细胞学方法。

4.其他实验室检查

随着肿瘤分子生物学的发展和检测技术的革新,应用新的尿细胞学检测方法来提高诊断膀胱癌的准确率成为可能。这些新的方法有 BTA 法、BTA stat 法、BTA TRAK 分析、尿液的核基质蛋白(NMP_{22})测定、尿纤维蛋白元和(或)纤维蛋白降解产物(FDP)的定量分析、尿脱落细胞中 Lewis-X 抗原的识别及检测其脱落细胞分裂末期的活性。

(四)影像学检查

(1)B 超检查:为无创检查,膀胱充盈 B 超可发现 0.5 cm 以上的膀胱肿瘤,可初步了解膀胱肿瘤的大小、数目。

(2)静脉尿路造影:是评估血尿最常见的方法之一。膀胱肿瘤若带蒂时,可显示为充盈缺损,向膀胱腔内突出。非乳头状浸润性癌肿患者 IVP 则显示膀胱壁僵硬或平坦,输尿管梗阻引起的肾积水常与浸润程度有关。

(3)CT 或 MRI 检查:是无创性、最准确的膀胱肿瘤分期方法,可辨别出肌层、有无膀胱周围的浸润,还能检查出盆腔内肿大的淋巴结,若淋巴结大于 1 cm,认为可疑转移。

(五)膀胱尿道镜检查

可直接看到肿瘤所在部位、大小、数目、形态、蒂部情况和基底部浸润程度等。联合活组织检查具有确诊价值。

五、治疗

肿瘤的治疗比较复杂,应根据不同的病理分期(TNM)、分级、肿瘤的大小、数目的多少和复发的类型选用不同的治疗方法(表 5-3)。

表 5-3 膀胱肿瘤早期治疗方法选择

肿瘤分期	早期治疗方案的选择
Tis	TUR 术后用 BCG 进行膀胱灌注
T_a(单发、浅表的、非复发的)	TUR 术
T_1	TUR 术后用 BCG 进行膀胱灌注或免疫治疗

续表

肿瘤分期	早期治疗方案的选择
T_2～T_4	根治性膀胱全切除术
	新的辅助化疗后再行根治性膀胱全切除术
	根治性膀胱全切除术后再辅以化疗
	新的辅助化疗后再做化疗或放疗
任何分期的 T,N^+,M^+	选择性外科手术和放疗后进行系统的化疗

浅表性肿瘤经尿道切除后,应进一步有选择性地进行膀胱腔内化疗,一般对那些早期低级、瘤体小的患者仅做单纯性经尿道切除术,并进行随诊监测。目前,对 T_1 的治疗尚有争议,有研究者认为,应尽早行膀胱根治性切除手术,尤其是复发率高的Ⅲ级肿瘤,这些患者经膀胱腔内化疗后,其复发率降低。

局部浸润性肿瘤(T_2,T_3 期)需行进一步积极性的局部治疗,其中包括部分切除或根治性切除、放疗和全身性化疗,有局部或远处转移的患者,应先接受全身性化疗,再根据情况,有选择性放疗和进行外科手术治疗。

(一)膀胱腔内化疗

大多数浅表性肿瘤患者都有可能复发,进行膀胱腔内化疗能降低或预防肿瘤复发。其中,有三种不同的膀胱内灌注化疗药或免疫制剂的方式(表 5-4)。

表 5-4 膀胱内化疗药物的选择

用法	时间	目的
用于辅助治疗	TUR 术中行膀胱灌注	预防肿瘤种植
预防性治疗	完全性 TUR 术后行膀胱灌注	预防肿瘤复发或进展
治疗为主要手段	不完全性 TUR 术后行膀胱灌注	治疗残余病变

大多数抗肿瘤药物每周 1 次,每个疗程为 6～8 次,以后每月灌注 1 次维持治疗。因为膀胱基底膜有限制药物吸收的作用,所以全身性不良反应较少见。①现在最常用的药物有丝裂霉素 C、噻呋哌、阿霉案和卡介苗等。②最近国内最新用药有羟基喜树碱、吡柔比星、米西宁等。根据患者的个体差异选择不同的灌注药物。

经尿道电切术的同时行膀胱灌注药物一次,其治疗结果较好,可以减少肿瘤复发,并且能减少肿瘤直接在膀胱黏膜上的种植,还可以抑制浅表性膀胱肿瘤进一步恶化。

(二)手术治疗

1.经尿道膀胱肿瘤切除术(TUR)

TUR 是早期膀胱肿瘤治疗的有效方法,其能合理、准确地估价肿瘤的分期、分级,但需要进一步治疗,如膀胱腔内化疗。无浸润、单个、低级的肿瘤可以单独经尿道切除。

2.膀胱部分切除术

其适应证为单个局部浸润性肿瘤(T_1～T_3);局限在后壁、侧壁、顶部的肿瘤,憩室内癌,还有少数伴有浸润性移行细胞肿瘤,相关联的远离原发性肿瘤的原位癌必须通过术前广泛的膀胱活检排除。虽然可以达到和同期肿瘤根治手术的存活率,但局部复发率较为常见。目前,随着膀胱替代手术在临床上的应用，膀胱部分切除术较过去明显减少。

3.根治性膀胱切除术

根治性手术切除范围包括整个膀胱及周围脂肪、黏附的腹膜，在男性应包括前列腺和精囊，女性包括宫颈、子宫、阴道前穹窿、尿道和卵巢。伴有原位癌和明显的前列腺部尿道肿瘤时，应该同时进行全尿道切除术，以减少尿道癌复发的可能。

两侧盆腔淋巴结清扫通常与根治术同时进行。有淋巴结转移的患者预后较差。

(三)放射疗法

外部放射治疗(5000～7000 cGy)是对深部浸润性膀胱肿瘤行根治术患者的一种新方法。大多数患者能耐受放疗，约15%的患者可能出现小肠、膀胱、直肠的并发症，单纯放疗比术前放疗再行根治术的存活率要低。

(四)化学疗法

约15%的膀胱肿瘤患者有局部或远处转移，浸润性膀胱肿瘤患者虽已行根治术或放疗，但仍有30%～40%的患者发生远处转移。化疗对转移性肿瘤绝大多数有效，甲氨蝶呤、长春新碱、阿霉素和顺铂(MVAC)已经广泛应用于复发性浸润性膀胱肿瘤。

(五)联合治疗

虽然联合化疗适用于伴有浸润性肿瘤的患者，但有学者认为，如果对那些局部浸润性肿瘤(T_3～T_4)患者在行根治术前先进行化疗，能降低其复发率和有预防作用。

第六章　泌尿生殖系统特异性感染

第一节　生殖系统结核

一、概述

泌尿生殖系统结核是全身结核病的一部分，由结核杆菌引起的慢性泌尿生殖系统感染，常在身体抵抗力降低时发病。其中最主要的是肾结核。在泌尿系统结核中，肾结核最为常见，最先发生，可由肾脏蔓延至整个泌尿系统。根据世界卫生组织估计，目前全球已有1/3人口、约17亿人感染结核病，现有结核患者2000万，每年新发生结核病约1000万，约300万人死于结核病。近年来，由于AIDS的出现，AIDS患者免疫力低下，易患结核，故其发病率有上升趋势。每年约30万人的发病与免疫缺陷病毒感染有关。我国估计有600万的结核病患者，20世纪90年代初以来，我国实施了“世界银行贷款中国结核病控制项目”和“卫生部加强和促进结核病项目”，采取了短程化疗方案，使我国结核防治工作到达了新的水平。随着新的、更有效的疫苗问世及早期准确的诊断技术和先进的医疗技术的运用，相信人类将战胜直至消灭结核病。

（一）病原菌与感染途径

结核病是由结核菌感染引起，结核菌属于分枝杆菌属，为细长杆菌，形态稍弯曲，长1～4 μm，宽0～5 μm，常有分支倾向，有时可呈丝状、棒状。主要寄生于细胞内，不易染色，但经品红加热染色后，使用酸性乙醇冲洗亦无法使之脱色，故称抗酸杆菌。1882年，德国科学家Robert Koch在一些患者体内发现了结核杆菌，并且确定这些细菌是结核病的唯一病因。引起结核病的主要病原体是人型和牛型结核杆菌。牛型结核杆菌也能使牛、羊、家兔患结核病，并且对动物的毒性要比人型结核杆菌强。结核菌生长缓慢，每20～24小时繁殖一代，抗生素一般只对繁殖生长的结核菌有效，少数结核菌可在细胞内长期潜伏，不易被抗生素所消灭。

泌尿生殖系统结核的感染途径有三：①血行感染。泌尿生殖系统结核为身体其他器官结核病灶的继发性病变。结核杆菌由血液侵入泌尿生殖系统。②直接蔓延。在肾结核的基础上，结核杆菌由肾下传输至尿管、膀胱和生殖系统。③淋巴管播散。结核杆菌经肺门淋巴结和肾内淋巴播散，形成泌尿生殖系统结核。

（二）发病机制

泌尿系统结核最先发生结核病变的是肾脏，而肾结核则继发于身体其他部位的结核病灶，肺结核是主要的原发病灶。原发病灶的结核杆菌经血液侵入肾脏后，在肾皮质形成微小多发病灶，当机体抵抗力强时可自愈，但如机体抵抗力弱时则形成肾髓质结核，并继续发展至肾盏、肾盂、输尿管和膀胱，成为泌尿系统结核。生殖系统结核则因双侧射精管及前列腺小管均开口于后尿道，感染的尿液通过前列腺尿道时，可进入前列腺及精囊，引起感染。不论经血行感染或尿路感染，往往由前列腺、精囊开始，以后蔓延到输精管，再从输精管管腔或管壁淋巴管蔓延到附睾，在附睾尾部发生病变后再扩展到附睾的其他部分和睾丸。血行感染可直接引起附睾、睾丸结核，尿道结核多因前列腺及精囊结核直接蔓延到后尿道，或因泌尿系统结核引起尿道感染，阴茎结核也可侵及尿道。阴茎结核主要通过阴茎与结核杆菌直接接触发生感染。血行感染可直接侵犯阴茎海绵体，引起结核性海绵体炎。尿道结核也可侵及阴茎海绵体及阴茎头。

泌尿系统结核的病理变化主要是结核结节及结核肉芽肿形成，继之发展为干酪样坏死及空洞或溃疡形成，再进一步纤维化。肾皮质结核以干酪样坏死及空洞形成为主。肾盏、肾盂、输尿管及膀胱结核以结节、溃疡及纤维化为主。输尿管结核使输尿管增粗、变硬，导致不同程度的管腔狭窄，加速肾脏的破坏，使肾功能损害。膀胱结核可使膀胱壁失去伸展性，导致容量减少并形成挛缩膀胱，继而引起健侧肾及输尿管积水。尿道结核常导致尿道狭窄，前列腺、精囊及附睾结核常形成结核性肉芽肿、干酪样坏死成为坚硬的肿块，输精管结核常纤维化成串珠状结节，阴茎结核可行成溃疡、瘘管、结节性增生。

二、肾结核

肾结核是结核杆菌从肺部等器官结核病灶传播至肾脏而引起的继发性感染，属于继发性结核。其发病年龄多为20～40岁青壮年，男、女发病率比约为2∶1，根据世界卫生组织估计，全球每年新发生结核病者约1000万，肾结核占8%～20%。肾结核早期并不一定出现临床症状，进一步发展可出现尿频、尿急、尿痛和脓尿、血尿及腰痛，可伴有低热、盗汗、消瘦等感染中毒症状。

随着防结核工作的广泛开展及现代化疗的广泛应用，肾结核的发病率明显降低，治愈率大大提高。本病在治疗上西医以抗结核药物为主，现代化疗仍是首选的重要方法。手术治疗能清除病灶，解除梗阻及恢复或改善肾功能。中西医结合治疗能减少抗结核药物的毒性作用，缩短治疗过程，提高疗效。

（一）病因、病理

结核杆菌经血行抵达肾脏，多停留在肾小球周围毛细血管丛内，若患者免疫力较高，细菌数量少，则病灶于皮质内形成微小肉芽肿，可完全愈合，不发展成为临床肾结核。如果细菌量较大，毒性强，患者免疫力低下，则细菌经肾小球过滤后到达髓袢，或经血行运达肾髓质，形成临床肾结核、肾髓质干酪样坏死、空洞形成。结核菌随尿扩散到输尿管、膀胱、尿道，形成尿路纤维化、梗阻，出现肾积水，重则发生肾功能损伤甚至衰竭。

（二）临床表现

1.尿频、尿急、尿痛

尿频、尿急、尿痛是肾结核的常见初期症状，开始时夜间尿频较明显，逐渐加重，重则每天排尿数十次，甚至上百次，用普通抗生素治疗症状不缓解者应考虑肾结核。

2.血尿

血尿多在尿路刺激症状之后出现，部分患者以血尿为首发表现，多为终末血尿，也可为全程血尿。

3.脓尿

尿检镜下见大量脓细胞，有时尿呈米汤样。

4.腰痛

腰痛并不常见，可呈钝痛或绞痛。

5.结核中毒症状

低热、盗汗、消瘦、贫血等全身症状多不明显，只有结核破坏严重时才引起明显症状。

6.并发症

肾结核患者常见的并发症是男性生殖系统结核，其他可有活动性肺结核、脊柱结核、其他部位骨结核、结核性胸膜炎或腹膜炎、高血压。少数可合并结核性膀胱阴道瘘、膀胱直肠瘘或尿道会阴瘘。

(三)诊断

1.症状

有尿频、尿急、尿痛者；有不明原因的血尿和(或)脓尿者；经抗感染治疗无效，在除外引起膀胱炎的明显原因后，应考虑肾结核。

2.体征

一般患者临床无明显体征，只有约10%的患者因病变较重有局部症状和体征，肾区可触及肿大的肾脏，并有压痛及叩击痛。

3.辅助检查

(1)尿常规和培养：多数肾结核患者尿呈酸性，可出现白细胞、脓细胞、红细胞等，无菌性脓尿是尿培养的唯一异常。

(2)尿找抗酸杆菌和结核菌培养：尿沉渣涂片行抗酸染色，找抗酸杆菌，阳性率14%～42%，特异性100%；结核菌培养阳性率达80%～90%，但培养时间太长，达6周。

(3)PCR法监测尿结核菌：为除病理检查外最敏感的诊断依据。留晨尿，连查3次，阳性率达50%～92%，可列为疑诊早期肾结核的常规检测手段。但由于该方法敏感性高、易于污染等特点，可出现假阳性。

(4)结核菌素试验：纯蛋白衍生物(PPD)试验较OT试验好，阳性率88%～100%，阴性则不支持肾结核的诊断。

(5)X线检查：腹部平片可显示肾实质钙化，不规则、无定形钙斑点，有时酷似结石。早期肾乳头破坏时，IVU可见肾盏破坏，边缘不整，呈虫蚀状，如病情进展，可见云雾状的不规则空洞，或有串珠样输尿管结核。病变对侧肾积水、输尿管扩张，膀胱挛缩。经皮肾穿刺造影适用于对IVU不显影或逆行造影失败者，为一种重要的诊断方法。

(6)膀胱镜检查：早期可见膀胱黏膜结核结节，重时可见黏膜水肿、充血、溃疡及膀胱内散在多处脓性片状物，还可有膀胱容量缩小及输尿管口不清或扭曲变形。

(7)CT检查：能清楚显示肾结核的多种表现及肾脏形态学的异常，显示肾小盏、肾乳突的细微结构。多发空洞型肾结核CT影像表现为“花瓣”状低密度影。由于具有高分辨率，CT对空洞及肾内钙化检出率明显高于平片、静脉尿路造影及超声诊断。

(8)磁共振(MRI)及其水成像(MRU)：可多方位观察其图像，并能清楚显示梗阻以上部位的扩张积水情况，观察肾脏破坏情况及肾周病变，对诊断肾结核、肾积水具有特殊的优越性。

(9)B超：对早期肾结核无诊断价值，对于中晚期肾结核，可显示肾轮廓改变、肾积水、肾脓肿及钙化等。可作为常规辅助检查及随诊手段。

(10)放射性核素肾图：不能提供肾病变性质的资料，却能敏感地反映肾功能的改变，特别是当双肾不显影时，对鉴别结核肾与积水肾有特殊意义，结核肾常表现为无功能或功能受损图形，积水肾则表现为梗阻图形。

(四)鉴别诊断

1.慢性肾盂肾炎

慢性肾盂肾炎多数患者既往有急性肾盂肾炎短期史，有低渗、低比重尿和夜尿增多。尿细菌学培养和 X 线检查有助于诊断。应用抗生素 1～2 日即可消除膀胱刺激症状。

2.肾结石

肾结石表现为腰痛持续存在或阵发性加剧。剧烈活动可使疼痛加重或诱发肾绞痛。镜下或肉眼血尿多与疼痛同时出现。X 线和 B 超对该病的确诊具有重要意义。

3.肾肿瘤

腰腹肿块，间歇、无痛性肉眼全程血尿和腰部疼痛是肾脏肿瘤的典型临床表现。B 超、CT 为诊断提供重要依据。

(五)治疗

肾结核是进行性结核病变，是全身结核的一部分，不经治疗不能自愈，病死率高。目前临床上治疗肾结核以足量、足疗程的抗结核治疗为主。由于结核化疗药物的进展，大部分患者病情可以得到控制和治愈。药物治疗失败时，为清除病灶，解除泌尿道梗阻、狭窄，须考虑手术治疗。

1.药物治疗

肾结核诊断明确后，应尽早用药，遵循联合、持续、足量、足疗程用药的原则，选用敏感药物，即使有手术适应证，术前仍须药物治疗 2～4 周。因此，抗结核药物治疗十分重要。链霉素、对氨基水杨酸由于毒性大等特点，临床上已较少使用。

(1)常用抗结核药物。①异烟肼：对结核杆菌有较强的抑制和杀灭作用，是目前最有效的抗结核药物。每日300 mg晨顿服。该药毒性小，主要不良反应是精神兴奋、周围神经炎等，用维生素 B_6 可防止。长期服用可使血清转氨酶升高，停药后可恢复。②利福平：对结核杆菌有杀菌作用，对耐药菌株和非典型结核分枝杆菌有效，每日 450～600 mg 口服。主要不良反应为肝毒性、变态反应等。③吡嗪酰胺：对结核杆菌有杀菌作用，对巨噬细胞内酸性环境中的 B 菌群有效，每日用量为25 mg/kg，每日最大剂量为 2 g。主要不良反应为肝损害。④乙胺丁醇：对结核杆菌有抑制和杀灭作用，每日用量为 15 mg/kg，主要不良反应为视神经损害。⑤链霉素：对结核杆菌有杀菌作用，经过肾脏排泄，肾功能不全时，药物蓄积易发生中毒。每日用量 0.75～1 g，肌内注射。其毒性反应为对第 8 对脑神经的损害，甚至引起剥脱性皮炎、过敏性休克。国外有相关报道，链霉素治疗肾结核一定时间后，对输尿管纤维化有加重作用。

(2)配伍方案。①每日异烟肼 300 mg；利福平，体重＜50 kg 者 450 mg，体重＞50 kg 者 600 mg；吡嗪酰胺25 mg/kg，或体重＜50 kg 者 1.5 g，＞50 kg 者 2 g。2 个月后停用吡嗪酰胺，再服用异烟肼、利福平4 个月，总疗程6 个月。对药物不敏感者或严重病例，异烟肼和利福平可连续应用 9 个月，或加新抗结核药物，如喹诺酮类、新大环内酯类(罗红霉素、阿奇霉素)

等。②每日异烟肼300～600 mg,利福平900 mg,乙胺丁醇900 mg,连用2个月后停用乙胺丁醇,再服半年,如尿菌转阴,症状消失,再服异烟肼1年以上。用药期间,定期行尿常规、结核菌培养及IVU检查,以观察疗效。

(3)抗结核药物停用标准:①全身症状明显改善,红细胞沉降率正常,体温正常。②排尿异常症状完全消失。③反复多次尿常规检查正常。④尿浓缩法找抗酸杆菌长期多次阴性。⑤IVU示病灶稳定或已愈合。⑥尿培养、动物接种查结核杆菌阴性。⑦全身无其他结核病灶。

2.手术治疗

虽然抗结核药物对肾结核治疗有效,能使许多患者免受手术之苦,但手术治疗仍是肾结核治疗过程中不可缺少的手段。如经抗结核治疗6～9个月,仍不能转为正常或肾脏有严重破坏者,应进行手术治疗,术前须抗结核治疗2～4周。常用的手术方式如下。

(1)肾切除:肾脏广泛破坏、功能丧失的肾结核;肾结核并发广泛肾盂、输尿管梗阻而无功能者;肾结核并发大出血或难以控制的高血压;双侧肾结核,一侧经药物治疗病变治愈,对侧病变广泛破坏;结核菌耐药,疗效不佳。

(2)肾部分切除术:局限性钙化灶或钙化灶逐步扩大,有破坏整个肾脏的危险时,可考虑行肾部分切除术。因易发生并发症,近年来已很少应用。

(3)肾病灶清除术:靠近肾脏表面的闭合性结核空洞,局限性结核脓肿,可考虑行病灶清除或仅穿刺抽脓、脓腔内注射抗结核药物治疗,效果良好。

(4)整形手术:肾结核引起的对侧输尿管膀胱连接部狭窄可行输尿管膀胱吻合术;因结核而引起的膀胱挛缩可行结肠膀胱扩大术、回肠膀胱扩大术。

三、输尿管结核

泌尿生殖系统结核是全身结核病的一部分,原发病灶大多在肺,其次是骨关节及肠道,经血行进入肾脏,下传至输尿管,输尿管结核绝大多数继发于肾结核,常与肾结核并存。单纯输尿管结核是指体内无其他活动性结核病灶,而输尿管结核为首发症状,但较少见,因其起病隐匿,症状不典型,诊断较为困难。

(一)病理生理

输尿管结核是由于肾结核的结核杆菌下行或经血行至输尿管所引起的结核病变。首先侵犯输尿管黏膜,逐渐侵犯黏膜固有层及肌层,形成结核结节,结节于黏膜上形成表浅潜行溃疡,溃疡的基底部为肉芽组织,纤维化反应在溃疡的基底部最明显,可使输尿管增粗、变硬,形成僵直条索状,肌张力减弱,收缩力降低,最后导致输尿管管腔狭窄、梗阻甚至完全不通。输尿管狭窄多见于膀胱连接部壁段,其次为肾盂输尿管交接部,中段较为少见。

(二)临床表现

本病多见于20～40岁的青少年,患者多有肺结核、肾结核或其他肾外结核病史,但早期输尿管结核一般无明显症状,如细心询问病史,常有轻微的尿路刺激症状,晚期临床表现可分为两类:其一为膀胱结核引起的局部症状,包括尿频、尿急、尿痛,血尿占90%,腰酸胀痛及输尿管梗阻伴有低热、乏力等消耗性疾病表现;其二为贫血、水肿、酸中毒等肾功能减退表现,如继发感染,病情更为严重,甚至突然出现急性无尿,这些症状说明双肾均有损害,如有尿道狭窄时，可发生急性尿潴留。

(三)诊断

1.症状

(1)尿频：输尿管结核最为突出的症状是无痛性尿频，初期仅在夜晚出现，随着病情的发展，逐渐转变为全天性进行性加重，普通抗生素治疗无效。尿频早期是由上尿路结核杆菌和含坏死物质的尿液刺激膀胱黏膜所致；至膀胱黏膜自身结核病变，晚期出现膀胱挛缩，尿频更为严重，膀胱容量少，患者每日排尿数十次至百余次，甚至出现急迫性尿失禁。

(2)脓尿：几乎所有患者都出现脓尿，大部分为镜下脓尿，高倍显微镜计数脓细胞为 10～30 个，严重者尿液浑浊，有絮状物，呈米汤样，结核性脓尿，普通细菌培养常为阴性，即所谓无菌性脓尿。

(3)血尿：发生率为 60%～70%，其中肉眼血尿占 5%～10%，临床大部分患者出现终末血尿，终末血尿主要是排尿时膀胱收缩，膀胱结核溃疡面出血所致。

2.体征

输尿管结核早期体征不明显，在腰部多数不能发现肿块，也无明显腰酸痛，对侧肾积水达到相当程度时，上腹可出现肿块或腰痛，但常不会引起注意，少数病例出现膀胱尿液逆流，即排尿时尿液向输尿管、肾回流，使积水侧肾脏胀痛，甚至可分为两段排尿，第一段膀胱尿，随后排出肾、输尿管积液，此情况是肾、输尿管积水所特有的表现。病情严重或伴有其他器官活动性结核时，可出现消瘦、乏力、低热、盗汗等，输尿管结核致输尿管狭窄、梗阻时合并肾盂积液，严重感染时可出现高热、寒战等全身性毒性症状，双侧输尿管狭窄、梗阻亦可并发慢性肾功能不全，出现水肿、贫血、恶心、呕吐、酸中毒等肾功能减退的表现，少数患者可并发高血压，主要是肾供血不足致肾素分泌增多所致。

3.辅助检查

(1)尿液检查。①尿常规检查可见大量的脓细胞、红细胞和尿蛋白。②24 小时尿液离心沉淀涂片找结核杆菌，阳性率达 50%～70%，一般需连续 3～5 日。③尿结核菌培养阳性率可达 90%，但培养时间较长，需4～6 周，临床应用受限。

(2)血液检查。①血常规检查早期患者大致为正常，晚期出现红细胞下降，甚至贫血。②红细胞沉降率(ESR)增快，通常是结核病活动的表现，需每月检查 1 次，供评估疗效参考。③结核菌素试验是利用人体结核菌素产生变态反应的程度来判断有无结核菌感染，临床上采用结核菌素纯蛋白的衍化物。

(3)影像学检查。①B 超检查：泌尿系统结核只适于初筛，本检查简单经济、快速无创，可了解肾及输尿管扩张程度，并可测量肾皮质厚度，估计该肾功能的情况，可作为穿刺造影的准确定位，但定性诊断较为困难。②静脉尿路造影：常规尿路造影多数不能显影，大剂量全程尿路排泄性造影(IVU)是诊断泌尿系统结核的重要手段，能明确诊断，确定病变程度及范围，基本上能做到定性、定位和定量诊断，输尿管表现为僵直、节段性或全程性狭窄、管壁不平甚至呈锯齿状，其上段管腔扩张积液。如显影不良，可适当延长45 分钟、90 分钟、120 分钟后摄片，一般可获得较清晰的显影。若大剂量 IVU 显示不良时，可施行逆行尿路造影，能清晰观察到输尿管的形态，无法做逆行尿路造影者，可行经皮肾穿刺造影，能获得极为清晰的肾盂输尿管影像,同样可以达到目的。③CT、MRI检查:输尿管结核,管壁增厚,外径增粗,周围有毛刺状改变,内腔狭窄或扩张。上述改变比较独特,一旦发现,应视为输尿管结核的有力证据。无尿或肾脏不显影者,可行CT或MRI检查以获得急性输尿管病变资料,尤其MRI可经泌尿系统水成像术了解输尿管扩张狭窄程度、部位、范围,为制订治疗方案提供依据。MRI水成像能清晰提示泌尿系统结核的病变和输尿管壁内的结核脓性病变。④膀胱镜检查:以患侧输尿管开口、三角区病变较为明显,若能见到浅黄色的粟粒样结核结节将有助于诊断,有时因输尿管瘢痕收缩,向上牵拉,膀胱镜可见输尿管口扩大、内陷,正常裂隙状变成洞穴状,这是膀胱和输尿管下段结核的特征性病理改变。⑤输尿管镜检查:可取活组织病理切片以确定诊断。

(四)鉴别诊断

1.输尿管膀胱非特异性感染

输尿管炎的致病菌主要是大肠杆菌,女性多见,症状为尿频、尿急、尿痛,时有血尿,起病急,早期尿道灼热疼痛明显,尿培养可见大量脓细胞,尿路造影显示输尿管狭窄、肾积水,肾盂肾盏无破坏性改变,尿中无抗酸杆菌,尿结核菌培养阴性,普通抗生素治疗有效。

2.输尿管结石

有突发性剧烈肾绞痛,镜下可见血尿及尿蛋白,无脓细胞,B超探及增强光团、输尿管扩张及肾积水,KUB一般能确定诊断。

3.输尿管肿瘤

主要表现为无痛性肉眼血尿、腰酸胀痛和积液,这是输尿管肿瘤的三大特征。腰痛和肾积水一般先于血尿出现,无尿频、尿急、尿痛。输尿管肿瘤细胞学检查早于影像学的诊断。

(五)治疗

1.药物治疗

诊断确定、病变范围明确时,用药原则为早诊断、早用药、持续足够的疗程,但应切忌以下两点:①无诊断依据随意用药。②确诊为结核者不严格按治疗方案用药,从而引起结核杆菌耐药性,给进一步治疗带来困难。目前泌尿系统结核主要采用疗程为6个月短疗程法,系由一线抗结核药物组合而成,一线抗结核药物首选有5种:异烟肼(H)、利福平(R)、吡嗪酰胺(Z)、链霉素(S)、乙胺丁醇(E)。除E为抑菌药外,其余均是杀菌药。

国际防结核和肺病联合会(IUATLD)推荐的标准短程方案为2HRZ/4HR。即前2个月为强化阶段,异烟肼300 mg/d,利福平450 mg/d,吡嗪酰胺1500 mg/d,病情严重者可延长巩固疗程。治疗3、6、12个月可进行复查,包括细菌学检查、IVU、CT、B超,随访1年即可,有钙化时应相应延长随访时间,直至长期稳定。

为了减少异烟肼的不良反应,可同时服用维生素B_6,100 mg/d。服用乙胺丁醇者,每6周查视野1次,以尽早发现神经损害。治疗期中定期检查肝功能,发现肝大、肝区痛、转氨酶升高,应停药观察,一般可逐渐恢复正常,损害严重者,应尽早应用肾上腺皮质激素。此外,吡嗪酰胺的代谢产物可与尿酸竞争而抑制后者排泄,可使体内尿酸积聚,引起关节疼痛。全身治疗包括休息,避免劳累,注意营养及饮食。

2.手术治疗

对于早期获得诊断的输尿管结核患者,如病变范围不大,可考虑置双J管后抗结核治疗,这样既可以保护肾功能，又可免于手术。

输尿管结核一经诊断，术前要对病灶范围作出正确的估计，并在抗结核药物配合下尽早给予手术治疗。对于输尿管缺损 10 cm 以下者，可行膀胱悬吊或膀胱瓣成形术，如缺损＞10 cm，可采用游离回肠肠袢代替输尿管术，手术要充分切除病变输尿管，保证吻合口血供和无张力，适当延长输尿管支架管的留置时间，这是防止术后尿瘘和再狭窄的重要措施。术后常规抗结核治疗半年，并定期随访。

四、膀胱结核

膀胱结核极少孤立存在，多继发于肾结核，常与泌尿生殖系统结核同时存在，是晚期肾结核在膀胱的并发症。膀胱结核可分为两类：膀胱溃疡和膀胱挛缩。最初结核结节出现在患者输尿管开口附近，然后向其他部位扩散，蔓延至三角区及整个膀胱。结核结节呈浅黄色粟粒样，互相融合，坏死形成溃疡。溃疡侵入肌层产生严重的纤维组织增生和瘢痕收缩，即称为膀胱溃疡和膀胱挛缩。

（一）病因、病理

膀胱结核首先出现在同侧输尿管开口附近，开始时表现为膀胱黏膜充血水肿，并有水疱样改变，黏膜下形成结核结节，逐步发展形成溃疡、肉芽肿和纤维化，晚期深达肌层，使膀胱逼尿肌纤维化而失去伸缩功能，输尿管口周围肌纤维化导致输尿管口狭窄或关闭不全，若整个膀胱受累时，膀胱容量明显减少，最后势必造成瘢痕挛缩，失去原有的储尿舒缩功能，称为膀胱挛缩。膀胱挛缩可继发对侧肾积水。由于膀胱容量减少造成膀胱内压增加，输尿管口狭窄或关闭不全，膀胱造影时，造影剂可经输尿管逆流至输尿管及肾盂，是对侧尿液排出受阻所致。膀胱结核溃疡如向外扩展，可穿透膀胱壁，形成膀胱阴道瘘和膀胱直肠瘘，但较为少见。

（二）临床表现

尿路刺激症状：血尿、脓尿，结核的全身表现为同侧肾区不适、隐痛，膀胱挛缩时，尿频明显，可达数分钟 1 次，甚至类似尿失禁，发生膀胱直肠瘘或阴道瘘时，出现尿瘘或尿粪混合，一旦发生膀胱破裂，患者往往以急腹症就诊。

（三）诊断

1.症状

(1)全身症状：膀胱结核全身症状不明显，早期为结核性膀胱炎。尿频、尿急、尿痛等膀胱刺激症状往往最早出现。

(2)血尿或脓尿：主要来源于肾或膀胱溃疡面，一般为镜下血尿，少数为肉眼血尿。普通抗生素治疗无效。

(3)严重尿频：每次尿量减少，中度挛缩，膀胱容量约为 100 mL，而重度挛缩时只有 50 mL 以下，甚至类似尿失禁。发生膀胱直肠瘘或膀胱阴道瘘，患者终日漏尿或尿粪混合。

2.体征

膀胱结核一般发生于 20～40 岁青壮年，体征不明显，早期仅为膀胱刺激征，严重时有腰酸不适、低热、盗汗、消瘦，晚期水肿、贫血、酸中毒等慢性肾功能不全表现。膀胱镜检查，在病变不同阶段可见膀胱黏膜充血、水肿、溃疡、瘢痕等改变，患侧输尿管开口及三角区较为明显，并见到浅黄色的粟粒样结核结节，有时输尿管瘢痕向上牵拉，可见输尿管口扩大、内陷，由正常裂隙状变成洞穴状，称为“高尔夫洞”征，这是膀胱和输尿管下段结核的特征性病理改变。

3.辅助检查

(1)尿常规检查：见大量脓细胞、红细胞、尿蛋白等。

(2)红细胞沉降率(ESR)：增快。

(3)24 小时尿液沉渣：找抗酸杆菌阳性(需 3～5 日)。

(4)B 超检查：膀胱壁增厚毛糙，可见局部膀胱壁凸向膀胱内，边界清晰，内部回声不均匀。

(5)膀胱镜检查：可见到膀胱黏膜水肿，充血并见浅黄色粟粒样结核结节，多散在输尿管口附近三角区，严重时可见溃疡及肉芽肿。膀胱容量＜100 mL 或膀胱病变严重时，插管难以成功，易造成膀胱穿孔或大出血，是膀胱镜检查和逆行造影的禁忌证。

(6)逆行膀胱造影：怀疑有尿液逆流时，可经导尿管向膀胱内注入造影剂，但可能增加肾脏负担或上行感染，近来很少使用。排泄性膀胱造影可见到膀胱显著缩小。

(四)鉴别诊断

1.膀胱非特异性感染

多见于女性，致病菌主要是大肠杆菌，其症状主要为膀胱刺激征，尿频、尿急、尿痛伴有血尿，有5%～25%膀胱结核者合并非特异性感染。

2.膀胱肿瘤

一般均有突发性、无痛性、间隙性肉眼血尿，不做处理能自行缓解症状，但反复发作，可行 B 超或膀胱镜检查以确定诊断。

3.腺性膀胱炎

表现也为尿频、尿急、尿痛等尿路刺激症状，膀胱镜检查无结核结节形成，行活组织检查有助于鉴别。

4.间质性膀胱炎

表现为尿频、尿急、尿痛等尿路刺激症状，但耻骨上膀胱区疼痛与压痛尤其明显，尿常规大致正常，脓细胞少，无抗酸杆菌生长可与之鉴别。

(五)治疗

参阅肾结核非手术治疗方案及注意事项。

1.局部处理

将 5%异烟肼溶液 30 mL 加入链霉素 1.0 g，经导尿管膀胱内滴注，每日 3 次。丙酸睾酮 50 mg或苯丙酸诺龙 25 mg，每周 2 次肌内注射，可减少体内的蛋白分解，提高全身健康状况，促进溃疡愈合。

2.对症治疗

如出血严重，可用生理盐水 500 mL 加入氨基己酸 40 mg 和黄柏针剂 4 mL 经导尿管膀胱内滴入。

3.手术治疗

膀胱结核治愈后膀胱挛缩无尿道狭窄者，可行肠道膀胱扩大术，切除膀胱纤维挛缩的瘢痕组织，应用乙状结肠扩大膀胱或重建膀胱术。尿失禁及膀胱颈、尿道狭窄者，可行尿流改道手术。

肾脏有严重感染或肾功能不全者，可行肾造口术，有时也可作为永久性造口或采用末端回肠代膀胱术。

膀胱自发性破裂者，应尽早手术探查，修补裂孔，做膀胱造口，术后配合全身抗结核治疗。

五、男性生殖系统结核

泌尿系统结核与男性生殖系统结核关系密切，常同时存在，男性生殖系统结核主要来源于肾结核或其他部位结核灶的血行感染所致；泌尿系统结核有50%～70%合并男性生殖系统结核，由于前列腺和精囊血管位于射精管附近，射精管及前列腺小管均开口于后尿道，感染的尿液通过前列腺时，进入阴囊，再感染至输精管、附睾、睾丸。所以临床上常见的泌尿系统结核易并发男性生殖系统结核。前列腺结核，纤维化较严重，有时形成寒性脓肿和不同程度的钙化，病变偶有自会阴部破溃，形成窦道。附睾结核继发于前列腺及精囊结核，病变开始从附睾尾部呈干酪样或纤维化，形成脓肿，发展到整个附睾迁延至输精管睾丸，少数血行感染者也可从附睾头开始。

(一)病因、病理

早期结核菌在前列腺腺管中或精囊腺内形成结核结节，其后逐渐向输精管附睾、睾丸扩展而引起感染，男性生殖系统结核主要病理改变是肉芽肿、干酪样变及纤维化、钙化，附睾结核一般从附睾尾部开始，因此处血供丰富，结核菌易在此停留，病变依次向附睾体、头部扩展并最终破坏睾丸，睾丸结核也可形成寒性脓肿，有时脓肿向阴囊皮肤浸润、粘连，破溃后形成窦道。睾丸组织输精管受累后增粗变硬，呈串珠状改变，可出现肉芽肿和纤维化改变，管腔可被破坏和闭塞不通。前列腺结核常与精囊结核同时存在。

(二)临床表现

男性生殖系统结核是临床上最常见的泌尿系统结核之一，多见于20～40岁青壮年，并有泌尿系统结核史，大多数为单侧，起病缓慢，病变从尾部开始，表现为附睾肿胀、变硬，形成结节，逐渐向体、头部扩展，肿块一般无痛或轻微隐痛，患者在无意中发现，偶有急性发作时，附睾肿痛明显，病变进一步发展，侵及睾丸，使睾丸附睾融合肿大，侵及输精管时，输精管增粗，呈无痛性结节或串珠状改变，有时可合并少量睾丸鞘膜积液，约有1/5患者呈急性发作过程，突然发热，阴囊部疼痛，并迅速肿大，待炎症消退后，阴囊皮肤粘连，化脓感染可形成久治不愈的阴囊窦道，从中不断排出脓性物质。双侧附睾结核可导致男子不育。前列腺精囊结核常无自觉症状，偶有会阴部不适，时有血尿、血精、精量减少、排尿困难、射精疼痛等现象，直肠指诊发现前列腺增大不明显，表面欠光整，质较硬，有轻度压痛，前列腺体积正常或缩小。

(三)诊断

1.临床表现

(1)病史，有泌尿系统及其他器官结核史。

(2)早期前列腺精囊结核常无明显症状，但有时可能出现慢性前列腺炎的轻微症状。

(3)疼痛常有会阴部不适、酸胀和直肠疼痛，可放射至腹股沟、臀部及下肢，常为持续性。

(4)累及附睾时致附睾结核的结节表现最为明显，输精管可出现串珠状硬结节。前列腺结核在直肠指诊时，可扪及前列腺表面有高低不平结节，严重时前列腺坚硬，表面不光滑，罕见前列腺体积增大，可触及精囊，质硬、不光滑，病变向前列腺周围破溃，于会阴部形成窦道。

（5）出现精量减少、射精痛和精液带血，多见于精囊结核。

（6）体征：本病多发生于青壮年男性，若发现上述症状和体征，应考虑到男性生殖系统结核的可能，须进一步检查。附睾结核较少单独出现，大多合并肾、前列腺结核，精囊结核，若这些部位同时存在活动性结核，即可确定诊断。其他组织器官结核可作为诊断参考。若发现久治不愈的阴囊窦道，可做分泌物涂片、培养或取活组织检查确诊。

前列腺精囊结核患者本身症状不明显，不易及时诊断，对反复血精者应警惕结核可能，如有泌尿系统其他结核，特别是附睾结核时应同时检查前列腺，在前列腺液、精液中查找结核杆菌。

2.辅助检查

（1）尿常规检查：可见红细胞、白细胞。

（2）前列腺液及精液涂片检查：寻找抗酸杆菌。前列腺液、精液结核杆菌培养。

（3）尿道镜检查：可发现后尿道及膀胱颈部有结核结节性炎症、溃疡或肉芽肿，前列腺后尿道平片检查，有无钙化现象。

（4）上尿路检查以明确有无结核病灶同时存在。

（5）B 超检查：B 超图像可见附睾、睾丸低回声伴增强，边界清晰，形态不规则，内部回声不均匀，与残存正常附睾、睾丸组织分界明显。前列腺结核 B 超检查可见片点状强回声区，回声混杂。

（6）CT、MRI 检查：能清晰地显示病变具体部位，定位精确，矢状位上能显示睾丸、附睾受侵程度，即在病变早期可见边界清楚。

（7）造影检查：前列腺结核精囊结核可行输精管造影检查以确定诊断。

（8）穿刺细胞学检查：可获结核病变病理学证据，从而明确诊断。

（四）鉴别诊断

1.非特异性附睾睾丸炎

非特异性附睾睾丸炎包括急、慢性非特异性附睾睾丸炎，附睾睾丸炎呈均匀性肿大，阴囊坠痛不适，常有后尿道前列腺精囊炎病史或有尿道内使用器械史。偶有发热，无结节，输精管大多正常，普通抗生素治疗有效。

2.阴囊内丝虫病

有丝虫病流行区居住史及丝虫感染史，硬结位于附睾或输精管周围，与睾丸分开，质地不硬。血常规检查嗜酸性粒细胞增高，有时血中见到微丝蚴，可有阴囊硬结。

3.非特异性肉芽肿性前列腺炎

系前列腺组织对其间质内阻滞的精液、前列腺液，以及细菌产物的异性反应或自身免疫反应，致组织损伤坏死，向间质突出，形成肉芽肿性改变，前列腺肿大质硬，多见于老年人，生长快，呈峰样突起，弹性不规则，质地不均匀，迅速出现尿路梗阻而发生尿潴留，血常规检查可见嗜酸性粒细胞数明显增多，前列腺液常规检查无异常。

4.前列腺癌

晚期可出现排尿困难及尿路刺激症状，直肠指诊前列腺表面高低不平，质地坚硬，可触及硬结节，有压痛，可行前列腺特异性抗原（PSA）检查、CT检查及穿刺活检进行鉴别。

（五）治疗

1.非手术治疗

参阅肾结核非手术治疗方案及注意事项：大部分附睾、睾丸结核，前列腺结核，精囊结核均可通过非手术治疗而愈。适用于前列腺精囊结核而附睾结核无显著症状，结核结节＜0.5 cm，范围不广泛者。

2.手术治疗

（1）治疗以附睾结核为主，有时附睾结核病灶切除后，继续药物治疗，前列腺精囊病变可逐渐好转。

（2）附睾结核体积较大，抗结核治疗体积仍＞2 cm，形成寒性脓肿或窦道时，干酪样坏死严重侵犯睾丸时，抗结核治疗无效者。

（3）肿块无变化或逐渐增大，无法排除肿瘤，有睾丸侵犯时可将病变部分一并切除，应尽量保留睾丸组织，如病变范围较大，可将睾丸切除，输精管高位切断并置于皮下。

六、尿道与阴茎结核

尿道结核很罕见，尿道对结核杆菌有很强的抵抗力，尿道结核主要发生于男性后尿道，前尿道甚少，多继发于肾结核及生殖系统结核。据有关报道，其发生占泌尿系统结核的1%～1.2%。阴茎结核为罕见疾病，据有关数据统计，仅占泌尿系统结核的0.5%～1%，但易误诊。

（一）病理生理

尿道结核多因前列腺精囊结核直接蔓延至后尿道，或因泌尿系统结核引起尿道感染，此外，阴茎结核也可侵犯尿道。阴茎结核主要是直接接触结核菌而发生感染，原发性阴茎结核多因宗教割礼、包皮环切时，用口吸吮阴茎止血引起，此法已弃用。或阴茎头与有结核菌的子宫颈接触，也可引起系带尿道外口附近感染，早期为无痛性小结节、红斑等，继而形成溃疡，反复不愈，进展缓慢，溃疡边界清楚，呈潜掘状，周围浸润硬结，有灰黄色分泌物附着。阴茎结核，血行感染则可直接侵犯阴茎海绵体，引起结核性海绵体炎。尿道结核感染先于黏膜上形成结核结节，结节扩大，互相融合，形成溃疡，溃疡的基底部由肉芽组织组成或为干酪样坏死组织，局部肿胀，增生隆起，极易误诊为阴茎癌。肉芽组织纤维化可引起尿道狭窄、梗阻。

（二）临床表现

尿道与阴茎结核的临床表现与结核病变部位有关，后尿道结核多与泌尿生殖结核有类似表现，尿频、尿急、终末滴血疼痛，有脓性分泌物，米汤样脓尿、血尿。尿道结核狭窄的临床症状可被严重的膀胱结核症状所掩盖，应注意有无排尿困难、尿频、尿急、尿痛及血尿、尿线变细、射程缩短、尿潴留等，如患者泌尿生殖结核诊断已确定，又无外伤及淋菌性尿道炎，体检发现尿道不规则增粗时，可于会阴部扪及粗而硬、呈条索状的尿道，有时可见尿道瘘口，应考虑尿道结核的可能，须进一步做尿道造影、尿道镜检查，必要时经尿道镜活组织检查。阴茎结核主要病状为阴茎头结节及慢性溃疡，溃疡无疼痛，周边硬，边界清楚，基底部为干酪样坏死及肉芽肿，溃疡长期不愈，逐渐扩大，继发细菌感染时有恶臭味。根据上述情况，尿道狭窄者一般都有严重的泌尿生殖系统结核的存在。

（三）诊断要点

1.症状

有严重的泌尿生殖系统结核病史，常有阴茎直接接触结核病菌或有泌尿生殖系统结核史及其他部位结核史。尿道黏膜结核菌感染形成溃疡时，主要症状为尿道分泌物增多，出现尿频、尿痛、尿道出血或血尿，病变侵犯尿道时，可有尿道狭窄，此时则出排尿困难，尿线变细，排尿无力，尿射程缩短。病变侵及阴茎海绵体时，阴茎弯曲，勃起疼痛。尿道狭窄后可以引起尿道周围炎，尿道周围脓肿或继发感染、破溃后形成尿道瘘，偶有直接发生尿道瘘。

2.体征

阴茎结核主要为阴茎头部结节及慢性溃疡，溃疡一般无疼痛，边缘清楚，潜行周边硬，基底为肉芽组织或干酪样坏死组织，溃疡长期不愈，逐渐扩大，最后可破坏阴茎头至阴茎体。尿道结核体检时，会阴部可触及增粗、硬性条索状尿道，尿道外溃疡可合并尿道狭窄。

3.辅助检查

（1）诊断性导尿：在尿道病变部受阻，无法插入。

（2）尿道造影：可显示广泛、多发性尿道狭窄。

（3）尿道分泌物培养：可培养出结核杆菌。

（4）阴茎分泌物涂片检查：抗酸杆菌染色或结核菌培养均可检出结核杆菌，结核杆菌PCR检查阳性。

（5）尿道镜检查：常因尿道狭窄而使用受限，检查时可见弥散性炎症表现。黏膜表面多发性结节及浅表溃疡，表面有分泌物，易出血，前列腺结核之干酪样空洞破入尿道时可见瘘口，必要时可做活检。

（6）阴茎结节及溃疡活组织检查：可见结核杆菌及干酪样坏死改变。

（四）鉴别诊断

1.软下疳

有不洁性交史，潜伏期为1～30日，平均为2～5日，溃疡面多发，破坏性强，疼痛明显，涂片染色可见杜克雷嗜血杆菌。

2.梅毒硬下疳

有不洁性交史，2～4周，典型溃疡基底，硬如软骨，分泌物于暗视野显微镜下可见苍白螺旋体，不加热血清反应素试验USR及荧光螺旋体抗体吸收阳性。

3.阴茎阿米巴病

有肛门性交怪癖及阿米巴痢疾病史，阴茎头部及包皮溃疡，边缘不整齐，组织增生，轻度隆起，有分泌物，活检可查出阿米巴原虫及阿米巴包囊，容易与有严重结核的患者相混淆，确诊方法主要依靠活检或涂片培养找抗酸杆菌。

4.阴茎癌

多为壮年及老年人，有包茎或包皮过长史，早期发生阴茎头溃疡，边缘硬，不整齐，肿瘤为菜花样不规则，腹股沟淋巴结肿大，分泌物涂片或培养无结核杆菌，活组织检查可见癌细胞。

(五)手术

(1)在抗结核的基础上,病变稳定后可行尿道扩张术或行尿道内冷刀切开术,结核活动期应药物治疗,不宜尿道扩张。

(2)尿道狭窄引起梗阻,可做耻骨上膀胱造口,如狭窄瘢痕局限者,可行狭窄段瘢痕切除,前尿道狭窄者,可行尿道成形术,全程尿道狭窄者,可做尿流改道。

(3)膀胱挛缩、肾积水严重者可做经皮肾穿刺造口引流术。

阴茎结核过去唯一的治疗方法是做阴茎切除,近年来由于抗结核药物有较大的进展,单纯应用抗结核药物即能治愈,并可保留阴茎完整。如病变波及整个阴茎头,在抗结核药物治疗2～3个月后,可行阴茎部分切除,切除范围较阴茎癌小,术后继续抗结核治疗。

尿道结核多继发于严重的泌尿生殖系统结核,治疗比较困难,如泌尿生殖系统结核能恢复,而尿道狭窄的范围又较小,则预后较好。

第二节　生殖器疱疹

生殖器疱疹主要是由单纯疱疹病毒2型(HSV-2)引起的一种性病。目前国外生殖器疱疹感染发病率较高。此病初发症状较重,易复发。

一、临床表现

(一)原发性生殖器疱疹

原发性生殖器疱疹的潜伏期为2～7日。原发病灶是一个或多个小而瘙痒的丘疹,迅速变成小疱。3～5日后,小疱破裂,变成溃疡,疼痛、结痂。附近淋巴结肿大,有触痛。发病前或发病时可有全身症状,如发热、全身不适、头痛。男性病损位于龟头、冠状沟、尿道口或阴茎体;女性病损位于外阴、肛周、大腿或臀部,约90%同时侵犯宫颈,表现为宫颈潮红或伴有多个散在溃疡。

(二)复发性生殖器疱疹

复发性生殖器疱疹的全身症状较轻,在原发疱疹消退后1～4个月内发生。HSV-2感染者有60%复发;HSV-1感染者有14%复发。第一年可复发4～6次,以后次数减少,每次发作的病程也较短,通常10日消退。

原发或复发性疱疹可伴有排尿困难、急性尿潴留、疱疹性瘭疽、脑炎、子宫内膜炎。患者由于反复发作及有时疼痛较重等原因,容易出现心理障碍,甚至发生抑郁症。

(三)男性同性恋生殖器疱疹

男性同性恋生殖器疱疹有严重的肛门直肠疼痛,肛门有分泌物,并有便秘,或有里急后重感,部分患者肛门周围有水疱或溃疡。

(四)生殖器疱疹与妊娠

在妊娠开始3个月内,患生殖器疱疹的孕妇可发生胎儿发育异常或死胎,如能活到出生时,可发生婴儿先天性感染,可出现带状分布的疱疹,癫痫发作,出血体质、肝脾大。如在出生时通过产道感染或羊膜早破而发生逆行感染时,出生后数日乃至数周,往往临床上无明显症状;早期症状可以有吃奶较差、兴奋,随后可发生病毒血症或脑炎。播散性 HSV 感染预后不良,病死率约占 50%,幸存者可出现智力障碍的后遗症。

(五)生殖器疱疹与癌

有研究表明,生殖器疱疹与宫颈癌之间密切相关。血清学及流行病学检查发现,宫颈癌患者血清中 HSV-2 抗体较对照组明显增高。

二、诊断

临床表现典型者,诊断一般不困难。必要时可行实验室检查,如病毒分离、用免疫荧光或酶标法检查病毒包涵体、电镜检查病毒颗粒、酶联吸附试验或放射免疫测定检测病毒抗原以及核酸杂交技术检测病毒型等。

三、治疗

(一)一般治疗

防止继发感染,保持疱壁完整,用 1∶8000 高锰酸钾溶液,或 3%硼酸溶液,或生理盐水清洗局部后吸干,保持干燥。并发感染时,选择敏感的抗生素给予治疗。局部疼痛时,可用 5%利多卡因软膏或内服止痛药。

(二)抗病毒治疗

可用无环鸟苷,其能选择性地抑制病毒复制。可口服,每次 200 mg,每日 5 次,连续 7~10 日;严重者可静脉注射,剂量为 500 mg/kg,每 8 小时 1 次,5~7 日。

(三)免疫刺激疗法

(1)干扰素 1×10^6~3×10^6 U,肌内注射,每日一次。

(2)转移因子 2 mL,肌内注射,隔日 1 次,10 次为一个疗程。

(3)左旋咪唑每次 50 mg,每日 3 次,口服,连服 3 日,停 11 日,再连服 3 日。

(四)外用药物

(1)3%~5%无环鸟苷软膏外用。

(2)干扰素 1~1.5 U/mL 外用。

第三节　非淋菌性尿道炎

非淋菌性尿道炎(NCU)指由性接触传染的一种尿道炎症,但不是由淋病双球菌引起的尿道炎症,而主要是由衣原体或支原体引起的非化脓性尿道黏膜炎性病变。

一、临床表现

非淋菌性尿道炎主要发生于青年性旺盛时期,男女均可发生,但男性多于女性。潜伏期一般为1~3 周。

(一)男性非淋菌性尿道炎

尿道口轻度红肿,有浆液或黏液性分泌物,比淋菌性尿道炎稀薄、量少。尿道口分泌物可污染内裤。晨起首次排尿前可见到在尿道口有黏性糊状物封住尿道口,该现象称为“糊口”。合并膀胱炎时可有血尿。自觉症状轻微,可有尿道内不适、瘙痒、刺痛或烧灼感。这些症状因人而异,但疼痛程度比淋病轻。尚有不少人症状不典型,少数人可无症状,因此,该病易被误诊。

(二)女性非淋菌性尿道炎

女性非淋菌性尿道炎的临床特点是症状不明显或无症状。可见尿道口轻度充血、水肿,少量水样或黏液样分泌物,少数呈脓性。自觉症状有尿道刺痒、尿意、尿频、尿急、尿痛、血尿、外阴痛等。

(三)合并症

男性合并症主要有附睾炎、前列腺炎及 Reiter 病等。附睾炎、前列腺炎症状见淋病合并症。Reiter 病主要表现为尿道炎、多发性关节炎或强直性脊柱炎、眼结膜炎或眼色素膜炎及皮肤黏膜改变。

女性合并症主要有输卵管炎、子宫内膜炎、盆腔炎等。

二、实验室检查

衣原体细胞培养、衣原体细胞学检查、免疫荧光检查、酶免疫检查、支原体培养等。

三、诊断

有不洁性交史或配偶有感染史;有非淋菌性尿道炎症状及体征;实验检查,分泌物涂片、淋球菌培养,在分泌物涂片中可见到多形核白细胞,在油镜 1000 倍视野下平均每视野多形核白细胞多于 4 个为阳性。晨前段尿沉淀物在高倍镜 400 倍视野,每视野平均多于 15 个多形核白细胞有诊断意义。衣原体、支原体培养及衣原体免疫荧光、酶免疫检查亦有诊断价值。

四、治疗

(1)盐酸四环素 500 mg,口服,每 6 小时一次,至少连服 7 日,一般为 2～3 周。

(2)强力霉素 100 mg,口服,每日 2 次,连服 10 日。

(3)美满霉素 100 mg,口服,每日 2 次,连服 10 日。

(4)土霉素 500 mg,口服,每日 4 次,连服 7 日。

(5)红霉素 250 mg,口服,每日 4 次,连服 10 日。

(6)罗红霉素 150 mg,口服,每日 2 次,连服 10 日。

(7)孕妇由于不宜用四环素治疗,可改用对肝损害较小的红霉素治疗。

(8)新生儿结膜炎可用红霉素干糖浆剂,30～50 mg/(kg·d),每日 4 次,口服,连服 2 周,还可延长1～2周。新生儿衣原体肺炎也可用红霉素干糖浆 50 mg/(kg·d),每日 4 次,口服,至少 3 周,直至治愈为止。

五、疗效判定

患者常规治疗后,自觉症状消失,无尿道分泌物,尿沉淀涂片无白细胞,衣原体、支原体实验室检测阴性,可判定治愈。

第七章 泌尿生殖系统非特异性感染

第一节 精囊炎

精囊炎较少见，以非特异性慢性精囊炎最为常见，病原体一般为大肠埃希菌、变形杆菌、葡萄球菌等。精囊炎与前列腺炎关系密切，往往相继或同时发生。精囊炎感染途径主要是经尿道逆行感染，也可因频繁性兴奋或手淫过度，引起前列腺、精囊慢性充血水肿，继发感染。故精囊炎以性活动旺盛的青壮年男性居多。

一、临床表现

精囊炎分为急性和慢性两类。急性精囊炎者多有尿频、尿急、尿痛，因精液潴留而有下腹部或会阴部胀痛不适感，可伴有全身症状，如畏寒、发热、全身疼痛等。

慢性精囊炎者以血精最常见，有时伴陈旧性片状血块。血精常反复发作，迁延不愈达数年。大多数患者会阴及下腹部不适，无明显尿路刺激症状，无射精痛。部分患者有尿道烧灼感。因惧怕血精而避免性生活，时间长者性欲减退、频繁遗精和早泄，有的甚至出现神经系统症状，如头晕、四肢乏力等。

二、诊断

临床诊断精囊炎较困难，因为精囊液难获取。急性精囊炎可通过病史和直肠指诊等明确诊断，而慢性精囊炎与慢性前列腺炎症状相似，临床上较难区分。

影像学诊断和手术及组织学所见关系不密切。急性精囊炎有时伴有精液潴留，患者有胀痛感，直肠指诊可发现精囊肿大，需经会阴穿刺抽吸减压。慢性精囊炎可有血精，治疗方法和前列腺炎相同。

(一)直肠指诊

急性精囊炎时，精囊增大，触痛明显，有波动感和压痛。慢性精囊炎时，精囊压痛不明显，周围界限不清，部分患者精囊质地较硬。

(二)细菌培养

若前列腺按摩液培养阴性或精液内有大量细菌且与前列腺细菌不同，可诊断为细菌性精囊炎。直接穿刺精囊获取精囊液进行细菌培养和分析则更有价值。

(三)精浆果糖测定

正常值为 0.87～3.95 g/L。慢性精囊炎可引起果糖含量降低或缺乏。

(四)经直肠超声检查

病程较短者，精囊增大，囊壁粗糙、增厚，囊内细小点状回声紊乱；病程长者精囊缩小。

(五)CT 检查

不能分辨精囊内结构，射精管梗阻时可显示管腔扩张或低密度囊状扩张；慢性精囊炎可致精囊纤维化，CT 显示精囊变小。

（六）精囊造影

经阴囊皮肤直接穿刺输精管行精道造影，X 线摄片可显示渗出、狭窄、扩张、闭锁和挛缩等，两侧多呈对称性改变。

（七）尿道镜检查

可见精阜呈炎性改变，有时表面呈颗粒状、肉芽肿样增生，有时可见脓性分泌物或血性分泌物由射精管口流出。

三、治疗

（一）一般治疗

（1）对病程长、有神经系统症状或因血精而思想负担重者，应做好解释工作。

（2）热水坐浴：每日 1～2 次，每次 15～30 分钟，水温在 40 ℃左右。

（3）理疗：主要有会阴部或经直肠离子导入、超短波、微波等，每日 1 次，10～15 次为 1 个疗程。

（二）药物治疗

（1）抗生素：急性精囊炎时宜选用广谱抗生素控制炎症，如头孢类，连续治疗 2～3 周。慢性精囊炎者，宜选用脂溶性药物，如阿奇霉素、喹诺酮类药物等，疗程一般 1～3 个月。如果精囊液细菌培养阳性，则按药物敏感试验选用。

（2）抗雄激素药物：己烯雌酚 1 mg，每日 1 次，14 日为 1 个疗程，可减轻精囊腺充血水肿。5α-还原酶抑制剂，非那雄胺 5 mg，每日 1 次，对顽固性血精有较好疗效，疗程 1～3 个月。

（三）精囊内药物治疗

对难以治愈的慢性精囊炎，可经皮穿刺输精管插管或经会阴超声引导下穿刺精囊置管，一般采用0.7 mm硬膜外导管（置管时可同时留取精囊液进行常规检查和细菌培养），注入有效抗生素并保留。

（四）手术

因射精管狭窄导致精囊炎的患者，可经尿道行射精管开口切开；双侧者可经尿道行精阜电切术，配合经直肠精囊按摩；对精阜息肉并影响同侧射精管口排精者，可行经尿道电切除术。

第二节　膀胱炎

一、细菌性膀胱炎

（一）急性细菌性膀胱炎

细菌性膀胱炎是膀胱黏膜发生的感染，常伴有尿道炎，统称为下尿路感染，是泌尿外科最常见的疾病之一。结石、异物、损伤、肿瘤、膀胱颈以下的尿路梗阻、神经系统损伤引起的排尿困难等，均易引起膀胱炎。感染途径以上行性最常见，发病率女性远高于男性。致病菌以革兰阴性杆菌多见，革兰阳性球菌少见。年轻女性发病常与性生活有关，故称“蜜月性膀胱炎”。病理上可分为急性膀胱炎和慢性膀胱炎。

1.诊断

(1)尿频、尿急、尿痛:症状常突然发生,排尿时尿道有烧灼痛,排尿末疼痛加剧,尿道痉挛,严重时类似尿失禁。会阴部、耻骨上区疼痛,膀胱区轻压痛。

(2)脓尿:可伴有肉眼血尿,但无管型。

(3)全身症状不明显,无发热,白细胞计数不增高。

(4)中段尿培养+药敏试验+菌落计数可明确致病菌,用于指导抗生素的临床使用。

2.鉴别诊断

(1)急性肾盂肾炎:除有膀胱刺激症状外,还有寒战、高热、肾区叩击痛等表现。

(2)间质性膀胱炎:有明显的尿频症状。膀胱充盈时剧痛,耻骨上膀胱区有明显疼痛与压痛,可触及饱满的膀胱。尿清,尿常规检查多数正常,极少有脓细胞,尿培养无细菌生长。

(3)嗜酸性膀胱炎:临床膀胱镜检查见膀胱黏膜有 Hunner 溃疡或多片状出血,表现与急性膀胱炎相似,但嗜酸性膀胱炎尿液检查有嗜酸性粒细胞,膀胱黏膜活组织检查见有大量嗜酸性粒细胞浸润为其特征。

(4)腺性膀胱炎:为较少见的膀胱上皮增生性病变,膀胱镜检查和黏膜活组织检查可鉴别。

3.治疗

(1)膀胱炎患者需卧床休息。多饮水,加强营养,避免刺激性食物。

(2)热水坐浴或下腹部热敷可促进血液循环,对改善症状有良效。

(3)碱化尿液常用药物有碳酸氢钠、枸橼酸钾,能碱化尿液,缓解膀胱痉挛。

(4)适当应用解痉止痛药物,如颠茄酊、丙胺太林、泌尿灵、托特罗啶等,以解除膀胱刺激症状,必要时可服用镇静、止痛药。

(5)选择有效的抗生素,尿细菌培养及药物敏感试验可作为选择有效抗生素的依据。疗程一般为5~7 日。用药后 1 周、2 周分别行尿常规和细菌培养,阴性说明治愈。

(二)慢性细菌性膀胱炎

慢性细菌性膀胱炎常是上尿路慢性感染的继发改变,也可能是急性膀胱炎未彻底治愈而转为慢性或为某些下尿路病变的并发症,如良性前列腺增生、膀胱内剩余尿量增多、尿道狭窄等。在女性,处女膜伞、尿道口处女膜融合也是诱发本病的重要因素。

1.诊断

(1)持续性或反复发作的膀胱刺激症状,但症状较轻。

(2)尿常规多次检查见少量或中等量白细胞、红细胞,中段尿培养反复阳性。

(3)女性多见,常有泌尿系统其他病史,部分患者有急性膀胱炎病史。

(4)体检可有耻骨上区压痛,尤以膀胱充盈时明显。

(5)膀胱镜检查见膀胱黏膜轻度充血水肿,血管纹理不清,黏膜粗糙增厚,有时可见假膜样渗出物。

2.鉴别诊断

(1)结核性膀胱炎:常继发于肾结核,起病缓慢,有尿路刺激症状,血尿多为终末血尿,脓尿为米汤样浑浊,沉渣可查到结核杆菌,普通尿培养阴性,静脉尿路造影显示肾盂肾盏有结核的破坏性改变。

(2)女性尿道综合征有尿路刺激症状,无发热、腹痛,尿常规无异常,尿培养阴性。

3.治疗

(1)全身支持疗法:注意休息,多饮水,并保证每天尿量>2000 mL。加强营养,禁食刺激性食物。

(2)找出病原,去除病因,保持排尿通畅,控制原发感染灶。

(3)抗菌药物一般口服 10～14 日,尿常规阴性后再予 1/2 量服用 1～2 周,再次培养阴性后停药。对于反复发作的中青年女患者,可于性交前后服用抗菌药物。

二、间质性膀胱炎

间质性膀胱炎又称膀胱黏膜下纤维化或 Hunner 溃疡,于 1915 年由 Hunner 报道。多见于中年以上妇女。其特点是膀胱肌层纤维化,表现为膀胱容量减少,尿频、夜尿、耻骨上区疼痛等症状。国内较少见。

(一)发病机制与病理改变

本病病因迄今仍不十分清楚。曾设想膀胱肌层纤维化是由于盆腔手术或感染引起膀胱壁内淋巴管阴塞所致,但缺乏足够的证据;可能继发于盆腔器官感染引起栓塞性脉管炎或由于血管炎所致的持久性小动脉痉挛或神经源性因素、内分泌因素;由于该病对皮质醇治疗反应良好,20 世纪 70 年代以来,有人疑其为自身免疫性结缔组织病。由于膀胱壁肌层纤维化,致使膀胱容量明显缩小。膀胱黏膜变薄,尤其在顶部更为明显,有时可见小的黏膜溃疡。严重病例,输尿管开口正常功能被破坏,导致膀胱输尿管反流及随之而来的肾积水或肾盂肾炎。显微镜下可见黏膜变薄或剥落,黏膜下层毛细血管扩张,呈现炎症征象。肌层中血管减少,淋巴管扩张,可见肥大细胞及淋巴细胞浸润。

(二)临床表现

患者多为中年以上妇女,发病隐匿,病程漫长。主要症状为严重尿频、夜尿、耻骨上区疼痛,膀胱充盈时加重。可有尿道或会阴部疼痛,排尿后减轻。强制性控制排尿可引起程度不同的肉眼血尿。有的病例有过敏史,体格检查无异常发现。有时耻骨上区有压痛。阴道指诊,膀胱部位有触痛,尿液检查无感染征象,尿培养无细菌生长,偶可发现镜下血尿,肾功能正常。膀胱造影显示容量减少,有时发现膀胱输尿管反流。膀胱镜检查,当膀胱充盈时,耻骨上区疼痛加重。膀胱容量可减少至 50～60 mL。未经治疗的病例,膀胱黏膜外观尚属正常,有时顶部可见有小出血点,如继续过度充盈膀胱,则可致黏膜破裂、出血。

根据临床表现及活检可明确诊断。需注意与结核性膀胱炎、非特异性膀胱炎、浸润性膀胱癌鉴别。细菌学检查、膀胱镜检查及活检,可作出鉴别。

(三)治疗

间质性膀胱炎治疗方法很多。膀胱充水扩张治疗,可使膀胱逐渐扩大;药物灌注可用 1∶5000硝酸银或 50%二甲基亚砜(DMSO)50 mL 注入膀胱,保留 15 分钟,每 2 周 1 次;也可于麻醉下用 0.4%Oxychlorosene sodium(Clorpactin WCS-90)以 10 cm 高度水柱压力多次重复灌注,可使膀胱容量扩至 1 L。上述药物灌注治疗前,必须做膀胱造影检查,排除膀胱输尿管反流后方可施行。全身药物治疗可用醋酸考地松 100 mg/d 或泼尼松每天 10～20 mg 分次口服,3 周后减量再继续服用 3 周,可获明显疗效。还有应用抗组胺药物,如去敏灵 50 mg,每日 4 次而获缓解者。有报道，应用具有长作用时间的钠盐肝素，每天 2 万 U 静脉滴注，每日 1 次，也可起到阻断组胺的作用。手术治疗包括肠道膀胱扩大术、尿道改道术等。若膀胱容量变小，可考虑行肠道膀胱扩大术。膀胱输尿管反流或输尿管狭窄所致肾积水或肾盂肾炎，且发展迅猛严重者，及时行尿流改道术是良好的选择。大多数病例经治疗后好转或治愈，一般不需要尿流改道，经尿道行膀胱黏膜溃疡电灼能使疼痛暂时缓解。

三、腺性膀胱炎

(一)病因

腺性膀胱炎病因尚有争论，目前一般认为是由膀胱感染、梗阻、结石及过敏体质等刺激引起的一种黏膜增生性病变。其次可能是由于膀胱黏膜上皮细胞化生和胚胎残余的发展。正常的膀胱黏膜无腺体存在，当有长期的细菌感染或膀胱慢性炎症及异物刺激时，黏膜上皮首先形成上皮芽，逐渐形成移行上皮巢，即 BRUNNS 巢，接着巢内发生腺体化生。黏膜逐渐累积以至形成小囊肿，最后形成由柱状上皮细胞围绕的囊肿或真正的腺体。

(二)症状与诊断

本病临床表现为尿频、尿急、尿痛和肉眼血尿及下腹部隐痛。这些症状为长期尿路感染、膀胱内的慢性炎症刺激或膀胱颈部梗阻引起，均为非特异性的表现。确诊主要靠膀胱镜检查加活检。膀胱镜检查可见膀胱腔内有较多的絮状物，局部可呈乳头状、滤泡状、菜花状改变。其中乳头状的腺性膀胱炎需与膀胱乳头状肿瘤相鉴别，前者乳头肿块可被深沟分隔，乳头较透明，无血管分支，乳头周围可见水肿。滤泡样改变多在膀胱三角区及尿道内口周围，偶尔也可在膀胱的侧壁和顶部，滤泡可单个或成群出现。菜花样的腺性膀胱炎与膀胱肿瘤需做病理活检才能鉴别。B 超检查对腺性膀胱炎的诊断也有一定的帮助，表现为：①结节型，膀胱呈局限性结节隆起，病变内部呈均匀的中等水平回声，与膀胱肿瘤很难鉴别。②乳头型，膀胱壁局部呈突起状或息肉样增生，突入膀胱腔内。③弥漫增生型，声像图为膀胱壁呈不同程度的增厚。CT 与静脉肾盂造影对本病的诊断意义不大。

(三)治疗和预后

腺性膀胱炎治疗方法较多，有膀胱黏膜剥脱术、膀胱部分切除术、各种药物膀胱腔内灌注及电切或激光疗法等。尤其是近年来，随着腔内泌尿外科技术的不断发展，经尿道电切汽化为腺性膀胱炎的治疗开辟了新的途径。由于腺性膀胱炎为顽固性疾病，病变深达膀胱固有膜下层，因此，在电切汽化过程中，应根据病变类型、病变累及的深度和范围，采用不同的方式进行操作。切除全部病变黏膜及相邻的正常黏膜，深度要达到固有膜下层。经尿道电切汽化治疗腺性膀胱炎具有简便、出血少、痛苦小、恢复快、疗效显著的特点。腺性膀胱炎本身是一种增生性非肿瘤性病变，并认为腺性膀胱炎的上皮细胞巢和囊肿是癌前期病变的先兆，最终可发展成膀胱腺癌。确有文献报道腺性膀胱炎发展为膀胱腺癌，但癌变可能极小，只要定期做膀胱镜检查，及时发现并及时治疗，预后是良好的。

四、嗜酸细胞性膀胱炎

嗜酸细胞性膀胱炎是膀胱局部嗜酸性粒细胞发生变态反应引起的疾病。病因不清，多数认为与细菌、药物、异体蛋白及食物过敏原有关。血吸虫卵沉积于膀胱壁，可形成血吸虫性嗜酸性肉芽肿。

(一)诊断

(1)尿频、尿急、尿痛、排尿困难,严重者出现尿潴留,尿痛不因排尿而减轻。

(2)血尿或脓尿较常见,尿常规见蛋白尿。血常规检查可有嗜酸性粒细胞增多。

(3)症状反复发作而趋于慢性,多有过敏史及哮喘史,有过敏时尿路刺激症状加重。

(4)膀胱镜检查见膀胱黏膜红斑、水肿、溃疡、天鹅绒样改变,当为增生性损害时,可见乳头状或葡萄状广基肿块。病理检查可见膀胱黏膜内有大量嗜酸性粒细胞浸润而确诊。

(二)治疗

(1)抗组胺药及类固醇药物应用。

(2)认真寻找过敏原,避免抗原刺激,并行脱敏疗法。

(3)继发感染时应用抗生素,尿路刺激症状明显可用酒石酸托特罗定等。

(4)局部病灶可行电灼、电切或膀胱部分切除术。

五、出血性膀胱炎

出血性膀胱炎是因某些药物或化学制剂在尿中产生对膀胱的急性或慢性损伤,导致膀胱广泛炎症性出血,是一种多病因的并发症,常见于肿瘤患者治疗过程中。多因抗肿瘤药物的毒性或变态反应,盆腔高剂量照射引起的放射损伤所致。另外还见于某些病毒感染,如腺病毒、流感病毒感染等。

(一)诊断

1.血尿

血尿可轻可重,轻者仅有镜下血尿,重度可造成贫血及血流动力学改变。出血可为突发性大量血尿,也可为顽固性反复血尿。

2.病史

患者往往有肿瘤后放疗、化疗及其他药物、毒物接触史。

3.B 超、膀胱镜检查

B 超、膀胱镜检查排除占位性病变,可见黏膜充血、水肿,有溃疡坏死灶。

(二)治疗

(1)当出现镜下血尿时,应立即停用治疗原发病的药物。

(2)多饮水,勤排尿,减少代谢产物的浓度和与膀胱接触的时间。

(3)膀胱药物灌洗以减少出血,如 1%硝酸银溶液、1%明矾溶液、4%或 5%甲醛溶液等。并行持续膀胱冲洗,冲洗液可加去甲肾上腺素,以助止血。

(4)全身应用止血药物。

(5)应用抗生素控制感染。

(6)支持疗法,给予输血、补液等。

(7)出血严重时可考虑双侧髂内动脉栓塞术或结扎术,必要时行膀胱切除术。

六、气肿性膀胱炎

气肿性膀胱炎是膀胱壁内或腔内有气体存在的一种膀胱炎症,又称原发性气尿症。病原菌主要是大肠杆菌、产气杆菌、变形杆菌、金黄色葡萄球菌等。通过血行或尿路上皮的损伤途径进入泌尿系统,尿中葡萄糖酵解和蛋白质分解产生气体,此气体经分析证实为二氧化碳。此病的诱因多为糖尿病或长期大量输注葡萄糖，其次为尿路梗阻长期导尿或尿路损伤而致感染。

(一)诊断

(1)在排尿或导尿时发现气泡样尿液是其最大的特点。

(2)多有长期糖尿病、尿路感染或导尿史。老年女性多见。

(3)尿频、尿急、尿痛明显，严重时可出现寒战、高热等全身表现。

(4)化验检查尿中见大量脓细胞、红细胞。中段尿培养可明确致病菌，以产气杆菌多见。

(5)X线检查对诊断有重要意义。X线表现分为三期：Ⅰ期，膀胱造影可见围绕膀胱腔有一圈约1 mm宽的清晰透亮带；Ⅱ期，气体增多，膀胱壁边缘不规则，壁增厚，除有透亮带外，还有一个气泡；Ⅲ期，膀胱壁气泡破裂进入膀胱腔，腔内气体增多，此时可排出气尿。

(二)治疗

(1)积极治疗原发病，如糖尿病、尿潴留等，去除诱因。

(2)控制感染，选择高效抗生素，特别是根据药敏结果选用，以尽快控制感染。

(3)引流尿液，解除梗阻，也可选用抗生素溶液冲洗膀胱。

(4)全身支持疗法，纠正营养状况，增强机体抵抗力。

七、放射性膀胱炎

放射性膀胱炎多见于盆腔肿瘤放射治疗后，发生率为2.1%～8.5%。一般认为，膀胱组织对射线的耐受量为60 Gy，超过此剂量易发生放射性膀胱炎。放射性膀胱炎的发生时间多数在放射治疗结束后2～3年，短则照射后数月，长则10～20年。病变部位常见于膀胱后壁、三角区及其周围组织，因其靠近照射部位以及血液供应较少。病理变化主要是黏膜溃疡伴出血、大量炎性细胞浸润、上皮细胞萎缩或增生。

(一)诊断

(1)有明确的放疗史，照射剂量在55 Gy以上。

(2)突发性、无痛性血尿，多伴有尿频、尿急，尿中带有大小不等的血凝块，少数患者出现排尿困难。

(3)患者可有明显下腹触痛，严重贫血者可出现双下肢凹陷性水肿，伴有细菌感染者可有发热及白细胞计数升高。

(4)晚期形成溃疡并继发膀胱穿孔，形成腹膜炎。

(5)如远端输尿管受侵犯，发生狭窄，可引起肾盂积水，重者发展成尿毒症。

(6)膀胱镜检查：排除肿瘤，并可见膀胱黏膜溃疡、出血。

(二)治疗

1.一般疗法

注意饮食，忌刺激性食物，可口服大量维生素C或酸性橘汁、氯化铵以酸化尿液，并可防止感染性结石的生长。

2.对症治疗

对症治疗如补液、输血、止血及抗炎等。对轻度放射性膀胱炎患者的有效率可达73%。

3.血块的清除及膀胱内药物灌注

可在麻醉状态下用前列腺切除器清除凝血块。发现明显出血点时可在直视下电凝止血，或以 5%甲醛棉球放在出血处 15 分钟，多可止血。对弥漫性多灶性出血点可用 1%明矾溶液或 4%～5%的甲醛溶液膀胱灌注，保留 20 分钟后以生理盐水冲洗干净，效果良好。

4.高压氧

高压氧能使放射线引起的膀胱血管病变逆向发展，它可使膀胱壁形成新血管，增加组织的供氧。可用于预防和治疗，治愈率为 64%～75%，有效率可达 92%，且不会促使癌肿增长。

5.血管栓塞

选择性髂内动脉栓塞对顽固的、严重的膀胱大出血效果良好。

6.中医疗法

用清热解毒、凉血止血的中药配以缓解痉挛、止痛、抗炎作用的西药，将药物灌注入膀胱内，直接作用于受损伤的膀胱黏膜局部，不仅疗效好、见效快，而且全身不良反应小，用药方便、经济，不失为一种较好的治疗方法。有报道治愈率达 93%。

7.预防

膀胱过量照射是导致放射性膀胱炎的主要因素，因此，减少膀胱照射剂量可以减少放射性膀胱炎的发生，例如腔内照射不超过 50 Gy，并给予适当填塞以保护膀胱，可避免放射性膀胱炎的发生。Sanchiz 等用超氧化物歧化酶(SOD)预防放射性膀胱炎，发现 SOD 在降低急性放射损伤方面有效。

八、膀胱软斑症

膀胱软斑症在尿路软斑症中约占 40%，为罕见的炎症性疾病。其发病与免疫缺陷或自身免疫失调、体内吞噬细胞缺陷有关，如恶性肿瘤、慢性严重疾病、类风湿性关节炎、应用免疫抑制剂等。

(一)诊断

1.性别比例

该患者多见于成年女性，男女比例 1∶4。好发年龄女性在 30 岁以上，男性在 50 岁以上。

2.临床表现

反复发作尿频、尿急、尿痛症状，可有间歇性血尿和排尿困难等表现，下腹部胀感不适，有时症状不典型或无临床表现。

3.尿液检查

尿常规检查有少量到多量的红细胞和白细胞；尿细菌学检查，尿沉渣涂片或中段尿细菌培养可查到致病菌，常见为大肠杆菌；尿脱落细胞检查可见典型的软斑组织细胞。

4.X 线检查

静脉尿路造影显示病变累及输尿管口，引起上尿路梗阻、肾功能减退。膀胱造影可显示膀胱内有充盈缺损。

5.B 超和 CT 检查

B 超和 CT 检查可显示膀胱内有占位性病变。

6.膀胱镜检查

膀胱镜检查可见高出黏膜的斑或结节，中间部分表面呈脐状凹陷，如同火山口样溃疡，通常围绕病灶有一圈炎性晕，颜色从淡灰黄到棕色，面积可达 1～12 cm^2，一般可以看到 2～3 个斑块,有时合并溃疡和出血。病理特征为软斑组织细胞。

(二)鉴别诊断

1.非特异性膀胱炎

临床表现与膀胱软斑症相似,两者均有膀胱刺激症状及血尿,鉴别主要依据膀胱镜和活组织检查。

2.膀胱肿瘤

临床表现有血尿和排尿困难症状,继发感染时有膀胱刺激症状,与膀胱软斑症表现相似。膀胱镜检查诊断并活检可资鉴别。

(三)治疗

1.药物治疗

膀胱软斑症属于炎症性病变,需长期应用抗生素治疗,尤其要选用能进入细胞内的抗生素,如利福平、TMP 等,疗程半年以上。

2.胆碱能药物和维生素 C

胆碱能药物和维生素 C 能纠正体内吞噬细胞的功能缺陷,临床应用氨甲酰胆碱每次 10～25 mg,每日 4 次,与维生素 C 合并应用,对于治疗软斑症有不同程度的疗效。

3.外科治疗

经尿道行膀胱内病变电灼或开放手术切除,可获治愈。但应注意防止复发。

第三节 尿道炎

尿道炎是指多种原因引起的尿道炎症。病因主要有细菌、真菌及寄生虫等引起的感染以及物理性、化学性和机械性损伤等,其中以各种病原体引起的感染最常见,包括非特异性尿道炎和特异性尿道炎。尿道炎可以造成患者尿道瘙痒、疼痛、红肿、异常分泌物、排尿不适等临床表现。由于尿道具有适宜微生物生长繁殖的条件以及尿道口直接与外界相通,因此十分容易受到微生物或寄生虫的感染,但并不是任何一种微生物一旦感染尿道,都能够引起尿道的显性感染症状。在感染尿道的各种微生物中,有一些仅仅能够在宿主的前段尿道内暂时停留或栖生,这些栖生性微生物往往在数天或数周后自行消失。另一些微生物感染尿道后则能够在宿主的前尿道内长期寄居,并且成为宿主前段尿道内的正常菌群,当宿主机体处于正常生理状态时,这些正常菌群微生物虽然不能引起尿道明显的炎症反应,但却能够造成尿道不同程度的亚临床炎性损害。

一、分类

尿道炎分类包括临床分类、病原学分类。

(一)临床分类

根据患者尿道局部及全身的症状与体征不同,将尿道炎分为急性尿道炎、慢性尿道炎。

(1)急性尿道炎:是指由于细菌等病原体感染尿道引起的尿道急性炎症反应,患者常常表现为突发尿道疼痛及尿道口红肿、黏液性或脓性分泌物、尿频、尿急和尿痛等。

(2)慢性尿道炎：是指由于细菌等病原体感染尿道引起的尿道慢性炎症反应，患者的临床表现主要为尿道不适、灼热或疼痛，黏液性分泌物，排尿不尽或尿线分叉等。

(二)病原学分类

1.非特异性尿道炎

即通常所说的尿道炎，病原体主要有大肠杆菌、链球菌属及葡萄球菌属等。感染途径多为逆行感染，即由病原体直接侵入尿道所致。在女性，常与性生活有关。另外，还与以下诱因有关：①尿道先天性畸形，如尿道憩室、尿道狭窄和尿道瓣膜等引起的尿道梗阻。②邻近器官感染，如前列腺炎、精囊炎、子宫颈炎和阴道炎等。③尿道外伤、结石、异物、肿瘤及留置导尿管等引起的继发感染。

通常急性尿道炎尿路刺激症状较明显，临床表现与膀胱炎相似，包括尿频、尿急和尿痛等。慢性尿道炎在男性常缺乏临床症状，仅在尿涂片检查时偶然发现有大量中性粒细胞；在女性则常具有明显的尿路刺激症状，尿涂片检查有助于确诊。

病理上，急性尿道炎可见黏膜充血、水肿，或有糜烂及浅表溃疡形成，固有层有数量不等的中性粒细胞浸润。严重者炎症可累及黏膜下层，甚至形成脓肿，穿透尿道壁，引起尿道周围炎或尿道周围脓肿。有时还可波及尿道周围器官，如引起急性附睾炎、急性精索炎等。

慢性尿道炎可见黏膜内淋巴细胞、浆细胞及单核细胞等慢性炎细胞浸润，尿道上皮不同程度增生或组织转化(化生)，并可伴有炎性息肉形成。严重者，炎症广泛累及尿道黏膜下组织，尿道壁结构破坏，肉芽组织及结缔组织增生修复，可导致瘢痕性尿道狭窄。

2.特异性尿道炎

为淋病奈瑟球菌、结核分枝杆菌、毛滴虫、真菌等特殊病原体引起的尿道炎。

(1)尿道淋病：尿道淋病是由淋菌感染引起的特异性尿道炎。依病程分为急性和慢性淋病。①急性淋病：是成人较常见的性病之一，主要经性交途径传播。小儿多由含菌分泌物接触尿道口而感染。淋菌通常在前尿道内繁殖，侵犯黏膜及黏膜下组织，引起急性前尿道炎，进而引起急性后尿道炎、急性前列腺炎及急性精囊炎等病变，并可导致腹股沟淋巴结炎、心内膜炎、关节炎、眼结合膜炎及败血症等。在女性还可并发阴道炎、子宫颈炎、盆腔炎及急性尿道旁腺炎等。临床上以中、青年多见，5%～30%的患者无自觉症状。感染潜伏期为2～10日，平均为4～5日。通常呈急性前尿道炎表现，如尿道口痒、痛、红肿及尿道有黏液或脓性分泌物。进一步发展有尿路刺激征、血尿及排尿困难等症状。尿涂片及尿培养可查见淋菌。病理改变与一般急性非特异性尿道炎相似。当感染严重或反复发作时，黏膜下组织可发生坏死，纤维组织增生修复，导致瘢痕性尿道狭窄。②慢性淋病：是淋菌所引起的泌尿生殖系统的慢性感染。多为急性淋病迁延不愈所致，病程>6个月。两性均可发病，男性较多。淋菌潜伏于尿道黏膜下、前列腺、尿道附属腺及子宫颈等处，形成慢性尿道炎及慢性前列腺炎等，可急性发作，经久不愈。主要临床表现为尿道内刺痛伴有尿道口稀薄黏液状分泌物。急性发作时，可有脓性分泌物、尿路刺激征及尿道梗阻等症状。病理上，慢性尿道淋病可有黏膜水肿、肉芽组织形成及上皮息肉样增生等改变。病程长者，可因局部黏膜及黏膜下层组织炎性纤维性增生，瘢痕形成，引起尿道狭窄，且常影响整个前尿道。

(2)结核性尿道炎：结核性尿道炎又称尿道结核，是由结核菌引起的尿道炎症。男性较多见,好发年龄为30～50岁,往往继发于泌尿生殖系统结核,并常伴有肺结核。

常见的感染途径有2种:①由肾、输尿管、膀胱结核的含菌尿下行感染。②由尿道邻近器官,如前列腺、精囊的结核直接蔓延所致。

尿道结核主要累及后尿道,前尿道较少发生。

临床上,尿道结核的主要症状与泌尿生殖系统结核相似,常见有尿频、尿急、尿痛、血尿和脓尿等。较重者可发生尿道狭窄,狭窄段以上尿道扩张,出现尿滴沥不尽、排尿困难及尿潴留等症状。甚至可穿破皮肤,形成尿道皮肤瘘管。

病理上,尿道壁可见结核性肉芽肿及干酪样坏死等结核特征性的改变,并常形成溃疡。抗酸染色可查见结核菌。病程较长者可因尿道壁纤维化而导致瘢痕性尿道狭窄。

此外,尿道结核可向尿道周围蔓延,引起结核性尿道周围炎,若尿道腺及尿道海绵体严重受累,瘢痕形成,也可继发多发性尿道狭窄,甚至造成尿路梗阻,引起肾积水。

(3)真菌性尿道炎:真菌性尿道炎是由真菌感染引起的尿道炎。正常人体在皮肤、口咽、结肠、阴道等部位可有真菌寄生。机体抵抗力低下或长期大量应用广谱抗生素及激素,可引起菌群失调,体内真菌乘机生长繁殖,引起真菌性感染,包括真菌性尿道炎。

本病的主要临床表现有尿道痒感及排尿时烧灼感。尿道口可有水样、黏液样分泌物。尿涂片检查及尿培养可查见真菌。

病理上,真菌性尿道炎可与非特异性尿道炎相似或为肉芽肿性炎症,后者较具特征。肉芽肿中央常见坏死,并伴有中性粒细胞浸润,这一特点与结核性干酪样坏死缺乏急性炎细胞浸润明显不同。若病变部位间质及巨噬细胞内查见真菌菌丝及孢子,则可以确诊。

(4)滴虫性尿道炎:滴虫性尿道炎又称尿道滴虫病,是由毛滴虫引起的一种特异性尿道炎。女性多见,主要通过性交、游泳和洗浴等途径感染阴道毛滴虫。感染后滴虫首先寄生在阴道内,然后引起尿道感染,可通过性交传染给男性。

滴虫性尿道炎主要症状有尿道痒感、烧灼痛,伴尿路刺激征与终末血尿。尿道口可有黏液性稀薄分泌物。尿道分泌物或尿涂片查见毛滴虫有助于确诊。组织病理学改变与非特异性尿道炎相似。有时在病灶区内,油镜观察可发现毛滴虫病原体,有助确诊。

二、病因

尿道炎多见于女性。尿道炎常因尿道口或尿道内梗阻所引起,如包茎、后尿道瓣膜、尿道狭窄和尿道内结石和肿瘤等,或因邻近器官的炎症蔓延到尿道,如前列腺精囊炎、阴道炎和子宫颈炎等;有时可因机械或化学性刺激引起尿道炎,如器械检查和留置导尿管等。致病菌以大肠杆菌、葡萄球菌属最为常见。

(一)病原体

(1)细菌:引起男性尿道炎的病原性细菌常见有淋病奈瑟球菌、金黄色葡萄球菌、乙型溶血性链球菌、结核分枝杆菌、白喉杆菌。条件致病性细菌包括凝固酶阴性葡萄球菌、棒状杆菌属的某些菌、粪肠球菌(曾称粪链球菌)等肠球菌属的某些菌、大肠杆菌、变形菌属、肠杆菌属、假单胞菌属的某些菌、杜氏嗜血菌等。

(2)支原体:引起男性尿道炎常见的支原体为解脲支原体,人支原体及生殖道支原体等也常常可在男性尿道炎患者的尿道或尿道分泌物中分离到。

(3)衣原体:引起男性尿道炎的病原性衣原体包括沙眼衣原体生物变种的D、Da,E、F、G、H、I、Ia、J、K及L_{a2}血清型以及性病淋巴肉芽肿衣原体生物变种的L_1、L_2、L_3血清型。

(4)真菌:通常在尿道正常菌群失调、宿生机体的抵抗力降低或尿道黏膜损伤等情况下引起尿道的炎症反应,常见包括白色念珠菌等念珠菌、曲霉、青霉及其他条件致病性的丝状菌。

(5)螺旋体:常见为疏螺旋体。在一期梅毒患者,苍白密螺旋体(梅毒螺旋体)也可侵犯男性尿道,并引起尿道或尿道口的炎症反应及硬性下疳。

(6)病毒:常见为单纯疱疹病毒和人乳头瘤状病毒。

(二)化学损伤

化学损伤所致的尿道炎是指由于将具有较强刺激性或腐蚀性的化学药物或化学试剂注入尿道而引起的尿道炎症反应。常见为在治疗尿道炎、前列腺炎、膀胱炎等生殖系统器官或泌尿系统器官的感染性疾病时将某些高浓度的抗菌药物注入尿道,或进行阴茎、尿道或尿道口消毒时将酸、碱、某些化学消毒剂等化学试剂注入或流入尿道。这些具有较强刺激性或腐蚀性的化学药物或化学试剂进入尿道后,常常可造成尿道黏膜的化学性损伤而引起尿道的急性或慢性炎症反应,以及发生细菌等微生物的继发感染。

(三)外伤

外伤所致的尿道炎常见于将较坚硬的或表面粗糙的物体插入尿道所致。例如,不适当操作导尿管或内镜插入尿道、儿童或精神病患者将棍棒插入尿道等,可造成尿道黏膜受损而引起尿道疼痛、出血和炎症反应。

三、诱因

除受到毒力较强的病原性微生物或寄生虫感染外,对于绝大多数频繁感染尿道的毒力较弱或条件致病性微生物来说,引起尿道的炎症反应常常需要具备有利于其大量生长繁殖的一种或多种辅助因素或诱因。导致这些毒力较弱或条件致病性微生物引起尿道炎症反应的常见因素为抗菌药物滥用、机体抵抗力降低以及尿道黏膜损伤。

四、诊断

(一)临床症状

(1)急性尿道炎:急性尿道炎患者可由于病原体不同而导致临床表现有所差异。一般来说,患者在发病初期可表现为尿道不适,自觉尿道或尿道口瘙痒或疼痛,尤其在排尿时可加剧。随后很快可发生尿道疼痛及尿道口红肿明显,尿痛、尿频、尿急,出现黏液性或脓性分泌物以及分泌物在尿道口或内裤上形成结痂,严重者可发生阴茎肿胀甚至排尿困难,有尿道黏膜损伤或波及膀胱者,可发生尿道流血或血尿。

(2)慢性尿道炎:慢性尿道炎患者常常缺乏明显的临床症状,也可表现为尿道不适、瘙痒或灼热感,晨起可见尿道口有黏液性分泌物,尿线分叉或变细,尿频、尿痛或尿滴沥,尿道口可有轻度红肿或无明显异常,尿道形成脓肿或瘘管,病变波及膀胱者可出现下腹部或膀胱区域的坠胀或压痛。

(3)淋菌性尿道炎:急性淋菌性尿道炎经过2～8日的潜伏期可发病,早期表现为尿道口红肿、瘙痒或轻微疼痛。尿道分泌物多为黏液性,但在1～2日后可转为黄色脓性。随后红肿可发展到整个阴茎头和形成尿道口外翻,排尿次数增多以及明显的尿痛,双侧腹股沟淋巴结红肿、疼痛,甚至可发生化脓,包皮过长或包茎者可发生阴茎头包皮炎。慢性淋菌性尿道炎可由急性淋菌性尿道炎经过1周后自然转变形成，此时男性患者急性生殖系统感染的症状显著减轻，尿道口及阴茎头红肿消退，分泌物为黏液状，可有尿道不适或疼痛。

(4)非淋菌性尿道炎：非淋菌性尿道炎患者的潜伏期一般较长，平均为2周，甚至有达5周者。发病早期可见尿道口有白色或清亮的黏液性分泌物，多于晨起或挤压时出现。患者可无排尿刺激症状或仅有轻微的疼痛，但严重者也可发生明显的尿道口红肿及尿道疼痛症状。

(5)结核性尿道炎：结核性尿道炎常常由于前列腺结核、精囊结核、泌尿系统结核或阴茎结核的病灶内结核分枝杆菌扩散到后尿道所致。患者可表现为尿道分泌物、尿频、尿痛、血尿或尿道流血，如果发生尿道狭窄，可出现尿线变细、尿射程缩短、排尿无力、排尿困难，检查可在会阴部触及粗而硬的条索状尿道。尿道狭窄可导致尿道的继发感染和脓肿，偶尔可形成尿道直肠瘘。

(6)细菌性尿道炎：细菌性尿道炎常见于使用抗菌药物治疗过程中或治疗之后，包皮过长或包茎，过强与过度的手淫，导尿管以及内镜或其他硬物插入尿道，尿道结石，刺激性或腐蚀性化学药物或试剂注入尿道等情况下。患者的临床表现主要为尿道口红肿或疼痛，尿道瘙痒，不适或疼痛，尿痛、尿急、尿频，尿道口少量黏液性分泌物，但也可逐渐转变为脓性。

(7)病毒性尿道炎：由单纯疱疹病毒或人乳头瘤状病毒感染所致的尿道炎患者，在其尿道口可形成丘疹或水疱疹。患者可无明显的尿道症状，但也可有轻微的疼痛、排尿不适等。

(二)病原学诊断

1.标本采集

不论是急性尿道炎还是慢性尿道炎的患者，均可采集其尿道黏液性或脓性分泌物、尿道拭子、分段尿液或病变组织标本。尿道分泌物或尿道拭子标本尤其适用于对疑为淋病奈瑟球菌、结核分枝杆菌、放线菌属、衣原体属、支原体属、阴道毛滴虫及念珠菌属感染者的早期初步病原学诊断和鉴别诊断；分段尿液标本则有利于对疑为其他细菌、病毒或丝状菌感染者的诊断以及与肾盂肾炎或膀胱炎的鉴别诊断。尿液标本应当是患者随到随取而不必要求晨尿。一般情况下，也不必过于强调患者必须首先清洗尿道口或阴茎再采集分泌物或尿液标本。标本应当在患者使用抗菌药物之前采集，并且将采集的各种标本尽快送检，以避免因标本中含有高浓度抗菌药物而影响病原体的分离培养，以及由于病原体死亡或生长繁殖而造成标本中病原体的数量发生改变。对于疑为淋菌性尿道炎的患者，在采集标本进行分离培养时，应当注意使用细菌学接种环或无毒性的棉签，以避免造成标本中淋病奈瑟球菌死亡。

2.涂片镜检

患者尿道的分泌物或拭子标本可直接涂片，初段或全段尿液标本需首先离心集菌后取沉渣涂片，病变组织需制备病理学组织切片或直接涂片。根据患者的临床表现或临床初步诊断，可分别选择革兰染色、抗酸染色、乳酸亚甲蓝(美蓝)染色、吉姆萨染色等染色方法对涂片或切片标本进行染色和镜检。通过观察标本中病原体的形态与染色性、病变细胞、细胞学变化等特征，初步判断病原体(细菌、真菌、衣原体、阴道毛滴虫或病毒)的种类与性质。

对于疑为梅毒螺旋体感染者的尿道分泌物或拭子标本，可进行镀银染色镜检或暗视野显微镜观察。疑为酵母菌感染者的标本也可进行负染色后镜检。疑为病毒感染者的病变组织切片可在电子显微镜下直接观察病毒颗粒。

3.分离培养

(1)细菌分离培养:患者尿道分泌物或尿道拭子标本可直接接种于血琼脂培养基平板,置普通温箱内 37 ℃培养 24～48 小时分离各种需氧性的一般细菌。如果需分离培养淋病奈瑟球菌,则需将标本接种于淋菌分离培养基或含有万古霉素(能够抑制革兰阳性细菌的生长)、多黏菌素 E 和甲氧苄啶(能够抑制革兰阴性杆菌的生长)以及制霉菌素的 10％血琼脂或巧克力色琼脂培养基平板,置烛缸或 CO_2 培养箱内37 ℃培养 24～48 小时;如需分离培养结核分枝杆菌,可将标本接种于罗氏培养基斜面或苏通培养基,置 37 ℃温箱内培养1～3 周。

分段尿液标本需分别取 3 段尿液各 0.1 mL,并分别接种于培养基平板,培养 24～48 小时后观察各培养基上生长的菌落数量和判断感染部位及其程度。一般来说,如果患者初段尿液标本中生长的菌落数量明显多于中段及末段尿液标本中生长的菌落数,并且各标本中细菌的数量形成明显的由初段-中段-末段逐渐减少的分布,表示患者为尿道炎而不是膀胱炎或肾盂肾炎;如果患者中段尿液标本中生长的菌落数量明显多于初段和末段尿液标本中生长的菌落数,并且各标本中细菌的数量形成明显的由中段-末段-初段逐渐减少的分布,此特征有助于排除患者是原发性尿道炎,而可考虑为来自膀胱的感染所致;如果患者末段尿液标本中生长的菌落数明显多于其他各段或各段尿液标本中生长的菌落数无明显差别,则可考虑患者为前列腺炎、肾盂肾炎或是膀胱炎与尿道炎。但对于分离培养结果意义,应当结合患者的临床表现进行判断。

在判断尿液标本分离培养结果时,还应当注意排除由于操作因素造成的影响。例如标本是否受到污染,分段尿液是否分布适当,标本接种方法及接种量是否正确无误,是否存在有病原体拮抗现象等。尤其在对淋菌分离培养时,培养基中生长的尿道正常菌群将对淋菌的生长产生明显的抑制作用。

各种细菌分离培养物均可根据形态与染色特征、生化反应或血清学试验进行菌种或菌型的鉴定,淋菌、结核菌等细菌及其稳定 L 型还可采用聚合酶链反应(PCR)方法进行特异性基因的鉴定。

(2)真菌分离培养:将尿道分泌物或拭子标本直接接种、分段尿液标本分别定量接种于萨布保罗琼脂培养基平板,置温箱内 37 ℃(酵母菌)培养 24～48 小时或 28 ℃(丝状菌)培养 3～7 日后,根据菌落及其显微镜下形态特征、生化反应及培养物涂片革兰染色或乳酸亚甲蓝染色液染色的特征进行菌种或菌型的鉴定。

(3)支原体分离培养:将尿道分泌物或拭子标本直接接种于固体或液体支原体分离培养基,置烛缸或 CO_2 培养箱内 37 ℃培养 2～3 日。固体培养基培养物可直接在显微镜下观察支原体菌落,并接种支原体鉴别培养基传代培养,液体培养基培养物则需经滤菌器过滤后接种固体培养基或液体鉴别培养基传代培养。根据培养物的生长情况、菌落以及生化反应特征、血清学试验或特异性 PCR,鉴定培养物的种或型。

(4)衣原体分离培养:衣原体通常采用标本涂片染色法进行诊断,特殊情况下也可将标本接种于细胞单层培养物或鸡胚卵黄囊进行分离培养。标本中的衣原体或衣原体分离培养物可根据其生物学特性或采用特异性 PCR 进行种或型的鉴定。

(5)寄生虫分离培养:疑为阴道毛滴虫感染者的尿道分泌物或拭子标本可直接接种于

Diamond TYM 或 CPLM 培养基进行分离培养。

(6)细菌 L 型分离培养:细菌 L 型分离培养适用于近期或正在接受抗菌药物,尤其是 β-内酰胺类抗生素治疗的尿道炎患者。对于那些用常规分离培养结果难以解释其临床表现的患者,也可进行细胞壁缺陷细菌的分离培养。细菌 L 型分离培养可将尿道分泌物、尿道拭子或尿离心沉渣标本接种于 L 型琼脂平板,置烛缸或 CO_2 培养箱内进行高渗分离培养。也可将标本滤过后接种 PG 液、肝消化液、牛肉浸液或苏通液体培养基等进行非高渗分离培养。对于分离培养物可采用返祖法或 PCR 的方法进行菌种或菌型的鉴定。

4.药物敏感试验

一般来说,对于患者标本中分离的病原菌都应当进行药物敏感试验,检测其药物敏感性,以作为临床医师选择抗菌药物对患者进行治疗的重要依据。若无特殊要求,支原体、衣原体、真菌、结核菌、L 型细菌、寄生虫通常不需要常规进行药物敏感试验。

(三)实验室诊断

(1)尿道分泌物检查:尿道分泌物或尿道拭子标本涂片染色镜检通常可发现较多的白细胞、红细胞或脓细胞,细菌、酵母菌或滴虫感染者还可见有大量细菌、酵母菌或阴道毛滴虫。急性尿道炎患者的尿道分泌物或尿道拭子标本涂片中常常可见大量多形核白细胞和(或)浆细胞与淋巴细胞,慢性尿道炎患者的尿道分泌物或尿道拭子涂片中则多见淋巴细胞、浆细胞及少量多形核白细胞或巨噬细胞。

(2)尿液检查:急性尿道炎如果是由于大肠杆菌、克雷伯菌等肠道菌以及某些能够迅速生长繁殖的细菌感染所致者,其尿液通常可呈明显的混浊状态。尿液离心沉渣镜检可见大量白细胞(10 mL 晨尿标本离心沉渣,每高倍镜视野下中性粒细胞数>15 个),并且可有红细胞或脓细胞。

慢性尿道炎患者的尿液通常清亮透明、淡黄或黄色,尿液标本离心沉渣镜检可见为数不多的白细胞和(或)红细胞。值得注意的是,由于尿道正常菌群的存在,以致在正常人的晨尿标本中也常常可发现有少量白细胞存在。因此,如果采集的是晨尿标本检查,其结果应当与临床医师联系,或直接了解受检者的疾病情况。如果受检者具有较典型的尿道炎症状,即有助于尿液细胞学检查结果的判断。

(3)血液检查:尿道炎患者的血液学检查通常无异常发现,但如果患者具有生殖系统器官或泌尿系统的广泛感染以及全身感染或中毒症状,也可发生血液白细胞数量增多的情况。

(四)鉴别诊断

急性肾盂肾炎需与急性膀胱炎鉴别,前者除有膀胱刺激症状外,还有寒战、高热和肾区叩痛。结核性膀胱炎发展缓慢,呈慢性膀胱炎症状,对药物治疗的反应不佳,尿液中可找到抗酸杆菌,尿路造影显示患侧肾有结核病变。膀胱炎与间质性膀胱炎的鉴别在于后者尿液清亮,极少脓细胞,无细菌,膀胱充盈时有剧痛,耻骨上膀胱区可触及饱满而有压痛的膀胱。嗜酸性膀胱炎的临床表现与一般膀胱炎相似,鉴别在于前者尿中有嗜酸性粒细胞,并大量浸润膀胱黏膜。膀胱炎与腺性膀胱炎的鉴别诊断,主要依靠膀胱镜检查和活体组织检查。

(五)并发症

少数女孩患急性膀胱炎伴有膀胱输尿管反流,感染可上行引起急性肾盂肾炎,成人比较少见。

少数糖尿病患者因留置导尿管而引起膀胱炎，有时可并发气性膀胱炎，膀胱内气体多由产气肠杆菌引起。

五、治疗

急性膀胱炎患者需卧床休息，多饮水，避免刺激性食物，热水坐浴可改善会阴部血液循环，减轻症状。用碳酸氢钠或枸橼酸钾碱性药物，可降低尿液酸度，缓解膀胱痉挛。黄酮哌酯盐可解除痉挛，减轻排尿刺激症状。根据致病菌属，选用合适的抗菌药物。经治疗后，病情一般可迅速好转，尿中脓细胞消失，细菌培养转阴。单纯膀胱炎国外提倡给予单次剂量或3日1个疗程，避免不必要的长期服药而产生耐药细菌和增加不良反应，但要加强预防复发的措施。若症状不消失，尿脓细胞继续存在，培养仍为阳性，应考虑细菌耐药或有感染的诱因，应及时调整更合适的抗菌药物，延长应用时间，以期早日达到彻底治愈。感染控制后，尤其对久治不愈或反复发作的慢性膀胱炎，则需做详细全面的泌尿系统检查，主要治疗为解除梗阻，控制原发病灶，使尿路通畅。对于神经系统疾患所引起的尿潴留和膀胱炎，根据其功能障碍类型进行治疗。

对于淋病奈瑟球菌、白喉杆菌、结核分枝杆菌、支原体、衣原体、念珠菌、梅毒螺旋体、单纯疱疹病毒、人乳头瘤状病毒、阴道毛滴虫等病原性病原体感染者，还应当注意对其配偶进行病原学检查，阳性者须同时给予治疗。

（一）抗感染治疗

(1)细菌感染：对细菌感染所致尿道炎患者的治疗应当根据病原学诊断及其药物敏感试验的结果合理选择使用抗菌药物，不论是口服、肌内注射或是静脉注射给药，通常都能够获得理想的治疗效果。但对于急性细菌性尿道炎患者，可在首先采集标本之后进行经验性给药治疗。推荐使用的抗菌药物包括氟喹诺酮类、呋喃类、头孢菌素类等。由于引起尿道炎的绝大多数细菌通常可对磺胺类及青霉素类具有耐药性，因此不宜作为经验性治疗的首选药物。各种抗菌药物主要为全身用药，尿道口感染者可同时使用1∶5000的高锰酸钾溶液或0.05%～0.1%的苯扎溴铵(新洁尔灭)溶液局部清洗或浸泡治疗。

(2)真菌感染：真菌感染所致的尿道炎可使用酮康唑、氟康唑、伊曲康唑等咪唑类或三唑类抗真菌药物全身用药，治疗5～7日，通常可获得良好的治疗效果。

(3)衣原体感染：衣原体感染所致尿道炎的治疗可使用氟喹诺酮类、利福霉素类、大环内酯类或四环素类药物全身用药，治疗5～7日。

(4)支原体感染：治疗药物种类及方法与衣原体感染所致尿道炎治疗使用的药物与方法相同。

(5)螺旋体感染：对于螺旋体感染所致的尿道炎可选择青霉素类、头孢菌素类、四环素类、大环内酯类等药物全身用药，治疗5～7日。

(6)病毒感染：单纯疱疹病毒感染所致尿道炎的治疗可使用阿昔洛韦局部涂擦或给予口服(每次200 mg，每日5次，共5日)，也可给予干扰素(每次5×10^4～105×10^4 U/kg，肌内注射，每日1次)、利巴韦林(病毒唑，10～15 mg/kg，分2次肌内注射)或聚肌胞(每次2 mg，2～3次/周，肌内注射)。人乳头瘤状病毒感染所致尿道炎的患者通常给予局部治疗，可对尿道病变组织用CO_2激光或电烧灼处理，也可用5%的氟尿嘧啶霜涂擦病变组织或在膀胱排空后将氟尿嘧啶霜注入尿道。

(二)外科手术治疗

外科手术治疗仅仅适用于包皮过长或包茎、尿道狭窄、脓肿或尿道瘘的患者。

(三)预防和预后

要注意个人卫生,使致病细菌不能潜伏在外阴部。由于性生活后引起女性膀胱炎,建议性交后和次晨用力排尿,同时服用磺胺药物 1 g 或呋喃妥因 100 mg,也有预防作用。

急性膀胱炎经及时而适当治疗后,一般能迅速治愈。对于慢性膀胱炎,如能清除原发病灶,解除梗阻,并对症治疗,大多数病例能获得痊愈,但需要较长时间。

一般来说,对于那些尿道炎患者在治愈后的一段时间内,尤其应当注意适当增加每日的饮水量,以便增加尿量和排尿次数,从而防止细菌在尿道内过度的生长繁殖。

第四节　前列腺炎

前列腺炎是成年男性的常见疾病,特别是慢性前列腺炎仍是临床医师面临的一个困难问题,其困难不仅在于治疗效果不理想和容易复发,更主要的是难以区分细菌性前列腺炎和非细菌性前列腺炎。虽然细菌性前列腺炎的发病率没有确切的统计,却是男性尿路感染复发的最常见原因。

不同病因和病理类型的前列腺炎应用不同的治疗方案,因此,对前列腺炎的病因和病理的正确理解,以及对诊断技术的正确掌握至关重要。

1930 年,Nickel 在前列腺液中观察到细菌,从而明确了前列腺炎的细菌学病因。1968 年,Meares 和 Stamey 规范化了严格定量的分段细菌学检查技术。

急性和慢性细菌性前列腺炎是指前列腺的细菌性炎症。急性细菌性前列腺炎病史短,症状非常明显,与慢性前列腺炎易于鉴别。无菌性前列腺炎发病率很高,具有前列腺炎的病理改变,但按照严格的细菌学检查技术却无法找到病原菌。前列腺痛患者既无前列腺的炎症改变,也找不到致病菌,其症状可能与前列腺完全无关。

一、细菌性前列腺炎

(一)发病机制

引起急慢性前列腺炎的致病菌种类与普通泌尿道感染相似,革兰阴性杆菌最常见,特别是大肠埃希菌。单一菌种居多,但也有多种细菌的复合感染。革兰阳性菌和厌氧菌也出现在某些患者的前列腺分泌物中,但其意义尚不明确。

细菌性前列腺炎的感染途径迄今尚未明确,一般认为有四种:①尿道炎症向上逆行感染前列腺。②膀胱尿中的细菌逆行进入前列腺。③直肠中的细菌直接或通过淋巴管进入前列腺。④血源性感染。其中前列腺内的尿液逆流在前列腺炎发病中的重要性近来受到重视。

(二)诊断

1.临床特征

病史和体格检查可以提示诊断,但有时细菌性前列腺炎、非细菌性前列腺炎,甚至前列腺痛的大多数症状和体征是难以区分的。因此，在对前列腺炎患者进行诊断时，对于典型和持续的症状应进行详细分析，先前的检查结果和对以前治疗的反应都是关键性病史资料，要给予充分考虑。完整的体格检查是必不可少的，而不应仅限于外生殖器和前列腺检查，完整的体检可以对前列腺炎患者各种症状（神经性、糖尿病性、恶性疾病、间质性膀胱炎等）给出一个合理的解释。

(1)急性前列腺炎患者可出现突然的尿频、尿急、夜尿增多和排尿困难，并伴有发热、寒战、腰骶部和会阴部疼痛、全身不适及不同程度的膀胱出口梗阻。在直肠指诊时，可触及前列腺肿大、触痛明显、整个或部分前列腺发硬或有结节。

(2)慢性细菌性前列腺炎是由于急性前列腺炎或者是由不出现急性临床症状的亚急性前列腺炎治疗不当所引起。症状也是可变化的，包括排尿困难、尿频、夜尿增多、射精痛及会阴或外生殖器任何部位的不适。前列腺在某些程度上可有触痛，但这不是作为诊断的特征性症状。患者常有反复发作的尿路感染病史。

2.前列腺按摩液(EPS)

前列腺按摩液(EPS)的显微镜检查能够提供有用的信息。白细胞计数增多（每高倍镜视野下有10个以上白细胞）和磷脂小体减少可提示前列腺炎。EPS中白细胞数量增多与细菌性前列腺炎炎性浸润密切相关。EPS白细胞数量测定似乎是诊断前列腺炎的客观方法，但却不足以区分非细菌性前列腺炎和细菌性前列腺炎，而且其他下尿路疾患，如尿道炎、尿道湿疣和尿道狭窄都可导致EPS中白细胞计数大量增多。临床上当EPS获取困难时，常用精液检查来替代，但应注意在显微镜下，有时未成熟的精原细胞与白细胞不易区别。

3.微生物学检查

若怀疑有急性前列腺感染，一般不需要获得EPS，因为前列腺按摩取标本会导致感染扩散，并引起患者极大痛苦。在这些急性病例中，膀胱中的尿液也有严重感染，尿培养可作为治疗的参考。但尿培养不能作为区别慢性细菌性前列腺炎和非细菌性前列腺炎或前列腺痛的充分依据。EPS的细菌培养对于慢性细菌性前列腺炎的准确诊断是必需的。诊断这种细菌性疾患最准确的方法就是运用特异性培养法。

因为前列腺液体容易受到尿道微生物的污染，所以应该确定前列腺液体分离菌的起源。把在缩回包皮和彻底清洁龟头后收集的首次尿液的5～10 mL称为VB1；第2个标本与中段尿标本相似，称为VB2；收集第3个标本时医师边按摩前列腺边收集EPS；第4个标本让患者再次排尿，以收集VB1同样的方式收集VB3。在EPS中，细菌数量增加，可以高度提示慢性细菌性前列腺炎。若无法提取前列腺液，则VB3标本（可能含有一些前列腺液）中具有临床意义的细菌数量增加对诊断是有帮助的。如果没有获得EPS，含有前列腺分泌物的精液培养可以用作替代。

假阳性的细菌定位培养结果是不常见的。但是，假阴性培养结果所占百分率尚不清楚。标准的细菌定位技术并非绝对可靠。前列腺感染是一种局灶性感染过程，动物模型实验显示：细菌牢固地黏附在管壁上，尤其是接受过多次治疗的患者更是这样。这些细菌在数量上不能同其他标本区别开来，也不一定流入前列腺液中。抗生素可能抑制了细菌的生长，或者使前列腺中细菌数量降低到不能测出的程度。

细菌定位培养技术在临床上难以被广泛采用。因此，Fowler 建议采用一种改进的方法，在经过初步筛选后，采用 Meares-Stamey 技术，包括中段尿培养，EPS 的显微镜检查和非定量细菌学培养，然后接受 14 日的四环素治疗。这种方法的基本原理是四环素对非细菌性前列腺炎治疗是合理的首选方法，并且可抑制或清除尿道和膀胱内尿液里的任何感染性微生物，使得此后的细菌定位培养结果更好解释。

4.组织学检查

穿刺活检已用于组织学鉴别前列腺炎，并且提供细菌感染的权威性培养证据。但是，继发于细菌微生物的前列腺炎症不能与非细菌性前列腺炎相区别，并且这两种炎症改变在组织学上与增生标本所见相似。由于前列腺炎的局灶性特点，盲目穿刺活检所得的前列腺组织培养，其价值是有限的。尽管活检可以在 B 超引导下进行，但前列腺炎的超声表现是非特异性的。前列腺穿刺组织细菌培养结果阳性可明确前列腺炎的病原菌，但培养阴性却不能除外细菌感染，对一组 20 例有细菌性前列腺炎病史且已获细菌学治愈，而临床症状不缓解的患者进行活检组织培养，结果再次培养出在抗生素治疗之前的原始致病菌。即使停用抗生素 4 周以上，仍有半数患者 EPS 中发现不了致病菌。

5.免疫学检查

Shorteiffe 和他的同事在他们的初步研究中对标准技术方法不能或很难诊断的前列腺炎患者，用细菌抗原混合物检测 EPS 中的抗体分泌，这种免疫诊断技术可能具有良好的前景。

6.B 超检查

经直肠前列腺超声检查可以提供前列腺炎症的客观证据，但感染前列腺的超声图像是非特异性的，超声可能对排除前列腺脓肿、确定前列腺结石部位、准确引导针穿活检有帮助。

(三)治疗

1.急性细菌性前列腺炎

(1)抗生素应用：急性细菌性前列腺炎患者合并感染中毒症状者应立即给予静脉注射抗生素，并在留取尿液做细菌培养和药敏实验之后即行抗生素治疗。氨基糖苷类与氨苄西林联合使用对革兰阴性细菌和肠球菌均有效。临床经验表明，这些药物在炎症阶段有足够的浓度渗透到前列腺。机体对治疗的反应很迅速，体温降到正常后，改口服抗生素，要持续 3 周左右，以防治疗不彻底转成慢性迁延不愈和反复发作。通常不主张取前列腺按摩液，因为这有可能增加败血症的危险。

(2)耻骨上膀胱造瘘：患者常常出现尿潴留，尿潴留时，由于前列腺急性感染，经尿道导尿患者往往不能忍受，而应采用耻骨上穿刺膀胱造瘘引流尿液。

(3)一般支持治疗：症状较重的患者应给予全身支持治疗，如补充液体、增加营养、卧床休息、退热止痛。

(4)如果患者对治疗反应不佳，发热和疼痛持续存在，应进一步检查，如超声、静脉肾盂造影等，以排除结石、梗阻和脓肿等。如发现前列腺脓肿，应行脓肿引流，可在局麻下经会阴穿刺抽吸，但常需经尿道或经会阴切开引流。

2.慢性细菌性前列腺炎

完全治愈慢性细菌性前列腺炎较困难，关键在于彻底清除前列腺内的感染病灶和腺体内持久存在的病原菌。然而，完全清除细菌的治愈率仅有40%～70%，而复发率高达50%，这是因为引起慢性细菌性前列腺炎的致病因素并未去除。

(1)抗生素治疗：抗生素的选择和疗程对慢性细菌性前列腺炎的治疗至关重要。抗生素在前列腺组织中的渗透性和在前列腺分泌液中的聚集浓度是选择抗生素的最重要因素。能够影响血浆中的抗生素通过前列腺上皮脂膜进入前列腺液的因素有药物的高脂溶性和与血浆蛋白质的低结合率。抗生素通常为弱酸或弱碱性，其离子化程度决定于离解常数(pKa)和前列腺液的pH，离解常数与血清pH(7.4)接近的药物在血清中只部分地离解，偏酸的药物在血浆中的离解度大于前列腺液，偏碱的药物在前列腺液中的离解度大于血浆。大多数对革兰阴性杆菌有效的抗生素很难进入前列腺液，但有三种呈碱性的药物：三甲氧苄啶、红霉素和夹竹桃霉素在前列腺液中确实明显超过了血清浓度。

不管理论上关于抗生素进入前列腺的争论如何，到目前为止，三甲氧苄啶或磺胺甲唑在以往文献报道中仍是治愈率最高的药物。即使如此，在不同的研究中，长期治愈率仍只有30%～40%。有报告显示，氟化喹诺酮在治疗慢性细菌性前列腺炎时其治愈率达到60%～90%。然而多数报道的研究不能被重复证实，也很少采用严格的Meares-Stamey检查法随访，而且报道的疗程很短(通常几周)。但是，所取得的治愈率也许好于磺胺甲唑。Schieffer和Darras则认为，环丙沙星对羧苄青霉素或磺胺甲唑治疗无效的难治性慢性细菌性前列腺炎也有效。

既往报道的其他治疗慢性细菌性前列腺炎的有效抗生素还有羧苄西林、红霉素、米诺四环素、多西环素和先锋霉素Ⅳ。当然，抗生素的应用必须根据细菌培养和药敏结果调整。

抗生素的使用应为6～8周，但大多数的专家经验是连续抗生素治疗3个月。当不能治愈时，医师可以考虑使用低剂量抑制疗法，如三甲氧苄啶50～100 ng/kg，磺胺甲基异噁唑80～100 mg/kg，呋喃妥因50 mg/d，可以减轻症状。此外，有人建议用前列腺内药物注射治疗，以便在前列腺实质和导管中产生比全身用药高得多的抗生素浓度。也有学者采用肛周皮下注射抗生素。这些方法在治疗慢性细菌性前列腺炎中还没有被广泛采用，尚需在临床上进一步验证。

抗生素治疗的最佳方案尚未确定。在治疗慢性细菌性前列腺炎时，抗生素的剂量和疗程往往与膀胱炎治疗相同，但是治疗时间更长。理论上讲，高冲击剂量可能更有效。其他给药方式，如前列腺内抗生素注射和肛周皮下直接注射等，还需进一步的药物动力学和细菌学研究。

(2)外科手术：外科手术治疗慢性细菌性前列腺炎主要是治疗明确的器质性病变或者作为治疗的最终手段。如果尿道外口狭窄、龟头炎与慢性细菌性前列腺炎同时存在，应行包皮环切和尿道口切开术，以降低微生物在远端尿道内的繁殖。通过影像学、尿动力学和内镜检查明确存在梗阻性尿道皱褶、隔膜和狭窄，应行尿道内切开术。如果X线、超声或内镜检查显示有前列腺结石，而患者抗生素治疗效果不佳，应视为感染的根源，并经尿道手术取出所有结石，并且应该通过放射影像在术中进行监控，以确保取尽所有结石。当所有的治疗方法使用过而患者前列腺细菌性感染仍持续存在时，根治性前列腺切除术，包括完全切除前列腺和精囊是可以考虑的，并且应该有望治愈慢性细菌性前列腺炎。但其潜在并发症(阳痿、勃起功能障碍和尿失禁的可能性)限制了它的应用。根治性经尿道切除可以作为一个替代方法，但很少能获得满意疗效，因为慢性细菌性前列腺的感染主要在前列腺的外周，而不是腺体的中央部分。然而，一些研究者报道其具有可靠的疗效,而且可以考虑这种方法与长期抗生素治疗联合应用。

二、无菌性前列腺炎

(一)发病机制

对于非细菌性前列腺炎发病机制的了解尚不充分。各种学说都有争议,主要观点有以下几种。

1.外源性感染学说

支原体和衣原体是可能的病原体,二者均可引起非淋菌性尿道炎,由此推测它们可逆行感染前列腺。还有学者认为病毒与非细菌性前列腺炎有关。此外,被提及的可能致病因素还有真菌、寄生虫、滴虫、结核分枝杆菌等,但至今仍无统一意见。

2.免疫机制学说

有学者认为,此类前列腺炎可能是一种过敏性炎症反应或者自身免疫性疾病。前列腺来源的某些蛋白抗原,如 PSA 等,病原体残余碎片或坏死组织均可能作为自身抗原物质,诱发前列腺免疫反应,造成抗原抗体复合物沉积,导致一系列临床症状。

3.精神心理学说

Lewin 在 1960 年指出,精神心理性因素可能在慢性非细菌性前列腺炎的发生中起了重要作用。Green 和 Dean 曾经在研究中把慢性非细菌性前列腺炎描述成一种精神性的神经症,这些症状主要为焦虑、郁闷、恐惧、不安全感、癔症等。这些精神心理因素可能导致自主神经紊乱,导致骨盆区域疼痛或排尿功能失调。

此外,还有其他学说,如化学性炎症学说、神经内分泌学说、盆腔相关疾病因素等。

(二)诊断

1.症状

骨盆区域疼痛,排尿异常,表现为尿频、尿急、夜尿增多、尿流无力等。

2.实验室检查

前列腺液镜检可见不同数量的炎症细胞,但前列腺液无细菌生长。

3.尿动力学

可以全面评估下尿路功能。多表现为膀胱颈及前列腺尿道内括约肌的僵直性功能失调,从而使尿流率下降,最大尿道闭合压在静止期也出现异常增高。

(三)治疗

由于病因不明,对非细菌性前列腺炎很难有一个确定的治疗方案。当细菌培养不能明确感染致病菌,而前列腺按摩液和临床检查提示前列腺感染时,可以使用米诺四环素、多西环素,或足量使用 3～4 周红霉素。更进一步的治疗可以根据经验进行考虑。这种治疗的失败率很高,而且复发很常见。治疗无效的原因很多,包括细菌培养的假阴性结果,可能是细菌性前列腺炎患者,以及抗生素不易渗透到前列腺导致持续的支原体和衣原体感染,患者还可能由于其性伴侣没有治疗或不能清除致病菌而再发病。此外,即使应用了合适的抗生素,衣原体感染也可持续存在。

近来很多学者认为,在部分非细菌性前列腺炎病例中,炎症不是继发于明确的病原微生物,而是对一些非特异性炎性刺激的反应。因此,经验性的抗生素治疗可能没有益处。对那些抗生素治疗失败的患者，通过咨询，让其知道该病不会导致癌症和其他疾病，以解除其焦虑，这是治疗的重要组成部分。该病的症状可能是变化的，可以间断再发，也可以自然缓解，热水坐浴，避免某些食物（如辛辣食物）和戒除酒精在一定程度上有用。抗焦虑药、抗胆碱能药及抗炎药可作为一种辅助治疗。

三、前列腺痛

（一）发病机制

前列腺痛是一个较为模糊的概念，不仅在临床上诊断前列腺痛较为困难，即使在理论上为前列腺痛规定一个确切的定义也有难度。在大多数教科书和国内外权威泌尿外科专著中，一般将前列腺痛作为前列腺炎综合征的一种，将急性和慢性细菌性前列腺炎、非细菌性前列腺炎和前列腺痛统称为前列腺炎综合征。三者的共同点是临床症状相似，但也各自有其特点。细菌性前列腺炎可以检查到明确的致病菌，常有细菌尿，前列腺液中可培养出致病菌；非细菌性前列腺炎或前列腺痛很少发生尿路感染，前列腺液培养无细菌生长；非细菌性前列腺炎和细菌性前列腺炎相似，在前列腺液中有大量白细胞和巨噬细胞；前列腺痛具有上述前列腺炎的症状，但无前列腺炎的客观体征，前列腺按摩液正常。显而易见，这是一个很不严谨的诊断概念，因为这里可能包括了许多尚未认识或未被检查出来的疾病。因此，有的学者将前列腺痛称为未知疾病的“废纸篓”。

因为缺乏前列腺炎症的客观证据，前列腺痛病因的研究主要围绕前列腺外的疾病进行。1977 年，Sinaki 等在一项研究中发现，梨状肌综合征、尾骨痛、肛提肌痉挛综合征、痉挛性肛部疼痛或直肠痛的患者均具有盆底肌肉痉挛引起的盆底张力性肌痛，是导致前列腺痛症状发生的病因。盆底紧张性肌痛的原因是盆底肌肉习惯性痉挛和挛缩，此种疼痛常与局部炎症或其他病变有关。

在某些非细菌性前列腺炎和前列腺痛的病例中，尿液向前列腺内的反流所致的化学性前列腺炎也可引起症状。Meares 认为，不明原因的尿道短暂痉挛可引起尿液向前列腺内反流，此后的痉挛可由前列腺炎引起。Hellstrom 及其同事报告 3 例前列腺痛患者，发现他们的前列腺段尿道的压力增加，排尿期膀胱尿道造影显示尿液向前列腺内反流。此后，这种尿液向前列腺内的反流现象也被其他许多学者研究证实，并归于前列腺炎症状的病因。

盆腔交感神经系统原发异常导致的膀胱出口、前列腺部尿道和尿道外括约肌的功能障碍也可引起前列腺痛。Meares 随访检查 64 例前列腺痛患者的尿动力学和排尿期尿道造影资料，最短时间 6 个月，62%的患者有膀胱出口梗阻症状，96%的患者尿流率降低。然而，在不合并 BPH 和中枢神经系统病变的患者则残余尿无增加。唯一可确认的异常尿动力学参数是膀胱出口和（或）尿道外括约肌处的闭合压增加。膀胱尿道造影显示，膀胱出口开放不完全和尿道外括约肌处的前列腺段尿道狭窄，尽管肌电图显示尿道外括约肌此时并无收缩。

一般来讲，70%的患者表现有膀胱颈或尿道的异常痉挛，17%的患者既有尿道和膀胱颈的异常痉挛，也有盆底的紧张性肌痛或 BPH，9%的患者只有盆底的紧张性肌痛，另有 3%的患者的症状查不出明显原因。

此外，精神因素也占据一定的地位。前列腺痛患者常表现为情绪不稳定和精神紧张压抑。心理测试表明，此类患者表现有性心理障碍、严重焦虑、偏执妄想等。该病的治疗效果也与患者的精神障碍程度密切相关。

（二）诊断

因为前列腺痛缺乏客观性的体征，其诊断只能采取排除法，即对具有前列腺炎综合征的患者，进行系统全面的检查，逐一排除可与前列腺痛造成混淆的细菌性前列腺炎和非细菌性前列腺炎，即可诊断为前列腺痛。

1.病史和体检

详细地分析患者的症状特点和持续时间、过去检查的结果，以及对以往治疗的反应。应进行全面体格检查而非仅仅检查前列腺和外生殖器，应仔细检查腹部、会阴和直肠，以发现引起前列腺痛症状的不同原因。

发热、耻骨上区疼痛不适以及压痛、肿大、变硬的前列腺是前列腺炎的典型症状，直肠指诊可明确有无前列腺脓肿，但在前列腺急性炎症时应避免进行过多的检查，以免发生菌血症和增加患者的不适。更不需要行前列腺按摩取前列腺液做常规镜检和细菌学检查。

慢性细菌性前列腺炎、非细菌性前列腺炎以及前列腺痛的症状非常类似。许多患者主诉排尿困难和排尿疼痛、白天尿频和夜尿增多等刺激性症状。这些症状的严重程度可随时间而变化，尿道分泌物增多是尿道炎的特征性表现，而与前列腺炎关系不大。

前列腺触诊对于了解慢性前列腺炎症状的本质很少有帮助，前列腺的质地和直肠指诊时的感觉在慢性前列腺炎患者和正常人之间无明显区别。既往如有细菌尿的可靠证据则可提供慢性前列腺炎的重要病因学线索。一方面，尿路感染在正常成年男性是一种少见疾病，另一方面，慢性细菌性前列腺炎是男性尿路感染复发的常见原因。然而，如果既往有泌尿生殖道的细菌感染病史，但发病期间的尿液细菌培养为阴性，则慢性前列腺炎的可能性很小。

既往抗生素治疗或其他非特异性治疗对症状的缓解程度是重要的病史资料，虽然其不能提供有力的诊断线索。大多数慢性细菌性前列腺炎的患者在进行抗生素治疗后可使症状完全缓解或接近完全缓解，这种症状的改善得益于尿液中细菌的清除，而与前列腺感染的细菌学变化无关。然而，如果治疗没有彻底，感染症状会在数月内再发。无抗菌作用的非特异性治疗方法，如前列腺按摩、尿道扩张、抗胆碱能药物等通常无明显效果。

已有证据表明，一些非细菌性前列腺炎和前列腺痛的患者在行抗生素治疗后也可缓解。然而，与慢性细菌性前列腺炎不同的是，这种症状的缓解是短暂的或类似于治疗不彻底的慢性细菌性前列腺炎。非特异性治疗对非细菌性前列腺炎或前列腺痛常常有较好的治疗效果。

2.尿液和前列腺液的显微镜检查

非细菌性前列腺炎和前列腺痛患者的中段尿离心沉渣镜检无特殊，而急性或慢性细菌性前列腺炎患者，因为同时存在细菌尿，其中段尿沉渣涂片检查经常可发现细菌、白细胞计数＞5/HPF，如怀疑有尿道炎存在，应同时检查前段尿和中段尿，可以发现前段尿的白细胞数要高于中段尿5～10倍。

通过直肠指诊获取前列腺液（EPS）进行常规镜检和细菌学检查对于诊断前列腺的感染至关重要。正常人的EPS中可以观察到白细胞和巨噬细胞。然而，资料显示，白细胞计数超过10/HPF即为异常。因此，EPS中白细胞计数增多或成堆出现，巨噬细胞＞2/HPF，提示前列腺炎的存在。EPS的镜检结果具有可重复性。EPS中乳酸脱氢酶5和乳酸脱氢酶1的比值变化也是前列腺炎症的敏感指标，且与 EPS 中白细胞计数的增多一致。

精液的获取很容易，量也较 EPS 多。但是，在未染色或常规染色的标本中难以区分白细胞和未成熟的精细胞，从而限制了其实用价值。此外，前列腺炎症对精液白细胞计数的影响也未经过严谨的研究证实。

虽然 EPS 白细胞计数是反映前列腺炎的一个客观指标，但对其正常值范围却有异议。一些学者认为，EPS 白细胞计数正常上限应为 20/HPF，正在进行抗生素治疗的慢性前列腺炎患者的 EPS 白细胞计数可以在正常范围之内，另一方面，在 5%～10%无前列腺炎症状的正常人中，其 EPS 白细胞计数＞10/HPF。再则，正常人 EPS 中的白细胞计数可能还与射精和 EPS 检查之间的时间间隔有关系。尿道来源的白细胞可能污染 EPS，精囊受挤压排出的未成熟精细胞可被不熟练的观察者误认为是白细胞，而用来做检查的 EPS 的量通常很有限。鉴于此，临床上应将 EPS 的常规镜检作为 EPS 细菌学检查的补充，而不是在前列腺炎的诊断中取代 EPS 的细菌培养。

仅仅做尿液的细菌培养并不能在慢性细菌性前列腺炎、非细菌性前列腺炎和前列腺痛之间进行鉴别。此外，发现细菌尿的存在也不提示有慢性细菌性前列腺炎的存在，因为单纯细菌尿的症状和慢性前列腺炎合并细菌尿的症状并无区别。因此，前列腺感染的分泌物阳性培养结果是区分慢性细菌性前列腺炎和其他尿路感染的关键。

由 Meares 和 Stamey 规范的分段细菌计数培养是确定前列腺感染的最好方法（简称 Stamey 四杯法）。具体方法是：收集标本前令患者多饮水，上翻包皮清洗尿道外口，然后令患者排尿，收集开始的10 mL尿液（VB1），再排尿并收集中段尿（VB2），然后按摩前列腺取前列腺液（EPS），接着收集 10 mL 尿液（VB3），将以上标本分别做镜检和细菌培养。仅仅做 EPS 细菌培养是不够的，大约 5%的正常人尿道远端有革兰阴性杆菌的定植，在留取前列腺液时可污染本来无菌的前列腺液。

VB1 代表了尿道寄生菌群，可同时提供对其他标本的污染的参照；大约 95%的正常男性尿道远端有葡萄球菌和链球菌的定植，这两种细菌常可从 VB1 和 EPS 中检出。这两种细菌不引起前列腺炎，应不予考虑。

3.前列腺活检

为了获得前列腺炎症的组织学诊断或为了进行前列腺炎症组织的细菌培养而进行前列腺组织活检是很少应用的。在前列腺增生行前列腺摘除的标本中，98%可观察到炎症反应的组织学改变。前列腺组织活检做细菌培养的诊断价值是有限的，因为前列腺炎症的感染通常是局灶性的，这就使得活检取材不可避免会发生偏差，此外，取材过程中也无法完全避免标本的污染。

4.免疫学检查

前列腺的细菌感染性炎症通常伴随有抗体的产生，在患者的血清和前列腺液中可检测到致病菌的相应抗体。这些抗体的存在提示炎症正在活动期或近期内发生过炎症。而抗体的效价与感染的严重程度大体一致。尽管学术界对此问题有极大兴趣，但抗体检测和定量的临床应用却很困难，因为致病微生物的抗体特异性和不同革兰阴性细菌的独特抗原决定簇非常复杂。比如，EPS 中抗某一株或某一血清型的大肠埃希菌的抗体与其他株或其他血清型的大肠埃希菌无交叉反应性或交叉反应性太弱。

如果在分析系统中采用多种前列腺炎时常见致病菌的有代表性的抗原，在某种程度上这一困难可被避开。同样，因为绝大多数致病的沙眼衣原体和解脲支原体拥有相同的抗原决定簇，对这些致病微生物的抗体分析可以取代对致病微生物的分离和培养。

用免疫方法在体液中检测微生物抗原是另一种不同于检测机体对抗原免疫反应的诊断感染性疾病的方法。得益于单克隆抗体的发明，现在已有高度敏感和特异的试剂可用于沙眼衣原体的分析鉴定，这对澄清衣原体在非细菌性前列腺炎中的作用很有帮助。但是制备一种可以识别各种革兰阴性细菌的抗体似乎是不可能的。

5.前列腺影像学检查

前列腺影像学检查并不推荐作为每一个怀疑有细菌性前列腺炎患者的常规检查项目。急性或慢性前列腺炎时CT影像与前列腺增生时的表现一样。炎症的前列腺在超声检查时所见与前列腺癌相似。

(三)治疗

对于前列腺痛的患者重要的是消除前列腺外的原发病。间质性膀胱炎和膀胱原位癌可通过病史、体检和前列腺液分析，尤其是膀胱镜检、活组织检查和尿液脱落细胞学检查等作出鉴别。耻骨骨炎也可出现类似前列腺痛的症状。

如果患者的症状以排尿异常为主，则尿动力学检查是必要的。然而前列腺痛患者的确常常伴随有膀胱颈和尿道外括约肌痉挛，因此，Meares主张即使没有尿动力学检查的确认，对前列腺痛患者也可进行针对性的治疗。膀胱颈部和前列腺部尿道的平滑肌富含α肾上腺能受体。α受体阻滞剂在治疗大多数前列腺痛患者中有效。目前用于治疗前列腺痛的α受体阻滞剂有酚苄明、哌唑嗪、坦索罗辛等，其中坦索罗辛和哌唑嗪的选择性强，不良反应较小，是目前治疗前列腺痛的首选药物。治疗方案：起始用哌唑嗪1 mg，每日1次，睡觉前服用，1周后逐步过渡到哌唑嗪1 mg，每日2次，第4周开始变为哌唑嗪2 mg，每日2次。治疗有效的患者维持此治疗方案6个月。但是停药后仍有相当多的患者复发。

膀胱颈切开对于某些经过筛选的后尿道功能性异常患者有一定疗效。但是这一方法应在药物治疗无效的情况下施行，因为膀胱颈切开可能导致逆行射精和不育症。

怀疑有盆底肌肉紧张性疼痛的患者，给予地西泮2～5 mg，每日3次，可能会有帮助。对于膀胱颈和后尿道痉挛的患者，如对α受体阻滞剂治疗效果不佳，也可应用地西泮治疗。对于无菌性前列腺炎，予以热水坐浴、抗炎药物和抗胆碱能药物有时可使症状缓解。

有个别报道认为，多胺生物合成抑制剂α-二氟甲基鸟氨对缓解症状有一定效果，但是该药用于良性病变的经验不多，且有明显的胃肠道不良反应。

心理学家和精神病学家的咨询和忠告可产生良好效果，特别是对那些情绪不稳定，而系统彻底的检查又排除了泌尿系统疾患者，以及那些经常规治疗无效的患者。但是，临床医师必须知道，有些精神情绪上的异常事实上是泌尿系统疾患的必然后果，而这种泌尿系统疾患可能需要反复多次的重复检查才能确定诊断。

对于非细菌性前列腺炎和前列腺痛患者来说，良好的态度，对患者病痛的同情和关心是成功治疗该类患者不可缺少的因素。与患者进行坦率的对话，必要时还包括邀请其配偶一起探讨这类疾病的本质，使他们确信这类疾病与癌症、不育症、阳痿和性传播疾病无关。

第五节　脓　肾

脓肾为肾脏的严重化脓性感染，肾实质全部破坏，形成一个充满脓液的“肾囊”。

一、病因、病理

以上尿路结石引起梗阻、继发感染为最常见原因；其次是肾和输尿管畸形引起感染性肾积水；也可继发于肾盂肾炎。有报道，38 例脓肾中，60.5%是由于尿路结石引起，致病菌以大肠杆菌为多见。

肾组织遭到严重破坏，肾全部或一部分成为脓性囊。

二、临床表现

临床表现有两大类型：一类为急性发作型，以寒战、高热、全身乏力、呕吐和腰部疼痛为主；另一类为慢性病程型，患者常有长期肾感染病史或上尿路结石病史，反复发作腰痛，腰部可扪及肿块，血液中白细胞计数升高，患者均有不同程度的贫血。如尿路有不完全梗阻，尿液常规检查有大量脓细胞，尿液培养阳性；如果尿路已完全梗阻，则尿液常规检查可表现正常，尿液细菌培养可呈阴性。

三、诊断

脓肾的诊断除根据病史、体征和实验室检查外，还可进行以下检查。

(一)腹部平片

腹部平片表现为患侧肾影显示不清，有时可发现上尿路结石。

(二)静脉尿路造影

静脉尿路造影显示患侧肾显影差或不显影，如对侧肾同时合并有结石，对侧肾显影也差，临床则表现为肾功能不全或尿毒症。

(三)B 超检查

B 超检查对脓肾的诊断比尿路造影更有帮助。

(四)CT 扫描

CT 肾扫描可显示肾脏内有脓液聚积、肾积水，有时还可发现肾结石。

四、鉴别诊断

脓肾的急性发作型需与急性肾盂肾炎、阑尾炎、肠梗阻和胆石症等区别。脓肾慢性病程型需与肾结核、肾积水和肾肿瘤等区别。

五、并发症

脓肾如不及时治疗，可穿透肾包膜而形成肾周围脓肿。

六、治疗

既往有较多学者认为大多数脓肾需早期切除，曾有报道肾切除率达 86.8%。由于近年来多种广谱抗生素的问世、引流方法的改进、腔内技术的进展以及诊断手段的提高，使保留患肾的可能性增加。有学者报告了 40 例脓肾，其中 31 例行保肾手术，28 例获得良好效果，肾切除率为 30%。

脓肾患者是否保留患肾主要视其功能而定。对患肾已严重破坏、功能丧失而健肾功能代偿良好、能耐受手术者,应及早切除患肾。若肾功能破坏不严重,则应尽量保留肾脏。如患肾尿比重>1.010,pH<7.0,肾皮质厚度≥5 mm,术中见肾色泽红润,手感实质弹性较好,提示患肾功能尚可,应予保留。如术前不能确定肾功能,可先行经皮肾造瘘持续引流尿液,若24小时尿量>300 mL,表示患肾功能好,应予保留。如果24小时尿量<300 mL,由于患肾缺乏尿液的有效冲刷,感染易反复发作,甚至继发脓毒血症,后果严重,应行患肾切除。

术前经皮肾造瘘可控制感染,使多数患肾功能得到不同程度的改善,为保肾手术创造了条件。有学者对315例上尿路感染病例进行经皮肾造瘘辅助治疗,取得了良好的效果。术中应彻底冲洗肾盂肾盏,并在解除梗阻后常规放置双J管,保持引流通畅,则感染易于控制,有利于肾功能的恢复。如果肾积脓严重,应同时放置肾造瘘管,并且在术后行造瘘管低压冲洗,保持引流通畅,有利于术后脓苔、残留结石排出,有助于减少漏尿、感染及狭窄。围术期抗感染支持治疗也很重要,首先使用广谱抗生素,再视细菌培养结果调整用药。

肾切除时,应密切注意脓肾周围重要脏器和大血管之间粘连情况,仔细分离,以免损伤,必要时可行肾包膜内切除术。

第八章 肾血管性疾病

第一节 肾血管性高血压

世界卫生组织规定，高血压的诊断标准是成年人收缩压高于 140 mmHg 和（或）舒张压高于 90 mmHg。12～15 岁少年血压正常值是 130/80 mmHg。仅仅发现肾动脉病变并不能充分证明其导致了患者的高血压，这种病变必须引起显著的功能改变，即其必须降低肾脏供血以致能激活肾素的释放，产生肾血管性高血压。所以，肾血管性高血压的定义是：高血压由肾动脉病变引起，并可在修补血管病变后或者切除病变肾脏后而缓解。

一、病因

引起肾动脉疾病的两种主要病理类型是动脉粥样硬化（ASO）和纤维增生异常（FD）。

大约 70%的肾血管病变是由动脉粥样硬化造成。这种疾病可能局限于肾动脉，但更常见的是全身动脉粥样硬化的表现，可累及腹主动脉、冠状动脉、脑血管和下肢血管。粥样硬化的狭窄常发生于肾动脉近端 2 cm 处，远端动脉或者分支累及并不常见。由于这些病变位于血管近端，主动脉的斜位观常常可以充分显露狭窄部位。病变累及动脉内膜，在 2/3 的病例中有偏心性的斑块。血管环状受累，管腔变窄，内膜被破坏。脱落的血块常常使疾病变得复杂，有时会栓塞整个血管。在肾动脉粥样硬化患者中，有 42%～53%将发生进展的动脉阻塞，常常是在影像学随访的前 2 年内发生。研究中，进展为完全肾动脉阻塞的发生率为 9%～16%，在一开始就存在高度狭窄的动脉中其发生率更高。

发生于儿童和年轻人中的原发内膜纤维组织增生约占纤维性病变总数的 10%。这种病变以内弹性层被胶原沉积为特征。原发的内膜纤维组织增生的血管造影显示出平滑但相当局限的狭窄，常常累及血管的近端或中部或其分支，其血肿可能扭曲狭窄区域。进行非手术治疗时，病变会进展为肾动脉梗阻和肾的缺血性萎缩。严重的内膜纤维组织增生可能随之在对侧肾动脉出现。尽管原发内膜纤维组织增生最常见于肾动脉，但它也可能累及全身，如颈动脉、上下肢血管及肠系膜血管。

中层纤维组织增生是最常见的纤维病变，占总数的 75%～80%。它往往发生于 25～50 岁的女性并常累及双侧肾动脉。它也可能累及其他血管，最常见的是颈动脉、肠系膜动脉和髂动脉。在非常严重的病变中，可以看到巨大的动脉瘤。

中层外纤维组织增生主要发生于 15～30 岁年轻女性。它占纤维化病变总数的 10%～15%，仅发生于肾动脉。这是一种严重的狭窄病变，病理学上由高密度的胶原环组成，以不同的长度和厚度包裹肾动脉。还可形成继发性内膜纤维组织增生，使动脉内腔进一步被压缩。

纤维肌性增生是一种非常罕见的疾病，仅占纤维病变的 2%～3%，常发生于儿童和年轻人。它是唯一一种平滑肌细胞真性增生的肾动脉疾病。增厚的肾动脉血管壁可见大量增生的平滑肌和纤维组织。血管造影上，纤维肌性增生可见肾动脉及其分支平滑狭窄，但无法与内膜纤维组织增生相区分。

二、病理生理

（一）肾素-血管紧张素-醛固酮系统生理学

肾素-血管紧张素-醛固酮系统（RAAS）对于维持动脉血压和细胞外液容量有着重要作用。该系统的主要成分是血管紧张素原、肾素、血管紧张素转化酶和不同的血管紧张素，其中最重要的是血管紧张素Ⅱ。血管紧张素Ⅱ是一种通过增高外周血管阻力从而增高血压的强效血管收缩剂。而且，血管紧张素Ⅱ通过刺激醛固酮的合成进而直接刺激钠的重吸收。肾素-血管紧张素-醛固酮系统的首要作用是维持组织灌流，尤其是在低血压的情况下。血管紧张素转化酶作用于血管紧张素Ⅰ产生血管紧张素Ⅱ，血管紧张素Ⅱ对血管和肾产生广泛多样的即刻和延迟作用，并刺激肾上腺皮质产生醛固酮。

（二）肾血管性高血压的病理生理学

在动物模型中证实，肾脏的肾动脉被钳夹将导致肾缺血。由于肾低灌注导致肾素-血管紧张素-醛固酮系统活化，引发广泛的血管收缩和全身性高血压。肾上腺皮质同样被激活，导致继发性的高醛固酮血症并通过血管狭窄的肾脏增加钠潴留。这是肾血管性高血压的早期反应并完全由高循环水平的血管紧张素Ⅱ介导。对侧正常的肾受到高于正常的灌注压作用，使肾素分泌减少及“压力性”尿钠增多，排出比正常水平更高的水和钠。来自对侧正常肾脏的肾静脉肾素（RVR）与动脉中的肾素量相等，表明没有肾脏分泌肾素。在这种方式下，两肾作用互相对抗，正常的肾脏可阻止全身性血压和钠容量增高，其阻止程度足以抑制血管狭窄肾脏分泌肾素。单侧缺血的肾脏肾素释放增加，而对侧正常的肾脏肾素释放受抑制，血管狭窄的肾脏导致钠潴留，而对侧正常肾脏钠排出增多；依赖血管紧张素Ⅱ诱导血管收缩产生高血压。因此，松开被钳夹的缺血肾脏的血管，或使用血管紧张素转化酶抑制剂（ACEI）、血管紧张素Ⅱ拮抗剂都会引起显著的血压下降。

人体中单侧肾动脉狭窄引起肾素-血管紧张素-醛固酮系统活化时，一系列相似的事件跟着发生，包括导致高血压和继发性醛固酮增高症，有时还能导致低钾血症。慢性期时，血压增高由对侧肾脏的肾实质损害造成，在进入慢性期前，通过血管再造或肾切除术解除狭窄病变，可以使缓解高血压的机会明显增加。

由肾动脉狭窄引起的第2个同样重要的问题是肾功能恶化，称为缺血性肾病。这是一种通过不同的病理生理学机制发生的临床综合征，在血压不高的情况下也能发生。缺血性肾病是所有有功能的肾组织长期低灌注的结果，其发生于双侧严重的动脉狭窄以及功能上或解剖上的孤立肾脏的动脉狭窄。现在我们慢性缺血结果的肾损伤的病理生理学机制对于还知之甚少。这种损伤不是简单的由于缺乏氧和营养物质引起的细胞死亡，因为肾的需氧量从来不会超过它的供应量。研究急性肾缺血效应的实验不能用来解释慢性缺血性肾损伤。若发生缺血性损伤，肾血流量的减少必须超过肾脏的代偿能力。当肾灌注压降低至70～80 mmHg时，肾脏的自我调节不能维持正常的肾小球滤过，这种情况发生于肾动脉管腔狭窄程度达到原管腔直径的70%以上时，此时，狭窄变得具有血流动力学的显著性意义，引起肾小球滤过率（GFR）的逐渐衰退并伴有血清肌酐水平增高。

肾血流量减少使 RAAS 活化产生血管紧张素Ⅱ，后者通过使出球小动脉收缩来维持毛细血管静水压和肾小球滤过。肾血流量减少同样可以导致血流在肾脏内重新分配，即减少肾皮质的血流量以防止肾髓质缺氧。

肾脏慢性缺血性损伤发生的确切机制还不清楚，但肾脏慢性缺血导致的肾脏结构改变已有所认识。肾小管改变常常比较显著，表现为斑片样的小管坏死和萎缩。肾小球体积变小及皱缩和 Bowman 帽增厚，常可见局部或整体的肾小球硬化及肾小球旁器细胞增多。另外，高血压、糖尿病和高脂血症都可以引起血管病变，出现小动脉壁增厚和透明变性。

三、临床表现

高血压发病年龄在 30 岁以前或者在 55 岁以后多与肾血管性疾病相关，典型的是年轻患者出现 FD 和年龄＞55 岁患者出现 ASO。

高血压突然发病和持续时间短常常和肾血管性高血压相关；同样可能与其治疗后更容易痊愈相关。使用 2～3 种药物后高血压仍难以控制更可能与肾血管性疾病相关。高血压突然加重或者以前轻度或易控制的高血压突然变得难以控制同样提示在已有的原发性高血压的基础上产生了肾血管性高血压。进展性、恶性的高血压或者高血压危象更常与肾血管性高血压相关，而不是与原发性高血压相关。高血压伴发肺水肿发作，有全身性的粥样硬化性疾病的证据或肾功能逐渐受损同样提示肾血管性高血压。

体格检查时，提示肾血管性高血压的线索包括严重的高血压、上腹部杂音（包括收缩期和舒张期的双相杂音）、严重的高血压性视网膜病（Ⅲ级或Ⅳ级）。

四、诊断

肾动脉狭窄的诊断应该根据主要的临床特征。强烈怀疑肾动脉疾病的患者应该直接进行动脉血管造影（碘化造影剂或者二氧化碳）。而轻度或中度可疑肾动脉狭窄的患者应该进行非侵入性影像学检查，如多普勒超声、MRA 或 CTA。诊断程序的选择应根据患者肾功能水平（氮质血症患者多普勒超声比 CTA 更适合）和各种检查方法的费用。对非侵入性检查的阳性发现应该进行确定性的检查，并通过动脉血管造影得出治疗方案。对阴性结果应该用各种技术方法的局限性来解释，如果怀疑是技术性原因，那么再选择进一步的非侵入性检查，但临床上轻度可疑的患者如果检查方法非常完善，就无需进一步的检查。

怀疑肾血管性高血压患者有不同的诊断方法，对肾素-血管紧张素-醛固酮系统（RAAS）的功能性评估是可行的，并通常作为在解剖学诊断之前的第一步。这些用来筛查或选择需要进一步检查的步骤根据不同的重心而不同，这些年来检查步骤已经发生了改变，主要是归功于可靠的非侵入性影像学检查的出现。

根据临床发现，怀疑有肾血管性高血压的患者应该分为低、中和高度怀疑。像缺血性肾病患者，如果高度怀疑肾血管性高血压应该直接进行血管造影检查，即使其他检查结果为阴性，也需要进行血管造影检查。在双侧病变的情况下，肾静脉肾素分析能够用来定位更加缺血的一侧。

轻度或中度怀疑肾血管性高血压的患者较为复杂，在这种情况下，进行卡托普利肾图检查作为初步检查应该是合理的。阳性结果就应该进一步检查，通过血管造影来作出最后诊断。临床上低度怀疑并且技术也很满意的阴性结果就无需进一步检查。如果技术上不满意，就应该采用另一种无创的检查(如多普勒超声)。这些检查(多普勒超声、MRA、CTA)不提供功能上的信息和介入治疗后能否治愈的预测。目前,对病变解剖上的证实和治疗方案的制订仍需要动脉血管造影。

肾素分析的作用已经显著下降。卡托普利试验几乎很少用于肾血管性高血压的诊断。在非侵入性检查显示出狭窄所在位置之前,肾静脉肾素分析几乎不用来诊断肾血管性高血压,其作用是双侧病变时,可以定位是哪一侧肾脏更加缺血。

(一)实验室检查

轻度蛋白尿的存在也常见于肾血管性高血压。在全身性 ASO 中,氮质血症伴有或不伴有高血压时都强烈提示肾动脉原因。低钾血症(血清钾<3.4 mEq/L)尤其是在缺乏利尿剂时,强烈提示肾血管性高血压导致的继发性高醛固酮血症。约 16%的肾血管性高血压患者可发现有低钾血症。

(二)特殊检查

常用的检查包括静脉肾盂造影、超声、外周肾素活性测定、卡托普利试验、放射性核素肾扫描(用或不用 ACEI)。目前出现了一些新的非侵袭性的检查方法,很大程度上可以替代上述提到的方法,包括多普勒超声成像、磁共振血管成像、CT 动脉成像,但主动脉和肾血管造影仍然是诊断肾动脉狭窄的"金标准"。

对怀疑肾血管性高血压患者的诊断性评价是不同的,有一些方法可以对肾血管性高血压提供功能性的诊断,这些检查(血肾素活性测定、卡托普利试验、肾静脉肾素分析)可以诊断肾素-血管紧张素-醛固酮系统的高活性,但对于肾动脉的受损不能提供解剖上的信息。通过动脉造影得到肾动脉受损程度的信息可以指导治疗方案的制订。一些非侵袭性的检查(多普勒超声、磁共振动脉成像和螺旋 CT 动脉成像),对于那些怀疑肾血管性高血压而功能性检查没有异常的患者可以在血管造影之前使用。

1.外周血浆肾素活性

外周血浆肾素活性(PRA)检测是一项用来诊断 RAAS 活性的功能性检查。最初用来筛查肾血管性高血压,但是它不提供解剖学信息并对诊断缺血性肾病无价值。为了从这项检查中得到有用的信息,所有的抗高血压药物均应停止使用 2 周,并且应标注出患者的摄钠量。患者早晨起床活动 4 小时后中午采血。这项检查如上述标准化后,其灵敏度和特异度分别可以达到 80%和 84%。这项检查有着很大的局限性,限制了它的广泛运用,16%原发性高血压的患者 PRA 是增高的,而 20%有肾血管性高血压的患者 PRA 却是正常的。

卡托普利试验:在口服卡托普利前后测量外周血浆肾素活性即为卡托普利试验。该检查的原理是:在服用 ACEI 类药物后,肾血管性高血压患者比原发性高血压患者有着更高的 PRA。患者可以继续服用 β 受体阻滞剂类药物,但是所有的利尿剂和 ACEI 类药物在试验前必须停服一周,同时需要正常或者高盐饮食。在测量血压稳定后,在服用卡托普利前后抽血位置要相同。通常使用 25 mg 卡托普利口服,服药 1 小时后再抽一次血。

符合以下所有标准作为阳性结果:服用卡托普利后 PRA>12 ng/(mL·h),绝对增高值>10 ng/(mL·h),并且比基线增高 4 倍[如果基线 PRA>3 ng/(mL·h),那么增高 150%]。这个检查通常是安全的,最大的危险是那些高肾素血症同时又存在血容量不足的患者可能会出现血压骤降。总的灵敏度和特异度为74%和89%。由于该试验的低灵敏度使其不能作为肾血管性高血压的筛查试验。卡托普利主要作用是用来排除肾血管性高血压,适用于临床上需要排除此类疾病的患者。

2.肾静脉肾素分析

肾血管性高血压功能性诊断最初的标准是患侧肾脏与对侧相比肾素分泌较多,而对侧肾素分泌则被抑制。任何一侧肾脏净肾素的计算为:肾静脉肾素减去肾动脉肾素含量。因为主动脉和下腔静脉内肾素的含量是一样的,因此下腔静脉肾素的含量被用来代替肾动脉肾素的含量。在单侧或双侧肾动脉狭窄中,肾静脉肾素分析对确定缺血或者相对缺血严重的肾脏有帮助。在采集血样时要采用仰卧位,并保持中等程度的钠摄入量,双肾静脉和下腔静脉同时采集血样。缺血肾脏肾素的分泌>外周肾素的50%即可诊断肾血管性高血压。对侧肾脏肾素的抑制(肾静脉−下腔静脉=0)是正常肾脏对血压增高的适当反应,并可预测血管复通后高血压可以治愈。

3.多普勒超声检查

肾动脉多普勒超声是一种非侵入性且能够提供解剖信息的检查,能够很好地诊断肾动脉狭窄。联合实时肾脏B超和彩色脉冲多普勒可以得到腹腔内主要血管的血流速度。肾门处和肾脏实质内的血流速度也可以测量。肾动脉收缩期流速峰值>180 cm/s,提示肾动脉狭窄(正常收缩期流速峰值平均在100 cm/s±25 cm/s)。收缩期流速峰值(PSV)是提示肾动脉狭窄最重要的指标。肾动脉和主动脉收缩期流速峰值之比称为肾-主动脉比(RAR)。比值>3.5提示重度狭窄(>60%)。通过多普勒超声得到的诊断分级为正常、轻度狭窄(<60%)、重度狭窄(>60%)及观察欠满意(不能看到肾动脉等)。

随着多普勒超声仪器和技术的不断进步,诊断的准确性和实用性也将随之提高。这些进步包括能量多普勒成像、三维成像、谐波成像以及超声造影剂。能量多普勒成像更加敏感,特别是在探查低血流速度时。三维成像使用了计算机技术对于感兴趣的区域形成三维图像。谐波成像能提高那些正在移动的结构的成像,如近端肾动脉。在血液循环中使用可以生物降解的微泡,可以提高回声,也能增强肾血管的可视性。

4.磁共振血管成像

磁共振血管成像(MRA)是一种非侵入性的、能为肾动脉狭窄提供解剖学诊断的方法。MRA使用的技术为飞行时间和相差。钆-DTPA可以增强血流信号,从而可以提高主动脉和近端肾动脉成像。MRA的优势为:非侵入性、非放射性、技术上失败率很低、不使用碘化造影剂,这使得MRA也适合于肾功能不全的患者,其可获得多个方向的影像,还能评估肾脏的大小和功能上的信息,如个体的肾血流和肾小球滤过率。

MRA成像的质量仅次于血管造影,主要是肾动脉的近端显影而远端却不能成像。身体内有磁性植入物和幽闭恐惧症的患者禁忌该项检查。由于所使用的仪器精密昂贵,故而尚未广泛应用。

随着MRA技术的进步和经验的积累,准确性和实用性也在不断提高。时间解析成像的运用减低了人工伪影和静脉重叠,增加了空间解析度,反差增强也有所提高。为了增加血管的可视性,钆被尝试着注射入血管。据报道,MRA的多回波阶梯技术降低了肠管的干扰,提高了血管在三维成像中的对比度。

5.CT 血管成像(CTA)

螺旋 CT 技术的应用使得肾动脉成像成为可能。在注射造影剂后的动脉期,嘱患者屏气,用 2 mm 的层厚扫描肾动脉区域,然后进行轴位三围重建,显示腹主动脉及其主要分支。主动脉和肾动脉的粥样硬化病变、肾脏外观以及实质的损伤都可以看到。螺旋 CT 不具备确定肾动脉主干远端病变的能力,并且一次操作需要大量的碘化造影剂。但是,相对于 MRA,CTA 在费用、便利及广泛应用上更具优势。

6.动脉血管造影

血管造影仍然是肾动脉血管疾病诊断的"金标准",其他各种检查方法都与之比较。现代介入技术(血管成形和动脉内支架)的使用使得血管造影成为一项把诊断与治疗结合起来的操作。但是,血管造影不适宜作为怀疑有肾动脉狭窄患者的初步筛查方法,其费用昂贵,并且不能在门诊实施。它是一项有创性检查,有电离辐射,需要动脉穿刺、动脉导管操作和注射碘化造影剂。

动脉穿刺和操作的并发症包括出血、血肿、夹层、血栓形成、远端动脉粥样硬化斑块栓塞和胆固醇栓塞。碘化造影剂的使用可以增加过敏反应和血容量负荷过重的危险。造影剂还可以引起一过性的肾功能损害,特别是在先前存在肾功能不全和糖尿病的患者。

7.数字减影血管造影(DSA)

具有造影剂用量少,导管直径减小的优势。虽然 DSA 的空间解析度不如传统造影,但是相差解析度是有优势的,可以减去骨组织和软组织是一个重要的优势,使 DSA 成为目前最常用的技术。

为了尽量减少碘化造影剂的肾毒性,二氧化碳被用来作为造影剂。静脉一次推注二氧化碳替换了需要成像血管里的血液,使用 DSA 技术和后期增强处理,二氧化碳可以为恰当的成像提供足够的相差。静脉推注的二氧化碳没有毒副作用,可以被肺清除。二氧化碳对肾功能无影响,对于肾功能不全的患者是一个理想的选择。二氧化碳没有过敏反应,价格便宜,不会加重液体容量负荷。更细更软的导管就能用来注射,使得导管对动脉的创伤更小。这项技术还能看到标准碘化造影剂看不到的信息,包括小的动静脉瘘、小的肿瘤血管、微小的动脉出血。虽然二氧化碳通常被认为是一种良性的造影剂,但报道在使用二氧化碳血管造影后,可能会出现一种致命的并发症,如横纹肌溶解症和小肠梗死。

五、治疗

继发于纤维增生不良的肾血管性高血压患者,通过血管造影发现病变的类型和相应发展过程来指导治疗方案的确定。血管中膜纤维增生的患者更偏向于选择药物控制高血压,并将其作为首选,因为由这种疾病逐渐发展引起梗阻而导致肾衰竭的很少见。血管成形术适用于那些使用多种药物都不能控制高血压的患者。相反,继发于血管内膜或中层外纤维增生的肾动脉狭窄一般会逐步发展并常常最终引起缺血性肾脏萎缩。而且,这些病变更好发于年轻的患者,出现药物难以控制的高血压。因此,为了保护肾功能和减少使用降压药物的需要,这些患者早期进行干预治疗是必要的。

在挑选的纤维增生不良患者准备手术行肾血管成形术时,也需考虑经皮腔内血管成形术

(PTA)的效果。对主要的肾动脉,纤维增生不良的血管成形术效果非常好,可以和手术血管成形术的效果媲美。因此,在这些患者中,血管成形术可以作为治疗的首选,但是由于有30%的纤维增生不良患者有肾动脉分支病变,增加了手术的难度。

在有肾血管性高血压的患者中,可以使用更积极的药物治疗,因为这些患者常常是老年人并有肾血管外的血管病变。因此,可以选择能控制血压的多种药物联用的治疗方法。新的β受体阻滞剂和转化酶抑制剂增加了药物降压的效果。对于药物不能很好控制血压的患者或者肾功能被晚期的血管疾病所威胁时,可以考虑手术或者经皮腔内血管成形术治疗。

在血管造影诊断动脉粥样硬化性肾动脉狭窄后,并对该病自然的发展过程有所了解时,就能确定本病对整个肾功能有严重威胁的患者。这项检查适用于那些动脉狭窄>75%、影响到整个肾实质,或者这些狭窄存在于双侧肾或者孤立肾。在这些患者中,肾动脉完全闭塞的危险性相当大,如果一旦发生,临床结局是肾功能逐渐下降,并最终导致肾衰竭。为了保持正常的肾动脉血流,保护肾功能,对这些患者进行干预是必要的。

对于只有单侧动脉粥样硬化性肾血管狭窄和未闭塞的肾动脉,为了保护肾功能,实行外科血管成形术的价值还未确定。如果对侧肾脏在解剖和功能上都是正常的,不适合行血管成形术。如果对侧肾脏有功能但是有某种实质性病变,缺血肾脏血管成形术可能使某些患者受益,但是这种方法具体的指征还没有被很好的确定。

(一)外科血管成形术

当肾动脉疾病需要做外科血管成形术时,准确掌握患者基本的内科情况非常重要,因为它决定了患者进行大的血管手术的风险。大多数肾动脉纤维增生不良的患者很年轻,其他方面较为健康,这样的患者手术风险较小。有动脉粥样硬化性肾血管疾病的患者,术前评价应该包括全面的冠状动脉疾病检查,因其是术后患者死亡的首要原因。

有肾动脉疾病的患者,外科肾血管重建和抗高血压药物已经使很多,患者不必行肾全切和次全切除手术。只有在严重小动脉性肾硬化、严重的肾萎缩、不能纠正的肾血管损害及肾梗死时才偶尔使用。

治疗有严重肾动脉疾病的患者,可以使用的外科血管成形术很多。有健康完好的腹主动脉的患者,使用自身的腹壁下动脉或大隐静脉来行主-肾动脉搭桥是一种可选择的方法。当自身的移植物不能利用时,一些学者采用聚四氟乙烯主-肾动脉搭桥移植物成功地进行了手术。肾动脉内膜切除术偶尔会被采用来治疗动脉粥样硬化性肾动脉疾病。有复杂肾动脉分支病变的患者可以采用体外微血管重建和自体肾移植。

老年患者,严重的腹主动脉粥样硬化致使主-肾动脉搭桥术或者动脉内膜切除在技术变得非常困难。这种情况下,一些学者更倾向于采用使手术能安全有效地完成同时又避免在糟糕的主动脉上手术的其他手术方法。最有效的搭桥方法是左肾采取脾-肾动脉搭桥和右肾采取肝-肾动脉搭桥,这种手术的先决条件是腹腔干起始处无闭塞性疾病。

腹主动脉及其主要腹腔分支有严重粥样硬化的患者,采用腹腔动脉上段或者胸主动脉下段来进行肾血管重建术是近期出现的另一种手术方式。这些患者,腹腔动脉上方的主动脉会受病变累及,可以通过植入大隐静脉来达到肾血管重建。如果同期行主动脉置换和肾血管重建术会增加手术的病死率,该方法最好仅仅选择于有主动脉置换适应证的患者,如严重的主动脉动脉瘤,或者有症状的腹主动脉与髂动脉闭塞的疾病。

外科肾血管成形技术有很高的成功率。纤维增生不良的患者其他方面常常很健康,这类患者术后病死率和发病率都是最低的。动脉粥样硬化性肾动脉疾病行肾血管成形术病死率为2.1%~6.1%。当双侧同时进行肾血管重建或者肾血管重建与另一个大的血管手术,如主动脉置换联合进行时,手术病死率明显增加。大多数的研究显示,外科血管重建术的成功率高,术后血栓形成或者血管狭窄率小于10%。

在评价外科血管成形术对肾血管性高血压的治疗效果时,大多数的研究认为,若患者术后血压≤140/90 mmHg即为治愈。若患者舒张压下降>15 mmHg或者使用降压药物后血压正常,都被认为是有所改善。若不具备以上任何一项即是失败。手术治疗肾血管性高血压的效果根据病理结果的不同而不同。纤维增生不良的患者,50%~60%可以治愈,30%~40%有所改进,失败率小于10%。对于动脉粥样硬化性肾血管性高血压患者,手术治疗失败率大致相同,但是更少的患者被治愈,相对多的患者是有所改善。对该现象的解释是:肾血管性高血压通常是在原发性高血压的患者基础上添加的。

外科血管成形术后复发肾动脉狭窄是典型的晚期并发症,可发生于术后数周、数月甚至数年。如果受累肾脏功能还能挽救,有进行另一次恢复肾脏正常血供手术尝试的指征,在这种情况下,经皮腔内动脉成形术或者支架术缺乏足够的经验。再次手术常常需要在纤维瘢痕组织影响的手术野里进行解剖,避开原手术部位进行二次血管重建,这在技术上是最有效的。腹腔主-肾动脉搭桥术后复发肾动脉狭窄的患者,可供选择的二次重建手术方法有肝-肾动脉搭桥、脾-肾动脉搭桥、胸主-肾动脉搭桥、髂-肾动脉搭桥和自体肾移植。

(二)经皮腔内血管成形术

1964年,Dotter和Judkins介绍了动脉狭窄的经皮扩张术(血管成形术)。1978年,由Gruntzig和其同事们对球囊式导管的发展改进使得血管成形术在肾动脉、冠状动脉以及几乎所有其他内脏动脉扩张方面得到了广泛应用。自从该项技术发明以来,随着人们对技术的不断改进,目前可通过多种入路实施肾血管的经皮腔内血管成形术(PTA)。

为了对病变进行准确的评估并且对所需设备和操作入路进行准确判断,所有的血管成形术在行扩张术前均需行血管造影。根据在血管造影上测得的肾动脉原始直径来选择合适大小的球囊导管。因为在血管造影片上血管直径有15%~20%的放大效应,所以有可能造成1 mm左右的过度扩张。血管成形术时,要随时监控球囊导管的扩张。扩张术后的血管造影片可以用来评估扩张效果及诊断并发症的发生。目前,随着对技术及球囊导管的不断改进,我们现在可以利用5F的股动脉穿刺针,应用Seldinger技术,5F的诊断性导管可通过穿刺处到达肾动脉。选用与病变部位相适应的导丝,5F的球囊导管就可以替换诊断性导管,实施血管成形术。

对于闭塞性动脉硬化症(ASO)的患者,经皮腔内血管成形术(PTA)后动脉管径增加的主要机制是动脉粥样硬化斑块的破裂。由于动脉管壁中层及外膜的撕裂而引起的动脉壁的伸展同样起到一定作用,但相对于FD患者,这种效应在ASO患者中小得多。这种伸展效应可能发生于动脉粥样硬化斑块破裂之后,并且可能随着斑块周径的不断增加和未受累管壁区周径的不断减小而更加显著。

PTA 的并发症包括标准血管造影术的并发症（与动脉穿刺及应用碘化造影剂有关的并发症）以及涉及肾动脉有关操作的特殊并发症。一过性肾功能恶化是最常见的并发症，这一并发症可能与术中使用造影剂有关。充分的水化、尽量减少造影剂的用量、将诊断过程与 PTA 分开进行（相隔数天）以及尽可能地应用二氧化碳或无肾毒性的造影剂可能减少这一并发症的发生。

在 PTA 术中的技术性失误可导致肾动脉内膜剥脱甚至肾动脉血栓形成。小的内膜剥离瓣不会引起后遗症，一般可自愈。但较大的内膜剥离瓣会影响血流，一般需在剥离处放置动脉支架。肾动脉血栓可以通过经肾动脉注射溶栓药物或急诊手术来处理。肾动脉破裂是一种较少见的并发症，可在球囊导管再次扩张控制腹膜后出血后急诊手术处理。总体来说，并发症发生率在 5%～10%。

纤维性结构不良 PTA 的技术性成功率已超过 90%。80%～100%的患者在术后高血压得到控制（包括高血压的治愈和改善）。在纤维性结构不良患者中，PTA 的主要并发症发生率≤6%。在中短期随访中，大约 1/3 的患者出现了经治动脉的再次狭窄，大部分患者成功地实施了再次扩张。

在闭塞性动脉硬化症（ASO）患者中，动脉粥样硬化性肾动脉狭窄不同于 FD。在 ASO 患者中，肾动脉狭窄通常是双侧的，并且在肾动脉开口处或非常接近开口处。在大多数开口处狭窄的患者中，这是原发于腹主动脉的动脉粥样硬化斑块侵及肾动脉开口处的表现，而不是原发于肾动脉的疾病。ASO 患者通常年龄较大并且有许多并发疾病，而且全身性的动脉粥样硬化还会累及冠状动脉、颈动脉或者外周血管网。通常会表现出与其相关的特发性高血压和肾硬化。由于上述因素以及 ASO 患者全身性动脉粥样硬化栓塞的危险倾向，使 PTA 在 ASO 患者中的治疗效果较 FD 患者差，并且有较高的并发症发生率（或病死率）。较多 ASO 患者存在肾功能不全或临界正常肾功能，这也使造影剂肾毒性的发生率大为增加。

PTA 治疗 ASO 的治愈率较 FD 低，一般在 15%左右，并且在双侧行 PTA 的患者中更低。在不同的报道中，有 15%～85%的患者未能改善高血压。血管成形术的技术成功率为 57%～92%。在关于肾动脉开口处狭窄的单独报道中显示，血管成形术的成功率更低（62%～72%）。需要外科手术干预的主要并发症发生率为 5%～24%，病死率为 1%～2%。越来越多的近期报道显示，越来越高的技术成功率以及越来越低的并发症发生率，反映了设备的改进及经验的不断增加。尽管如此，主要并发症发生率和病死率还是反映了 PTA 治疗 ASO 是一种需要严格选择的操作，具有显著的伴发危险。肾动脉支架在肾动脉 PTA 中的应用提高了 PTA 对 ASO 患者的治疗效果。

（三）血管内支架

随着 PTA 经验的不断增加，这种技术的局限性，尤其是考虑到动脉粥样硬化斑块时的局限性已得到明确的认识。这些局限性主要涉及由于主动脉动脉粥样硬化斑块侵及肾动脉开口处的病变。这些病例代表了 ASO-RAS 病例中的一大部分，斑块的弹性回缩以及频繁发生再狭窄导致了较差的初期治疗效果。肾动脉支架是 PTA 的有效补充，其可对抗病变的弹性回缩，从而使 PTA 得到更好的治疗效果，尤其在肾动脉开口处的病变。文献报道中几乎所有的肾动脉粥样硬化闭塞症治疗患者均放置了肾动脉支架（大约 97%），在 FD 患者、移植肾动脉以及其他肾动脉异常患者中支架放置较少。

动脉支架是一种放射学可显影的、可扩张的金属线圈管，被广泛地应用于外周血管。支架可从传输导管挤出的同时自动撑开（自动撑开型）或者由于支架预置在球囊型导管上随着球囊的膨胀撑开（球囊撑开型）。

血管影像学检查对每例患者都是必需的，血管造影可以精确地描述病灶并且可以估计球囊和支架的长度与直径。术中用到的支架应该足够长，以使其能够通过整个病变部位，并且还应考虑支架在扩张过程中长度会有一定的缩短。不过也不必超过病灶太多，因为支架会刺激血管内膜增生反应，从而使正常的血管存在狭窄的风险，同时还会堵塞以后用来实施外科分流手术的血管的合适位置。肾动脉开口狭窄的病例，其动脉支架的放置应有 1～2 mm 突出于主动脉内腔，用来预防由于主动脉斑块回缩引起的再狭窄。

目前动脉支架置入的适应证为 PTA 术中即时治疗效果差以及 PTA 术后的再狭窄。动脉支架同样可用于治疗血管成形术的并发症（动脉内膜剥脱及内膜瓣形成）。对于仅行 PTA 治疗效果可能不理想的病例，一期支架置入越来越流行（尤其是开口处病变）。

支架置入术成功率超过 95%，并且大部分研究甚至达 100%。短期随访显示支架置入术后的再狭窄率为 6%～38%。支架区发生再狭窄主要是因为内膜增生反应。放置支架的动脉内膜大约有 1 mm 厚的内膜层覆盖支架。被扩张及支撑的内腔直径低于 6 mm 的肾动脉更易形成再狭窄。

肾动脉支架置入术的并发症与肾动脉 PTA 的并发症相同，但增加了与支架有关的并发症。由于需要更粗的动脉穿刺，穿刺点并发症的发生率高于 PTA。支架置入术内膜损伤及内膜剥离的发生率较低。因为支架置入术需要更大剂量的造影剂负荷，因此，造影剂肾毒性发生率更高，但随着二氧化碳作为造影剂应用的不断增加，这种并发症会逐渐减少。主要并发症（包括死亡）发生率为 0～20%。次要并发症发生率为 0～40%。在绝大多数的报道中，与操作直接相关的死亡发生率在 3%左右。这些均证明联合支架置入的 PTA 并不是一种绝对安全的操作，它存在一定的风险。

第二节　肾动脉栓塞性疾病

肾动脉血栓栓塞性疾病可表现为威胁生命的突发性临床综合征，也可能毫无症状，仅在死后的尸检时才被发现。肾动脉血栓形成原因有：钝性或锐性创伤、主动脉或肾动脉血管造影后、主动脉或肾动脉粥样硬化、肾动脉纤维增生不良、真性红细胞增多症、肾动脉炎症、梅毒、多发性动脉炎及血栓性静脉炎。肾动脉栓塞的病因有：细菌性心内膜炎、无菌性心脏瓣膜赘生物、开放的心外科手术、房颤、囊状肾动脉瘤、心脏肿瘤、急性心肌梗死及室壁瘤。

一、病理

肾动脉血栓形成一般累及中近 1/3 的肾动脉主干，而肾动脉栓塞则通常累及周围肾动脉分支。由于左肾动脉与主动脉间形成的夹角更为锐利，急性肾动脉闭塞更常见于左侧。创伤后肾动脉闭塞同样更常见于左侧。这可能是因为较短的左肾动脉与主动脉间形成的角度较锐利，这使运动中的肾脏在减速时更易造成内膜的破裂。

二、临床表现

这些疾病的临床症状表现各异。双侧急性肾动脉闭塞表现为迅速的进行性加重的少尿性肾衰竭，而单侧肾动脉慢性闭塞则可能由于侧支循环的建立而不被发觉。最常见的症状是伴有恶心、呕吐或发热的腹部钝痛或腰痛。其他的表现包括高血压、蛋白尿、镜下血尿、白细胞计数增多以及血清乳酸脱氢酶水平增高。

三、治疗

单侧肾动脉血栓性闭塞患者多伴有严重的潜在肾外疾病，最好通过系统的抗凝或经导管血栓栓子切除术等方式治疗。单侧创伤性肾动脉血栓形成患者也经常伴有严重的相关创伤，并且血管再通的治疗效果一般不甚满意，除非是在创伤后数小时内即实施血管再通术。在这类患者中，当对侧肾脏正常时，外科治疗经常被错误地选择。目前，经皮穿刺动脉内注入纤溶剂(如链激酶)是急性肾动脉血栓形成的一种很好的非手术治疗方法。

肾血管再通术通常适用于双侧或孤立肾的肾动脉血栓形成或栓塞。作为手术以外的一种选择，如果在此类患者中存在经血管造影及核素扫描证实的足以维持肾活力的侧支循环，可以利用上述非手术疗法行试验性治疗。

第三节 肾动脉瘤和动静脉瘘

一、肾动脉瘤

肾动脉瘤是肾动脉或其分支或两者均出现局限性的扩张。这种扩张是由于动脉壁弹性组织和动脉中层强度减弱造成的。在普通人群中，该病变发生率为 0.09%～0.3%，其可导致高血压，并可能出现相关的局部症状，在特定情况下有发生破裂导致死亡的风险。

(一)病因与分类

根据 Poutasse 的分类，肾动脉瘤有 4 种：位于肾动脉主干分支的囊状动脉瘤，肾动脉主干狭窄病变远端的梭形动脉瘤，肾动脉分支的剥脱性动脉瘤，肾内型动脉瘤。

囊状动脉瘤是最常见的类型，占肾动脉瘤的 75%，一般发生于肾动脉分叉处，可能与这些位点动脉壁先天性薄弱有关。由于这种特点，分支动脉受累较常见。双侧或多发动脉瘤的发生率大约为 25%。这些动脉瘤可继发于肾动脉粥样硬化或动脉壁内钙化或两者皆有的病变。不全钙化的动脉瘤会变得又薄又软，并且在钙化区域之间形成溃疡，极易破裂。除了自发性破裂，囊性动脉瘤可能会侵蚀肾静脉或肾盂。囊性动脉瘤内可形成附壁血栓，偶尔会出现肾脏栓塞。

梭形动脉瘤是肾动脉整段均等性扩张至正常直径的 3～4 倍。动脉瘤长度为 1～3 cm，并且一般没有钙化。这种动脉瘤常见于有狭窄性纤维性肾动脉疾病的年轻高血压患者。梭形动脉瘤实际上是狭窄后扩张，肾动脉及其分支均可受累。这种病变的主要并发症是受累动脉段的血栓形成。

剥脱性动脉瘤是因为肾动脉内弹力膜的撕裂，当血流通过缺口处时，肾动脉内膜与动脉壁的其他部分分离。在一些患者中,这种剥脱可能会在肾动脉远端重新通入血管腔而维持肾功能。另外,可能会出现伴有肾梗死的动脉血栓形成或伴有出血的血管破裂。剥脱性动脉瘤大多数为肾动脉出现 ASO、内膜纤维增生或中层纤维增生后的并发症。较为少见的是这种动脉瘤可能为剥脱性主动脉瘤的延伸。

肾内型动脉瘤有多种来源,可能与先天性的、创伤后的、医源性的、肿瘤性的或者结节性多动脉炎相关。这种动脉瘤可呈囊状或梭状,可以钙化也可以不钙化。肾内型动脉瘤约占所有肾动脉瘤的 17%,并且有易破裂的特性。发生于钝性创伤或闭合性肾活检后的肾内型动脉瘤通过保守治疗大多可以自愈。

(二)临床表现

大部分肾动脉瘤较小并且没有症状。最常见的临床表现是高血压、肋缘下或腰部疼痛、血尿、腹部杂音以及比较少见的可触及的搏动性包块。一般来说,在腹平片上肾门或肾门附近发现了环状钙化后就应该考虑肾动脉瘤。这种钙化发生于 50%的肾动脉瘤患者。

(三)诊断

据报道,肾血管性高血压发生于 15%～75%的病例中,可能是由于动脉瘤内血流紊乱以及相关的动脉狭窄、内膜剥脱、动静脉瘘形成、血栓栓塞或较大的动脉瘤对邻近动脉分支的压迫造成。肾动脉瘤的并发症包括外周血管内膜剥脱,伴有肾梗死的动脉血栓、动脉瘤内附壁栓子形成,阻塞性尿路疾病,侵入静脉而形成动静脉瘘以及伴有出血的自发性破裂。动脉瘤破裂的高危因素包括:没有或有不全钙化、动脉瘤直径>2 cm、合并高血压以及处于妊娠期。

(四)治疗

没有症状、血压正常且钙化完全的小动脉瘤(直径<2 cm)不需手术处理。这种动脉瘤可通过定期腹平片复查监测其大小变化。不论大小,下述情况下的肾动脉瘤均应手术切除:①引起肾缺血及高血压的动脉瘤。②剥脱性动脉瘤。③与局部症状,例如腰痛或血尿相关的动脉瘤。④发生于生育期并打算妊娠的女性动脉瘤患者。⑤引起显著肾动脉狭窄的动脉瘤。⑥在影像学监测下有明确继续扩大的动脉瘤。⑦血管造影检查发现有血栓形成迹象的肾动脉瘤。

若不符合上述的任意一条标准,无症状、无钙化或不全钙化的小动脉瘤(直径<2 cm)可通过非手术方法治疗。这类患者应通过定期的 CT 或 MRI 监测动脉瘤的大小变化。对于直径>2 cm 的动脉瘤并且不符合上述任意标准的无症状肾动脉瘤患者,很难定义严格的手术适应证。目前的数据倾向于对不完全钙化或肾内型肾动脉瘤实施手术切除,因为这些情况下有较高的自发破裂倾向。

针对肾动脉瘤患者,目前有两种血管内治疗方法。第一种方法是动脉瘤栓塞法,方法是在不影响肾脏血流的情况下通过线圈闭合肾动脉瘤。第二种方法是在肾动脉瘤起源的肾动脉或其分支处放置动脉支架,通过支架维持血流并有效地防止动脉瘤形成。跨过动脉瘤放置动脉支架也被认为是处理破裂的肾动脉瘤的有效而快速的方法。肾动脉内膜剥离也可通过放置跨越剥离区域的动脉支架的血管内治疗方法处理。这种情况下,放置的动脉支架不仅可以保持动脉内腔的开放,也可以使剥离内膜与动脉外层间保持固定。

二、肾动静脉瘘

肾动静脉瘘是相对少见的病变,经常在对可疑肾或肾血管性疾病进行血管造影时发现。

(一)分类

肾动静脉瘘分为先天性、原发性以及获得性3类。

先天性动静脉瘘具有曲张的或血管瘤样的结构，在动静脉间有多发的交通。先天性动静脉瘘多由正常大小的肾动脉分支供血。在血管造影片上表现为出现可以使远端肾实质血供受损并可使肾静脉早期灌注的、多发的、小的动静脉交通支。这种先天性动静脉瘘占所有肾动静脉瘘的22%～25%，男女发病率相同，通常在成年后发病。

原发性动静脉瘘是单发、非曲张的，没有明显诱因。仅占所有肾动静脉瘘的3%～5%。这些病变被称为原发性是因为其血管造影表现与获得性动静脉瘘相似，但其病因不明。

获得性动静脉瘘是最常见的类型，占70%～75%。在血管造影片上表现为动静脉间单发的交通。目前，最常见的病因是由肾细针穿刺活检所致的医源性损伤。其他病因包括肾癌、肾钝性或锐性创伤、炎症以及肾外科手术，如肾切除术、肾部分切除术或肾切开取石术。

(二)临床表现

肾动静脉瘘的临床表现取决于瘘的大小。

1.严重高血压

为持久性高血压，血压可在170/130 mmHg以上，伴头晕、心悸等表现，症状可进行性加重。若动静脉瘘孔较大，则收缩压明显增高，脉压增宽。

2.腹痛

可表现为突然发作性疼痛，伴有恶心、呕吐等症状。

3.血尿

可为肉眼血尿，也可为镜下血尿，活动或劳累加重。

4.上腹部血管杂音

在上腹部及肾区可闻及粗糙的连续性血管杂音，局部可触及震颤。

5.左精索静脉曲张

若病变位于左侧，可见左精索静脉曲张。

6.心功能不全

晚期可出现心悸、气短及下肢水肿等症状。

7.眼底检查

可见动脉变细、反光增强及动静脉交叉现象。

(三)诊断

诊断上除要重视病史和临床表现外，主要依靠辅助检查明确诊断。心电图检查显示心肌肥厚及劳损。

1.X线检查

(1)胸部X线摄片：可见肺纹理增加，心脏扩大。

(2)肾动脉造影：动脉期显示瘘孔近心侧肾动脉增粗和不规则弯曲；如病变在肾内三级以下血管者，出现迂曲扩张的静脉血管；在动脉期早期即可见肾静脉主干及下腔静脉显影，肾静脉增粗，左侧病变者，显示扩张的精索内静脉；实质期显现患肾造影剂密度明显变低。

2.两肾静脉血含氧量测定

于一侧腹股沟部做大隐静脉切开或经皮股静脉穿刺，然后插入8号肾静脉导管，分别取两侧肾静脉血进行血氧分析，对确定诊断有重要意义。

3.放射性核素肾图检查

因肾动脉灌注量多不受影响，故呈现正常肾图曲线。

4.鉴别诊断

(1)原发性高血压：也呈持续性高血压表现。但无肾损伤史；血压呈慢性进行性增高，病程较长，应用降压药物效果较著；上腹部无血管杂音；两肾静脉血氧含量无明显差异。

(2)肾血管性高血压：也表现为持续性高血压。但无肾损伤史，静脉尿路造影两肾长轴长度相差在1.5 cm以上，两肾静脉血氧含量无明显差异；放射性核素肾图血管段及分泌段降低；肾动脉造影可见肾动脉狭窄及狭窄后扩张。

(四)治疗

对肾动静脉瘘患者的治疗依赖于其病因以及相关的临床表现。对于肾癌患者，应及时手术切除患肾。大约70%的细针穿刺肾活检术后形成的动静脉瘘可在18个月内自行闭合，较少数的肾创伤后动静脉瘘也可以自行愈合。因此，在此类患者中，若无明显的临床症状，初期的等待观察是较为合适的。

对肾动静脉瘘的治疗适用于存在高血压、心力衰竭、严重血尿、通过一系列的血管造影证实不断扩大的病灶、血管破裂或进行性肾衰竭的患者。一旦对这些病变实施了特殊治疗，就应该开始维持肾治疗。

对于动静脉间交通血管较小的活检后肾动静脉瘘，血管造影下经导管栓塞术是非手术疗法的首选方法。最近，利用不锈钢螺圈进行的先天性或原发性肾动静脉瘘的经导管栓塞术也获得成功。

在治疗肾动静脉瘘时有多种手术方式可供选择。大多数先天性或曲张性动静脉瘘可行全肾或肾部分切除术，因为众多的细小交通支的完整切除是非常困难的。在原发性或获得性动静脉瘘患者中，动静脉间单发的交通是其典型表现，在保留受累肾脏的情况下，对瘘行外科栓塞是完全可能的。

第四节　胡桃夹现象

胡桃夹现象(NCP)又称左肾静脉压迫综合征，为左肾静脉在腹主动脉与肠系膜上动脉夹角处受压狭窄引起反复性、发作性血尿或体位性蛋白尿。1972年Schepper报道了该疾病。胡桃夹现象多见于13～16岁青少年，男、女发病率之比为24∶5。

正常情况下，肠系膜上动脉与腹主动脉成45°～60°夹角，其内充满脂肪、淋巴结、腹膜等，使走行于此夹角间的左肾静脉免受挤压。当青春期身高迅速增长、椎体过度伸展、体形急剧变化时，左肾静脉易受到挤压，淤积的血液经静脉窦与肾盏间形成的异常交通支排出而发生血尿。

一、临床表现

(一)血尿

胡桃夹现象的临床症状中以血尿最多见，一般为无症状镜下血尿。左肾静脉内高压状态通常以左肾静脉和下腔静脉间的压力差来表示，当压差＞0.4 kPa(正常人压差＜0.13 kPa)时即可发生血尿。不过，血尿是否发生还与肾盏穹窿部黏膜有无炎症、水肿，侧支循环是否形成等有关。剧烈运动可加重或诱发血尿，可伴有左腰部不适、腹痛等。

(二)体位性蛋白尿

胡桃夹现象引起的体位性蛋白尿多见于学龄儿或青少年，尤其是瘦长体型或短期内身体迅速增高者，发生率达10%。体位性蛋白尿即立位时排出超出常量的蛋白，而卧位时正常，直立时出现蛋白尿，而平卧位时消失，尿蛋白量一般不超过1 g/d。体位性蛋白尿发生机制可能是直立位时内脏下垂，使腹主动脉与肠系膜上动脉间的夹角变小，引起左肾静脉受压致肾充血，使肾小球的蛋白滤过增加，并超过肾小球重吸收能力而出现蛋白尿。

体位性蛋白尿的诊断方法很多，比如分别于直立16小时和睡觉8小时后留尿，比较蛋白尿程度。只要8小时卧床期间的蛋白尿不超过50 mg就可以诊断。体位性蛋白尿并不是胡桃夹现象的必然结果，应该每隔一年检查蛋白尿变化情况，以便排除其他肾病。

(三)其他伴发症状

胡桃夹现象伴发直立调节障碍(OD)，表现为患儿晨起或直立后头晕、心悸、恶心、胸闷，症状严重者可影响正常生活和学习。

由于睾丸和卵巢静脉内血液回流入左肾静脉，胡桃夹现象时，这些静脉回流受阻引起淤血，表现为左侧腹痛(立位或行走时加重)、精索静脉曲张或左侧卵巢静脉反流，引起盆腔静脉淤血征，又称卵巢静脉综合征。

二、诊断

本病好发于青少年男性。诊断要点是明确左肾静脉被压迫，同时排除其他引起血尿的原因。对于非肾小球性血尿或体位性蛋白尿患者，排除肿瘤、炎症、结石、高尿钙和肾实质损伤等病因时，应考虑胡桃夹现象。

发生血尿者，很少伴发体位性蛋白尿；反之，体位性蛋白尿者很少会看到血尿。对此，可能解释是卧位时，左肾静脉压迫缓解者发生体位性蛋白尿，卧位压迫不缓解者则引起血尿。

(一)尿常规

尿中红细胞＋＋～＋＋＋，位相差显微镜下观察到90%以上的红细胞形态正常，为非肾小球源性；无蛋白尿及白细胞尿。休息卧位时，尿蛋白阴性，直立后或活动后尿蛋白＋～＋＋。

(二)超声检查

超声检查是诊断胡桃夹现象的重要方法之一，但对该病的诊断标准尚未完全统一。仰卧位左肾静脉狭窄前扩张部位近端内径比狭窄部位内径宽2倍以上；脊柱后伸位15～20分钟后，扩张部位内径比狭窄部位内径宽4倍以上，且扩张近端血流速度≤0.09 m/s，即可诊断。

(三)CT扫描

近年来应用多层螺旋CT动态扫描或血管成像技术来诊断胡桃夹现象。CT可见扩张的左肾静脉，还可在腹主动脉水平看到血管倾斜成角，造影剂呈小片状浓缩聚集于左肾窦和下极区域。

(四)膀胱镜检查

确定血尿来源于左侧输尿管开口，但多数患儿不宜采取该有创伤性的检查。

(五)选择性左肾静脉造影

同时测压，适合于静脉尿路造影看到肾盂输尿管有“切迹”现象的患者。典型表现为肾静脉跨过肠系膜上动脉附近出现造影剂充盈中断，而左肾静脉位于肾动脉上方。

鉴别诊断：临床上儿童诊断为胡桃夹现象时，应排除肾炎，尤其是IgA肾病。IgA肾病是一种免疫性疾病，病理上表现为单纯的IgA或IgA为主的免疫球蛋白在肾小球系膜区弥漫沉积。当患儿有以下表现时应考虑为IgA肾病：反复发作性肉眼或镜下血尿，且多出现在呼吸道感染后1～3日；伴或不伴蛋白尿；不典型的急性肾炎或肾病表现。不过，近年来有胡桃夹现象合并肾小球肾炎的病例报道。

三、治疗

胡桃夹现象的治疗主要有保守治疗和手术治疗两种。

(一)保守治疗

镜下血尿或间断、短时、无痛肉眼血尿者，不伴有贫血，应严密随访，不必进一步治疗。长期、持续肉眼血尿者如无贫血，也可以观察病情发展，因为随着患儿年龄的增长，一方面可以等待侧支循环的建立，另一方面，肠系膜上动脉起始部周围脂肪结缔组织增加也能够缓解梗阻程度，因此最好保守观察。

由于某些诱因(如剧烈运动、感冒)可诱发血尿或使血尿反复发作，所以应该避免剧烈运动及预防感冒。

(二)手术治疗

胡桃夹现象的外科适应证是经2年以上观察或内科对症治疗症状无缓解或加重者，或有肾功能损害者及出现并发症，如腰酸、头晕、乏力者。手术目的为解除左肾静脉压迫，因而手术方式并不固定，包括肠系膜上动脉与腹主动脉端侧吻合术、自体肾移植术、左肾静脉下移术等。

由于肠系膜上动脉与腹主动脉端侧吻合术具有创伤大、需动脉吻合和易引起肠系膜上动脉吻合口出血、狭窄等缺点，目前报道很少。左肾静脉下移术相对自体肾移植具有创伤小，肾缺血时间短、无需动脉吻合及并发症少等优点。左肾静脉下移与下腔静脉端侧吻合术治疗或左肾静脉离断再植术是治疗胡桃夹现象有效、安全的手术方式。

1.左肾静脉移位术

经腹正中切口，探查左侧肾脏，暴露左肾静脉和下腔静脉，分离并结扎左侧肾上腺静脉及腰静脉，以保证左肾静脉下移时无张力。显露左肾静脉后，以血管钳暂时阻断左肾动脉，分别在左肾静脉入下腔静脉部位和拟重建部位的下腔静脉以心耳钳行半阻断，迅速离断肾静脉，并于下腔静脉壁欲与左肾静脉吻合处剪开一与肾静脉直径相等的卵圆形切口，管腔用肝素盐水冲洗，然后将肾静脉下移3～5 cm，与下腔静脉作端侧吻合。肾血流阻断时间＜25分钟，手术在常温下进行，必要时术中肾周降温，术中应用尿胰蛋白酶抑制剂静脉缓慢滴注，以保护肾功能，减少肾损害。

2.SMAT

SMAT 指切断肠系膜上动脉后下移至左肾静脉下方与腹主动脉端侧吻合。该方法认为左肾静脉狭窄并非单纯由肠系膜上动脉压迫引起，在肠系膜上动脉根部增厚的腹腔神经纤维丛也可紧紧地束缚左肾静脉，应将此处神经纤维丛完全离断才能解除左肾静脉受压迫。

上述两种术式的主要并发症为腹膜后血肿及血管栓塞。

（三）介入治疗

介入治疗主要为左肾静脉内支架植入术（ES）。该方法仅通过腹股沟皮肤穿刺、经股静脉放置血管内支架管扩张左肾静脉受压段，具有损伤小、康复快、并发症少等优点，且易被患儿及家属接受。不过，该治疗有支架脱落或变形、再次狭窄、血栓形成等并发症，当左肾静脉严重狭窄时，难于插入导管和球囊，而且需要较长时间的抗凝治疗，价格昂贵，故目前限于个案报道。

第九章　泌尿外科常见病护理

第一节　泌尿系统损伤

泌尿系统损伤包括肾、输尿管、膀胱及尿道的损伤，常是胸、腹、腰部或骨盆损伤的合并伤，其中以男性尿道损伤最多见，肾、膀胱损伤次之，输尿管损伤最少见。

一、肾损伤

肾的实质较脆弱，被膜薄且有张力，受到暴力打击时可发生肾损伤。

(一)病因分类

1.开放性损伤

因刀刃、枪弹等锐器导致的损伤。

2.闭合性损伤

腰腹部受撞击、跌打、挤压或肋骨、椎骨横突骨折片刺伤肾。

(二)病理分类

根据损伤程度分为四种类型。

1.肾挫伤

肾挫伤最常见，肾实质轻微损伤，有淤血、血肿，肾被膜及肾盂黏膜完整，多能自行愈合。

2.肾部分裂伤

肾实质部分裂伤，伴肾被膜破裂或肾盂肾盏黏膜破裂，肾周围血肿或明显血尿。

3.肾全层裂伤

肾全层裂伤指肾实质、肾被膜、肾盂肾盏全部裂伤，有广泛肾周围血肿以及严重血尿、尿外渗。

4.肾蒂损伤

肾蒂损伤最严重，肾蒂血管裂伤或撕裂致大出血，大多数病例常因来不及救治而死亡。

(三)临床表现

1.失血性休克

严重肾损伤及合并其他脏器损伤时，因创伤和失血发生休克，重则危及生命。

2.血尿

血尿是最常见症状。其严重程度与损伤程度有关，如肾挫伤为轻微血尿，肾裂伤见大量肉眼血尿。血尿也可与损伤程度不一致，如血块堵塞、输尿管断裂等原因，血尿则不明显或无血尿。

3.腰腹部疼痛

肾损伤后出现腰部、上腹或全腹痛。肾实质损伤多为钝痛；血块通过输尿管时为绞痛；血、尿外渗至腹膜，出现全腹痛。

4.腰腹部肿块

腰腹部肿块是由肾周围血肿或尿外渗形成不规则的弥散性肿块。

5.发热

尿外渗易继发感染并形成肾周脓肿，出现全身中毒症状。

（四）辅助检查

1.实验室检查

（1）血常规：红细胞计数减少，血红蛋白与血细胞比容持续降低。

（2）尿常规：镜下见大量红细胞。

2.影像学检查

按照病情程度，有选择性的应用以下检查：B 超，了解肾损伤程度；CT，为首选检查，可显示肾实质裂伤、血肿及尿外渗范围。

（五）诊断

1.症状与体征

腰腹部或下胸部外伤史，伴随程度不等的血尿、腰腹部疼痛和不规则的腹部肿块即可初步诊断肾损伤。

2.怀疑肾损伤者

依据血常规、尿常规、B 超、CT 检查结果可明确诊断。

（六）治疗

1.急症处理

肾损伤合并休克者，紧急抢救同时做好术前准备。

2.非手术治疗

绝对卧床休息，严密观察生命体征、血尿变化，及时有效补充血容量，抗生素预防感染，使用止痛、镇静和止血药物等。

3.手术治疗

严重肾裂伤、肾蒂损伤及肾开放性损伤患者，应尽早施行手术。常见手术方式包括肾修补术、肾部分切除术、肾切除术。非手术治疗期间发生以下情况，也须施行手术治疗：①经抗休克治疗生命体征未见改善。②血尿逐渐加重，血红蛋白和红细胞比容继续降低。③腰、腹部肿块明显增大。④腹腔脏器损伤。

（七）护理评估

1.健康史

了解患者受伤时间，暴力强度、性质与作用部位。

2.目前身体状况

（1）局部：肾损伤的表现、程度及分类，有无血尿、尿外渗。

（2）全身：重点评估生命体征和重要脏器功能，有无休克及休克的程度。

（3）辅助检查：血、尿常规检查，B 超、CT 检查，有关手术耐受性检查。

3.心理和社会支持状况

评估患者是否因对伤情的严重性和手术的危险性产生焦虑、恐惧。评估患者家庭和社会的支持程度，尤其是经济支持能力。

(八)常见的护理诊断/问题

1.疼痛

疼痛与肾实质损伤、血块阻塞输尿管有关。

2.组织灌注量的改变

组织灌注量的改变与肾实质损伤、肾蒂损伤引起的大出血有关。

3.有感染的危险

感染与肾周围血肿、组织坏死、尿外渗和引流无效有关。

4.恐惧/焦虑

恐惧/焦虑与突然受伤、惧怕手术和担心预后不良有关。

5.自理缺陷

自理缺陷与长期卧床有关。

(九)护理目标

(1)患者疼痛减轻。

(2)患者能维持充足的循环血量。

(3)能有效地预防感染的发生，如发生感染能及时发现和控制。

(4)患者恐惧/焦虑程度减轻。

(5)患者卧床期间生活需要得到满足。

(十)护理措施

1.术前护理

(1)严密观察病情变化：主要监测生命体征变化，每隔1～2小时测量1次，病情重者，缩短观察间隔时间，发生休克者，积极抗休克治疗。

(2)肾损伤非手术治疗的护理。

休息：绝对卧床休息2～4周。早期活动可致再出血。

病情观察：观察并测量腹部肿块大小变化，肿块渐大，说明有进行性出血；观察血尿颜色，每2～4小时1次，颜色加重，提示出血加重。

维持体液平衡：根据病情补充血容量，维持足够尿量。

对症治疗：疼痛明显者，镇静止痛，防止躁动以免加重出血；高热者行物理或药物降温。

(3)心理护理：肾损伤多为突发伤，患者承受严重心理应激，加之对血尿、绞痛的紧张、焦虑和恐惧，护士应详细解释病情及手术的重要性，安慰患者，消除顾虑，取得患者的配合。

(4)术前准备：凡有手术适应证者，做好各项术前准备工作，尽量不搬动患者，以免加重休克或损伤。

2.术后护理

(1)一般护理：术后病情平稳者，取半坐卧位。需卧床2～4周。术后一般禁食2～3日，肛门排气、肠蠕动恢复后开始进食。因术后卧床时间长，协助患者多饮水，勤翻身，鼓励床上功能性锻炼。

(2)预防感染的护理：早期合理应用广谱抗生素，严格无菌护理操作。保持导尿管通畅，避免受压、堵塞或扭曲，病情稳定后及时拔除导尿管。

(3)伤口及引流管护理：切口及时换药，保持敷料干燥清洁。妥善固定引流管，保持通畅，防止滑脱，严密观察引流装置的颜色、性质、量以及气味。肾周围放置的引流装置，一般于术后3～4日拔除；肾造瘘管一般于手术12日以后拔出，拔管前先夹管2～3日，患者无腰痛、发热等不良反应即可拔管；肾造瘘管长期放置者，应定时更换，第一次换管时间为术后3～4周，以后2～3周换管1次。

(十一)护理评价

(1)患者疼痛是否减轻。

(2)患者是否能维持充足的循环血量。

(3)是否发生感染或感染发生后是否得到有效控制。

(4)患者恐惧/焦虑程度是否减轻。

(5)患者卧床期间生活需要是否得到满足。

(十二)健康指导

(1)教会长期带管患者自我护理。

(2)非手术治疗患者绝对卧床休息，防止继发出血。

(3)患者出院后2～3个月不宜参加重体力劳动。

(4)一侧肾切除后，注意保护健存肾，尽量不用对肾有害的药物。

二、输尿管损伤

输尿管位置深、管径小，周围有丰富的脂肪保护，一般不易损伤。临床上以医源性因素所致的损伤多见，近年来开展的输尿管镜取石术增加了输尿管损伤的概率。

(一)病因分类

1.手术损伤

手术损伤多发生于后腹膜、盆腔手术，多为钳夹、结扎误伤。

2.器械损伤

器械损伤常因输尿管逆行造影或扩张时插入导管所致。

3.外伤性损伤

外伤性损伤多见于腹部贯通伤、输尿管挫伤或断裂。

4.放射性损伤

腹腔、盆腔放疗时，输尿管发生水肿、出血、坏死。

(二)病理生理

输尿管损伤的病理改变与病因有关。损伤方式不同，病理结果也不同。切断、断裂、撕裂伤者，发生尿外渗或尿性腹膜炎，感染后可致败血症；挫伤、粘连、钳夹、结扎可致管腔狭窄或堵塞，发生肾、输尿管积水，不及时解除梗阻会导致肾萎缩、肾衰竭。

(三)临床表现

1.症状

尿外渗时有腹膜炎表现,输尿管狭窄或梗阻时尿量减少、无尿。

2.体征

腰、腹部压痛或腹膜刺激征,肾区包块。

(四)辅助检查

1.实验室检查

输尿管挫伤可有镜下血尿,严重者则有肉眼血尿。

2.影像学检查

B超可发现腹膜腔积液和梗阻所致的肾积水。

(五)诊断

1.症状与体征

症状与体征有腹膜炎、尿量减少、血尿、无尿或漏尿。

2.怀疑输尿管损伤者

怀疑输尿管损伤者依据尿常规、B超检查结果可协助诊断。

(六)治疗

(1)输尿管挫伤或插管损伤不做特殊治疗。

(2)手术导致的输尿管损伤,应尽早发现,及时处理。酌情选择输尿管插管术、双J形输尿管支架引流、输尿管吻合修复术、输尿管膀胱吻合术等。

(3)输尿管损伤时间长者,行肾造瘘术,1～2个月后再行修复。

(七)护理评估

1.健康史

询问是否有腹腔或盆腔手术史、外伤史,有无输尿管肾镜检查、插管史及取石、套石史等。

2.目前身体状况

(1)局部表现:有无尿性腹膜炎,有无血尿、尿量减少,有无腰、腹部压痛及腹膜刺激征。

(2)辅助检查:有无血尿及其程度,B超检查结果。

3.心理和社会支持状况

输尿管损伤多为医源性损伤,给患者和家属造成的心理伤害较大,术中必须仔细操作,避免误伤,一旦发生,积极处理。

(八)常见的护理诊断/问题

1.腹痛

腹痛与尿外渗、尿性腹膜炎有关。

2.血尿

血尿与输尿管黏膜损伤有关。

3.潜在并发症

潜在并发症为感染。

(九)护理目标

(1)患者腹痛减轻或消失。

(2)患者尿化验正常。

(3)感染得到预防或控制。

(十)护理措施

(1)鼓励患者多饮水,预防性应用抗生素。

(2)保持引流通畅,双J形输尿管支架引流的患者,留管7～10日后,经膀胱镜拔除;输尿管吻合修复术的患者,留置输尿管支架3～4周;腹腔内放置的引流物品,一般于术后3～5日拔除。

(3)诊断不明时,慎用止痛药。

(十一)护理评价

(1)患者腹痛是否减轻或消失。

(2)患者尿化验是否恢复正常。

(3)感染是否得到预防或控制。

(十二)健康指导

(1)教会长期带管患者自我护理。

(2)指导患者定期复查。

(3)说明保留各种引流管的意义及注意事项。

三、膀胱损伤

膀胱充盈时,膀胱壁变薄,伸展到下腹部,受到暴力作用时易发生膀胱损伤。

(一)病因分类

1.开放性损伤

多为锐器所致,形成各种尿瘘。

2.闭合性损伤

膀胱充盈时受到暴力,如踢伤、击伤和跌伤导致的损伤,骨盆骨折断端也可刺破膀胱;难产时,胎头长久压迫致膀胱壁缺血坏死。

3.手术损伤

膀胱镜、尿道扩张等器械检查可造成膀胱损伤。盆腔、下腹部手术也可误伤膀胱。

(二)病理分类

1.膀胱挫伤

膀胱挫伤为损伤达膀胱的黏膜或肌层,出血或形成血肿,有血尿。

2.膀胱破裂

膀胱破裂分为腹膜内型与腹膜外型。腹膜内型是指发生于膀胱后壁、顶部,充盈时受暴力打击致内压剧增,膀胱壁与腹膜同时破裂。腹膜外型是指发生于膀胱的腹膜外部位,多为骨盆骨折的断端刺破,尿外渗可致感染。

(三)临床表现

1.全身表现

骨盆骨折合并大出血,常有休克。

2.局部表现

(1)膀胱挫伤:表现为下腹不适,小量终末血尿,短期内症状可逐渐消失。

(2)膀胱破裂。①腹膜内破裂:弥散性腹膜刺激症状,如全腹压痛、肌紧张、移动性浊音等。②腹膜外破裂:下腹痛,血尿及排尿困难,不排尿,下腹膨胀、压痛及肌紧张。尿外渗和感染引起盆腔蜂窝组织炎时,患者可有全身中毒表现。

(四)辅助检查

1.实验室检查

骨盆骨折合并膀胱损伤时,血红蛋白、红细胞计数急剧下降。

2.其他检查

(1)导尿试验:如无尿道损伤,导尿管可顺利进入膀胱,若患者不能排尿,而导出尿液为血尿,应进一步了解是否有膀胱破裂。可保留导尿管进行导尿试验,抽出量比注入量明显减少或明显增多时,表示有膀胱破裂。

(2)膀胱造影:经导尿管注入碘化钠或空气,拍摄膀胱前后位及斜位 X 线片,确定膀胱有无破裂。

(3)膀胱镜检查:对膀胱瘘的诊断有帮助。但当膀胱内有活动性出血或不能容纳液体时,不可采用。

(五)诊断

1.临床表现

下腹部外伤、骨盆骨折后,出现腹痛、压痛、肌紧张等征象,除考虑腹内脏器损伤外,也应怀疑膀胱损伤。出现尿外渗、尿性腹膜炎或尿瘘时,诊断基本肯定。

2.辅助检查

导尿检查及试验、膀胱造影等有助于诊断。合并休克者,积极抗休克。破裂者早用抗生素。

(六)治疗

1.膀胱挫伤

膀胱挫伤无须手术,予以适当休息、充分饮水、抗炎、镇静等,短期内可痊愈。

2.腹膜外破裂

手术探查膀胱,修补缝合,并行耻骨上造瘘。

3.腹膜内破裂

手术修补破裂膀胱,引流膀胱前间隙。

(七)护理评估

1.健康史

评估下腹部外伤史,骨盆骨折史,盆腔、下腹部手术史,膀胱镜、尿道扩张检查史。

2.目前身体状况

(1)全身表现:是否合并骨盆骨折,有无休克。

(2)局部表现:膀胱损伤的病因、病理类型,有无腹膜炎,是否有血尿。

(3)辅助检查:导尿检查及试验结果、造影结果。

3.心理和社会支持状况

了解患者是否对伤情、手术风险产生恐惧或焦虑,家属的心理状态及对患者的支持程度,对术后的护理配合及有关康复知识的掌握程度。

(八)常见的护理诊断/问题

1.组织灌注量不足

组织灌注量不足与出血、休克有关。

2.血尿

血尿与膀胱损伤、黏膜出血有关。

3.排尿异常

排尿异常与膀胱破裂、排尿功能受损有关。

4.有感染的危险

感染与膀胱破裂、尿外渗及尿性腹膜炎有关。

(九)护理目标

(1)休克得到预防或纠正。

(2)患者的血尿减轻,直至消失。

(3)患者的排尿异常得到控制。

(4)感染得到预防或控制。

(十)护理措施

1.全身护理

合并骨盆骨折者,伤后 2 日内,严密观察生命体征,每 1～2 小时 1 次;发生休克者,积极抗休克治疗。

2.症状护理

(1)膀胱挫伤:休息、抗炎、镇静等,短期内可痊愈。

(2)膀胱破裂:观察腹部表现,判断有无再出血。做好术前准备,向患者解释手术的重要性。给予营养丰富、易消化的食物,补液,保证抗生素输入,预防感染。观察术后引流情况,记录 24 小时尿液的颜色、性状、量,每日 2 次擦拭尿道口,导尿管在术后8～10 日拔除,置管时间长者,拔管前夹管 1～2 日,以训练膀胱排尿功能。

(十一)护理评价

(1)休克是否得到预防或纠正。

(2)患者的血尿是否减轻或消失。

(3)患者的排尿异常是否得到控制。

(4)感染是否得到预防或控制。

(十二)健康指导

(1)多饮水,每日饮水量 2000～3000 mL。

(2)解释留置导尿管及其他引流管的意义,指导患者配合护理操作。

(3)解释训练膀胱排尿功能的意义。

四、尿道损伤

尿道损伤在泌尿系统损伤中最常见。几乎全部发生于男性,尤其是壶腹部和膜部。早期处理不当,可致狭窄、尿瘘。

(一)病因分类

1.开放性损伤

开放性损伤多为锐器所致,形成阴茎、阴囊、会阴的贯通。

2.闭合性损伤

壶腹部损伤多因骑跨式下跌,会阴部撞击硬物所致;膜部损伤常由骨盆骨折断端刺破或撕裂尿生殖膈所致。

(二)病理分类

1.尿道挫伤

尿道黏膜损伤,出血和水肿。

2.尿道部分断裂

尿道壁部分发生断裂,尿道周围血肿和尿外渗。

3.尿道断裂

尿道全层完全断裂、分离,血肿和尿外渗显著,可发生尿潴留、尿道狭窄。

4.尿外渗

(1)壶腹部损伤:尿液、血液渗入会阴浅筋膜所包绕的会阴袋,会阴、阴茎、阴囊和下腹壁出现肿胀、淤血。

(2)膜部损伤:出血和尿液沿前列腺尖部外渗至耻骨后间隙和膀胱周围,如合并耻骨前列腺韧带撕裂,前列腺向后上方移位。

(三)临床表现

1.休克

合并骨盆骨折时,因损伤、出血而导致休克。

2.尿道流血

壶腹部损伤可见尿道外口流血,膜部损伤仅有少量血液流出,但可有血尿。

3.腹部、会阴部疼痛

壶腹部损伤时会阴部肿胀、疼痛,排尿时加重。膜部损伤时下腹部疼痛,可伴压痛、肌紧张。

4.排尿困难

尿道挫伤、部分断裂,由于疼痛、水肿,可发生排尿困难。尿道完全断裂时,不能排尿,继发尿潴留。

(四)辅助检查

1.试插导尿管

严格无菌条件下试插导尿管,尿道仍然连续者,可顺利进入膀胱,否则插入困难。不可多次试插导尿管,以免加重损伤或导致不必要的感染。

2.X线检查

怀疑骨盆骨折者,行骨盆前后位摄片。

(五)诊断

1.临床表现

伤处疼痛、尿道流血、排尿困难、局部血肿、瘀斑及尿外渗,均应考虑尿道损伤。

2.辅助检查

试插导尿管及X线检查有助于进一步明确损伤的部位及程度。

(六)治疗

1.紧急处理

骨盆骨折的患者应平卧,少搬动,合并休克时及时处理。暂不能手术者,可行耻骨上膀胱穿刺,引流尿液。

2.非手术治疗

尿道挫伤、轻度裂伤,排尿困难或不能排尿,试插导尿管成功者,留置尿管1周,并用抗生素预防感染,采取止血措施。

3.手术治疗

(1)壶腹部断裂治疗:行尿道修补或断端吻合术,术后留置尿管2～3周。病情严重,暂时不可手术者,行耻骨上膀胱穿刺造瘘,3个月后再行尿道修补术。

(2)膜部断裂治疗:若病情允许,骨折稳定,可行尿道会师复位术,留置尿管3～4周;若合并休克,骨折不稳定,暂行耻骨上膀胱穿刺造瘘,3个月后施行解除尿道狭窄的手术。

(3)并发症治疗:最常见并发症是尿道狭窄,多见于后尿道,应定期施行尿道扩张术;后期狭窄者,切除瘢痕组织,行尿道端吻合术,严重者行尿道成形术。

(七)护理评估

1.健康史

评估骑跨伤病史、骨盆外伤史以及膀胱镜、尿道扩张检查与治疗史。

2.目前身体状况

(1)全身表现:是否合并骨盆骨折,有无休克。

(2)局部表现:尿道损伤的原因,有无尿道流血、会阴部剧烈疼痛以及血肿、尿外渗,有无排尿困难或尿潴留。

(3)辅助检查:试插导尿管是否成功,X线检查结果。

3.心理和社会支持状况

评估患者对病情、手术效果是否产生恐惧或焦虑心理,对疾病严重性的认知情况,对术后的护理配合及有关康复知识的掌握程度，了解其家庭的支持程度。

(八)常见的护理诊断/问题

1.组织灌注量不足

组织灌注量不足与伤后出血有关。

2.有尿道出血的可能

尿道出血与尿道损伤有关。

3.排尿形态异常

排尿形态异常与尿道断裂、移位、狭窄有关。

4.疼痛

疼痛与损伤、血肿、尿外渗有关。

5.潜在并发症

潜在并发症为感染的危险、尿道狭窄等。

(九)护理目标

(1)患者组织灌注量恢复，休克得到预防或纠正。

(2)患者尿道流血减轻，直至消失。

(3)患者恢复正常排尿或尿液得到引流。

(4)患者的疼痛与不适减轻。

(5)感染得到预防或控制。

(十)护理措施

1.全身护理

合并骨盆骨折者须卧硬板床，减少搬动，积极抗休克。

2.非手术治疗的护理

维持输液，保证抗生素、止血剂输入；加强营养，鼓励患者多饮水；镇静、止痛，保证休息。

3.手术护理

(1)切口的护理：保持敷料干燥，渗出多时及时换药，防止大小便污染切口和敷料。

(2)留置导尿管及膀胱造瘘管的护理：记录24小时尿量，观察引流液的颜色与性状。保持各种引流管通畅，一旦阻塞，可用生理盐水冲洗。留置尿管治疗的患者，选择合适时间进行尿道扩张。耻骨上膀胱穿刺造瘘患者，术后2周左右夹管观察，排尿顺利者拔管，瘘口覆盖无菌敷料，5～7日自行愈合。长期留管者，采取适时夹管、间歇引流方式，以训练膀胱功能，防止膀胱肌无力。

(3)预防感染的护理：观察体温及白细胞变化。膀胱穿刺造瘘者，每天冲洗膀胱1～2次。观察尿外渗引流物的量、性状、颜色、气味，及时更换敷料。

(4)尿道扩张的护理：选择大小合适的尿道探子，定期扩张，严格无菌操作，动作轻柔。

(十一)护理评价

(1)患者组织灌注量是否恢复。

(2)患者尿道流血是否减轻，直至消失。

(3)患者是否恢复正常排尿。

(4)患者的疼痛与不适是否减轻。

(5)感染是否得到预防或控制。

(十二)健康指导

(1)解释留置尿管及膀胱造瘘的意义。

(2)解释尿道扩张的意义,指导患者配合。

(3)指导饮食,鼓励多饮水。

第二节　泌尿系统结石

结石是最常见的泌尿外科疾病之一。男、女比例约 3∶1,好发于 25～40 岁,复发率高。发病有地区性,我国南方多于北方。近年来,上尿路结石发病率明显提高,下尿路结石日趋减少。

一、肾和输尿管结石

肾和输尿管结石,又称上尿路结石。肾结石多原发,位于肾盂和肾盏。输尿管结石绝大多数来源于肾,多为单侧发病。

(一)病因

结石成因不完全清楚,研究认为,脱落细胞和坏死组织形成的核基质与高浓度的尿盐以及尿中抑制晶体形成物质不足是尿结石形成的主要原因。

1.流行病学因素

结石的形成与年龄、性别、职业、饮食成分和结构、摄水量、气候、代谢及遗传等因素有关。

2.全身因素

长期卧床、甲亢患者,摄入过多的动物蛋白,维生素 D 以及维生素 C、维生素 B_6 摄入不足,与结石形成有关。

3.尿液因素

尿量减少、尿液浓缩;尿液中抑制晶体形成物质不足;尿 pH 改变,盐类结晶;尿液中钙、草酸、尿酸物质排出过多。

4.局部因素

尿路狭窄、梗阻、感染及留置尿管常诱发结石形成。

(二)病理生理

1.直接损伤

结石损伤肾盂、输尿管黏膜导致出血。

2.梗阻

结石位于输尿管三个狭窄处致尿路梗阻。

3.感染

梗阻基础上,细菌逆行蔓延,导致尿路感染。

4.癌变

肾盂内的结石长期慢性刺激诱发肾癌。

(三)临床表现

该结石主要表现是与活动有关的疼痛和血尿,少数患者长期无症状。

1.疼痛

较大的结石引起腰腹部钝痛或隐痛,活动后加重;较小的结石梗阻后出现绞痛,肾绞痛常突然发生,如刀割样,沿输尿管向下腹部、外阴部和大腿内侧放射,伴有面色苍白、出冷汗、恶心、呕吐、血压下降,呈阵发性发作。输尿管末端结石引起尿路刺激症状。尿内排出结石,对诊断有重要意义。

2.血尿

血尿常在活动或剧痛后出现,为镜下血尿或肉眼血尿。

3.脓尿

脓尿并发感染时可有高热、腰痛,易被误诊为肾盂肾炎。

4.其他

梗阻引起肾积水,可触到肿大的肾脏。上尿路完全梗阻可导致无尿,继发肾功能不全。

(四)辅助检查

1.实验室检查

(1)尿常规:可有红细胞、白细胞或结晶。

(2)肾功能、血生化,有条件则化验尿石形成的相关因素。

2.影像学检查

(1)X 线检查:95%以上的上尿路结石可在 X 线平片上显影。

(2)排泄性或逆行性尿路造影:排泄性或逆行性尿路造影对于确定结石的部位、有无梗阻及程度、对侧肾功能是否良好、鉴别钙化阴影等都有重要价值。

(3)B 超:可探及密集光点或光团。

(五)诊断

1.临床表现

典型的肾绞痛、血尿,首先考虑上尿路结石,合并肾区压痛、肾肿大,则可能性更大。

2.检查结果

根据尿常规、X 线平片可初步诊断,泌尿系统造影可确定结石。

(六)治疗

1.非手术治疗

非手术治疗适用于直径小于 0.6 cm 的光滑圆形结石,无尿路梗阻、感染,肾功能良好者。

(1)充分饮水,根据结石成分调节饮食。

(2)根据结石性质选用影响代谢的药物。

(3)酌情选用抗生素,以预防或控制尿路感染。

(4)对症治疗:肾绞痛者,单独或联合应用解痉剂,酌情选用阿托品、哌替啶、黄体酮等药物。

2.体外冲击波碎石术

体外冲击波碎石术适用于直径小于2.5 cm的单个结石。有效率达90%左右。

3.手术治疗

手术治疗对不适于上述治疗者选用。

(1)非开放手术:包括输尿管镜取石或碎石术、经皮肾镜取石或碎石术、腹腔镜输尿管取石。

(2)开放手术:包括输尿管、肾盂、肾窦切开取石和肾部分、全部切除术。

4.中医中药

清热利湿,排石通淋。

(七)护理评估

1.健康史

评估年龄、性别、职业等个人生活史,泌尿系统感染、梗阻或异物病史。

2.目前身体状况

(1)症状体征:是否出现肾绞痛,疼痛性质、压痛部位,有无血尿、膀胱刺激征。

(2)辅助检查:尿常规、X线平片及造影。

3.心理和社会支持状况

了解患者和家属对结石的危害、手术、治疗配合、康复知识、并发症的认知程度和心理承受能力。

(八)常见的护理诊断/问题

1.疼痛

疼痛与结石导致的损伤、炎症及平滑肌痉挛有关。

2.血尿

血尿与结石损伤肾及输尿管黏膜有关。

3.有感染的危险

感染与结石梗阻、尿液潴留有关。

4.知识缺乏

缺乏有关疾病的病因、预防复发的相关知识。

(九)护理目标

(1)患者的疼痛减轻。

(2)患者恢复正常排尿。

(3)感染得到预防或控制。

(4)患者能说出结石形成的原因及预防结石复发的方法。

(十)护理措施

1.非手术治疗的护理

(1)病情观察:注意排尿时是否有结石排出,观察排出尿液的颜色。

(2)促进排石:鼓励患者多饮水,指导患者适当运动,如跳跃、跑步等。

(3)指导饮食、用药:根据结石成分指导饮食和用药,鼓励多食高纤维食物,少食高动物蛋白、高脂肪、高糖食物。

(4)肾绞痛的护理:卧床休息,选用恰当的物理疗法,遵医嘱应用止痛药。

2.体外冲击波碎石术护理

(1)术前护理:包括心理护理和术前准备。

心理护理:解释治疗的原理、方法。

术前准备:术前3日忌食产气食物,术前1日服用缓泻剂,术晨禁饮食,术前排空膀胱。

(2)术后护理:包括体位、饮食指导、疗效护理。

体位:术后患者无不适,可变换体位,适当活动,以促进排石,巨大结石碎石后,采用患侧卧位。

饮食指导:术后大量饮水,无药物反应即可进食,硬膜外麻醉者术后6小时进食。

疗效护理:术后绞痛者,解痉镇痛;观察并记录排石情况,定时拍摄腹平片以了解排石效果。

3.手术取石的护理

(1)术前护理:包括心理护理、术前准备。

心理护理:解释手术相关知识,安慰患者。

术前准备:皮肤准备,女性患者行会阴冲洗,输尿管结石术前X线平片定位,以供手术参考。

(2)术后护理:包括病情观察、体位、输液与饮食、换药及引流管护理。

病情观察:观察并记录尿液颜色、性状、量,术后12小时尿中有鲜血且较浓,提示出血严重。

体位:术后48小时内,麻醉平稳后取半卧位,以利于呼吸及引流,肾实质切开者,卧床2周。

输液与饮食:输液利尿,以达到冲洗尿路和改善肾功能的目的;肠蠕动恢复、肛门排气即可进食。

换药及引流管护理:保持伤口敷料的清洁干燥,防止尿液浸湿。观察引流液的颜色、性状与量;正确安置引流袋,防止逆流;严格无菌条件下换管或冲洗;按时更换引流管,导尿管每周更换1次。

(十一)护理评价

(1)患者的疼痛是否减轻、消失。

(2)患者能否正常排尿。

(3)感染是否得到预防或控制。

(4)患者是否了解结石形成的原因及预防结石复发的方法。

(十二)健康指导

(1)宣传预防结石的知识。

(2)讲解术后饮水、适当活动、放置引流管的重要性。

(3)熟悉食物理化特性,根据结石成分指导饮食。

(4)熟悉药物特性,正确指导患者用药。

二、膀胱结石

膀胱结石常在膀胱内形成，也可来自肾脏。发病有地区性，多见于儿童及老年男性。

(一)病因分类

1.原发性结石

原发性结石与气候、饮水、营养不良和长期低蛋白饮食有关。

2.继发性结石

继发性结石与膀胱憩室、异物、出口梗阻有关，也可从肾、输尿管移行而来。

(二)病理生理

结石、梗阻、感染三者互为因果关系。与肾结石相同，膀胱结石可直接刺激黏膜引起损伤，也可阻塞尿道内口引起梗阻和感染，结石长期刺激可诱发癌变。

(三)临床表现

1.症状

典型表现是排尿突然中断，合并耻骨上剧烈疼痛，向阴茎头部、尿道远端放射。小儿常于牵拉阴茎或变换体位后疼痛缓解并继续排尿，伴随出现尿频、尿急和排尿终末疼痛及终末血尿。

2.体征

直肠指诊或双合诊可触及较大结石。

(四)辅助检查

1.X 线检查

X 线可显示绝大多数膀胱内结石。

2.B 超检查

B 超可探及膀胱内结石声影，确定结石大小、形状、数目。

3.膀胱镜检查

X 线、B 超不能确诊时首选。

(五)诊断

根据典型病史、症状、体征、双合诊检查、X 线及 B 超检查结果，一般确诊不难。膀胱镜不仅可以诊断，还可镜下取石。

(六)治疗

小的膀胱结石可经尿道自行排出。较大结石可行膀胱内碎石术，包括体外冲击波、液电冲击波、超声波碎石及碎石钳碎石、气压弹道碎石。无条件碎石者行膀胱切开取石术。

(七)护理评估

1.健康史

评估是否有上尿路结石病史，饮水、饮食习惯。

2.目前的身体状况

(1)症状体征：是否有排尿突然中断的表现，是否伴随膀胱刺激征、血尿。

(2)辅助检查：X 线、B 超、膀胱镜检查。

3.心理和社会支持状况

评估患者和家属对结石、手术的危害及并发症的认知程度和心理承受能力。评估家庭和社会支持情况。

(八)常见的护理诊断/问题

1.疼痛

疼痛与结石导致的损伤、炎症及括约肌痉挛有关。

2.血尿

血尿与结石损伤膀胱黏膜有关。

3.排尿异常

排尿异常与结石导致梗阻、尿潴留有关。

(九)护理目标

(1)患者的疼痛减轻。

(2)患者尿液正常。

(3)患者恢复正常排尿。

(十)护理措施

(1)鼓励患者多饮水,观察结石排出情况。

(2)酌情应用抗生素,予以有效解痉止痛措施。

(3)经尿道碎石、取石后,观察出血的颜色、性状与量。

(4)耻骨上膀胱切开取石术后,保持切口清洁干燥,按时换药。术后留置尿管 7～10 日,保持通畅,一旦堵塞,可用生理盐水冲洗。

(十一)护理评价

(1)患者疼痛是否减轻。

(2)患者尿液是否正常。

(3)患者能否正常排尿。

(十二)健康指导

(1)指导儿童多饮水、多食纤维含量高的食物。

(2)指导前列腺增生症患者尽早治疗。

三、尿道结石

尿道结石多由肾、输尿管或膀胱结石移行而来,常因阻塞尿道就诊。多发生于 1～10 岁的儿童,90%为男性。

(一)临床表现

1.症状

排尿时疼痛,前尿道结石疼痛局限在结石停留处,后尿道放射至阴茎头部或会阴部。结石阻塞尿道引起排尿困难,尿线变细、滴沥,甚至急性尿潴留。

2.体征

后尿道结石经直肠指检触及，前尿道结石直接沿尿道体表扪及。

(二)辅助检查

1.尿道探子检查

尿道探子经尿道探查时可有摩擦音及碰击感。

2.X 线检查

X 线可明确结石部位、大小及数目。

3.尿道造影

可明确结石与尿道的关系。

(三)诊断

根据肾、输尿管或膀胱结石病史及尿痛和排尿困难典型表现，辅助以尿道探子、X 线检查结果，不难确诊。

(四)治疗

1.舟状窝结石

舟状窝结石直接用镊子取出或钳碎后取出，直径较大者，麻醉后切开尿道外口取出。

2.前尿道结石

前尿道结石经尿道直接取出，若失败，可用金属探子将结石推回到尿道壶腹部后行尿道切开取石。

3.后尿道结石

用金属探子将结石推回膀胱，再按膀胱结石处理。

(五)护理评估

1.健康史

评估是否有肾、输尿管、膀胱结石的病史。

2.目前身体状况

(1)症状体征：是否有尿痛和排尿困难的典型表现，是否合并急性尿潴留。

(2)辅助检查：尿道探子、X 线及造影检查。

3.心理和社会支持状况

评估患者和家属对结石、手术的危害、并发症的认知程度。

(六)常见的护理诊断/问题

1.疼痛

疼痛与结石梗阻及尿道括约肌痉挛有关。

2.排尿异常

排尿异常与结石梗阻、尿潴留以及感染有关。

3.潜在并发症

潜在并发症为急性尿潴留。

(七)护理目标

(1)患者疼痛减轻。

(2)患者恢复正常排尿。

(3)患者不发生并发症或及时解除症状。

(八)护理措施

(1)尿道取石后,观察尿道出血的颜色、性状与量。

(2)尿道切开取石后,保持切口清洁干燥,按时换药。术后留置尿管2周左右,防止粘连、狭窄。

(3)术后尿道狭窄者,配合医师进行尿道扩张。

(九)护理评价

(1)患者的疼痛是否减轻或消失。

(2)患者能否正常排尿。

(3)患者有无发生并发症或是否及时解除症状。

(十)健康指导

(1)及时有效治疗肾、输尿管、膀胱结石。

(2)指导患者定时复查和治疗。

第三节　泌尿系统感染

泌尿系统感染一般又称为泌尿道感染(urinary tract infections,UTI)。泌尿生殖系统感染主要是由病原微生物侵入泌尿、男生殖系统内繁殖而引起的炎症。尿路感染是最常见的感染性疾病之一,目前已是仅次于呼吸道感染的第二大感染性疾病。病原微生物大多为革兰阴性杆菌。由于解剖学上的特点,泌尿道与生殖道关系密切,且尿道外口与外界相通,两者易同时引起感染或相互传播。

一、病因

尿路感染的病原微生物主要是细菌,极少数为厌氧菌、真菌、支原体、病毒和滴虫等。诱发感染的因素主要有以下四个方面。

(一)机体防御下降

局部抗感染能力及免疫功能下降均易诱发泌尿系统感染,如糖尿病、营养不良、肿瘤、妊娠及先天性免疫缺陷或长期应用免疫抑制剂治疗等。

(二)尿路结石及梗阻因素

结石、梗阻、感染三者常相互促发,互为因果,如先天性泌尿生殖系统异常、结石导致尿液引流不畅,引起尿潴留,降低尿路及生殖道上皮防御细菌的能力。

(三)医源性因素

如留置导尿管、造瘘管、尿道扩张、前列腺穿刺活检、膀胱镜检查等操作,都可能不同程度损害尿路上皮的完整性,易引入致病菌而诱发或扩散感染。

(四)女性易感因素

由于女性尿道较短,容易招致上行感染,特别是经期、更年期、性交时更易发生。

二、发病机制

正常人的尿道口皮肤和黏膜有一些正常菌群停留。在致病菌未达到一定数量及毒力时，正常菌群对于致病菌起到抑制平衡的作用，而膀胱的排尿活动又可以将细菌冲刷出去，所以正常人对感染具有防御功能。尿路感染主要是尿路病原体和宿主之间相互作用的结果，尿路感染在一定程度上是由细菌的毒力、接种量和宿主的防御机制不完全造成的，这些因素在最终决定细菌定植水平以及尿路损伤程度方面也会起到一定作用。

三、感染途径

感染途径主要有四种，最常见为上行感染和血行感染。

(一)上行感染

致病菌经尿道进入膀胱，还可沿输尿管腔内播散至肾。上行感染占尿路感染的95%，大约50%的下尿路感染病例会导致上尿路感染。病原菌也可沿男性生殖管道逆行感染引起细菌性前列腺炎、附睾睾丸炎。

(二)血行感染

较为少见，在机体免疫功能低下或某些因素促发下，某些感染病灶，如皮肤疖、痈、扁桃体炎、龋齿等细菌直接由血行传播至泌尿生殖系统器官，常见为肾皮质感染。病原菌多为金黄色葡萄球菌、溶血性链球菌等革兰阳性菌。

(三)淋巴感染

致病菌从邻近器官的血行感染，较少见，致病菌多为金黄色葡萄球菌。

(四)直接感染

由于邻近器官的感染直接蔓延所致或外来的感染，致病菌经肾区瘘管和异物的感染等。

四、临床表现

临床表现以尿路及受累的器官为基础，重者出现全身感染表现。膀胱刺激症状是最常见的表现。

(一)症状

细菌性膀胱炎。

(二)急性肾盂肾炎

可有高热、寒战等全身症状。甚至双侧腰痛，多呈胀痛。有尿频、尿急、尿痛等膀胱刺激症状，多伴有急性期患侧肾区压痛，疼痛往往较为明显，可出现肌紧张。为病原菌入侵膀胱后引起，常伴尿道炎症。

(三)慢性肾盂肾炎

临床表现复杂，易反复发作。与急性肾盂肾炎相似，症状相对较轻，有时可表现为无症状性菌尿和脓尿。

五、辅助检查

(一)实验室检查

1.尿常规检查

包括尿生化检查和尿沉渣检查。尿中白细胞显著增加，出现白细胞管型提示肾盂肾炎。

2.尿培养

临床根据标本采集方式不同而应用不同的“有意义的细菌”计数来表示尿路感染。同时治疗前的中段尿标本培养是诊断尿路感染最可靠的指标。

3.血液检查

上尿路感染多出现白细胞计数和中性粒细胞比值升高。

(二)影像学检查

包括超声、尿路平片、静脉尿路造影、膀胱或尿道造影、CT、放射性核素和磁共振水成像(MRU)等。其中超声检查无创、简单,可作为首选,CT有助于确定感染诱因,尿路平片有助于发现结石。影像学检查在慢性泌尿系统感染和久治不愈的患者中有重要意义。

六、诊断

泌尿系统非特异性感染需与泌尿系统结核相鉴别,尤其是反复出现尿路感染症状者。另外,关于有尿路感染症状时应考虑妇科疾病等。

七、治疗

(一)一般治疗

急性治疗期间,注意休息、营养,避免性生活。给予饮食指导,多饮水,保持每日尿量在2000 mL以上,有助于细菌的排出。

(二)抗感染治疗

选用适当抗生素。单纯性尿路感染者应持续使用敏感抗生素至症状消失、尿常规检查恢复正常、尿细菌培养转阴。

(三)对症治疗

使用解热镇痛药缓解高热、疼痛,使用碱性药物,如碳酸氢钠降低尿液酸性,以缓解膀胱刺激症状。

(四)纠正基础疾病

需积极纠正引起局部和全身免疫功能下降的疾病,如糖尿病、营养不良等。

(五)去除诱发因素

非单纯性尿路感染需针对合并的危险因素采取相应治疗措施。

八、护理

(一)护理评估

1.健康史

了解患者基本情况,包括年龄、职业、生活环境、饮食饮水习惯等。

2.相关因素

了解患者的既往史和家族史,包括每天排尿的次数、尿量,询问尿频、尿急、尿痛的起始时间,有无发热、腰痛等伴随症状,有无导尿、尿路器械检查等明显诱因,有无泌尿系统畸形、前列腺增生、妇科炎症等相关疾病病史;询问患病以来的治疗经过、药物使用情况,包括药物名称、剂量、用法、疗程及其疗效、有无发生不良反应。

3.心理和社会支持状况

本病起病急,易反复发作,伴有尿路刺激征、血尿、乏力等不适的症状,应评估患者有无紧张、焦虑等不良心理反应。

(二)常见的护理诊断/问题

1.排尿异常

排尿异常与尿频、尿急、尿痛有关。

2.体温过高

体温过高与疾病炎症有关。

3.焦虑/恐惧

焦虑/恐惧与患者疾病迁延不愈,担心预后有关。

4.舒适的改变

舒适的改变与疼痛有关。

5.睡眠型态紊乱

睡眠型态紊乱与焦虑/恐惧、疼痛不适、排尿异常等有关。

6.潜在并发症

潜在并发症为精索静脉曲张、精索炎、前列腺炎、肾炎等肾脏疾病。

(三)护理目标

(1)患者自述尿频、尿急、尿痛减轻。

(2)患者恢复正常的体温。

(3)患者了解相关疾病知识及预防知识。

(4)患者痛苦减轻、舒适度增加。

(5)患者睡眠情况得到改善。

(6)积极预防潜在并发症的发生。

(四)护理措施

1.疼痛护理

向患者解释疼痛的原因、机制,讲解有关疾病发展及预后的相关知识,缓解其负面情绪及疼痛带来的心理压力。遵医嘱使用止痛药物或进行封闭治疗。合理运用冷、热疗法以减轻局部疼痛。分散患者注意力。尽可能满足患者对舒适的需求,如变换体位、减少压迫等。用物放于患者易取用处。

2.发热护理

遵医嘱应用药物进行降温,可用温水擦浴、冰袋降温及乙醇擦浴等。维持水、电解质平衡,必要时静脉补充液体、电解质等。增进舒适,预防并发症,高热时绝对卧床休息,做好基础护理。

3.用药护理

联合用药时,注意药物配伍禁忌。遵医嘱正确选择抗生素,同时指导患者不可擅自停药。

4.心理护理

了解患者感受,给予患者心理上的安慰和支持,针对患者个体情况进行针对性心理护理。鼓励患者积极参与感兴趣的活动,学会自我放松法,保持乐观情绪。同时做好家属工作,争取家属的支持和配合,鼓励家属及朋友给予患者心理上的支持。

(五)健康指导

1.疾病预防指导

多饮水、勤排尿是预防尿路感染最简便而有效的措施。另外,保持规律生活,避免劳累,注意个人卫生,尤其女性在月经期、妊娠期、产褥期。学会正确清洁外阴部的方法。与性生活有关的反复发作者,应注意性生活后立即排尿。

2.疾病知识指导

告知患者疾病的病因、疾病特点和治愈标准,使其理解多饮水、保持个人卫生的重要性,确保其出院后仍能严格遵从。教会患者识别尿路感染的临床表现,一旦发生,尽快到医院诊治。

3.用药指导

嘱患者按时、按量、按疗程服药,勿擅自停药并遵医嘱定期随访。

第四节　泌尿系统梗阻

尿路上任何部位发生梗阻都可导致肾积水、肾功能损害,重则肾衰竭。泌尿系统梗阻最基本的病理变化是尿路扩张,从代偿到失代偿,诱发肾积水、尿潴留、肾脏滤过率和浓缩能力受损,最终导致肾功能障碍。

一、前列腺增生症

良性前列腺增生症主要是前列腺组织及上皮增生,简称前列腺增生。是老年男性常见病,50 岁以后发病,随着年龄增长发病率不断升高。

(一)病因

目前病因不十分清楚,研究认为前列腺增生与体内雄激素及雌激素的平衡失调关系密切,睾酮对细胞的分化、生长产生作用,雌激素对前列腺增生也有一定影响。

(二)病理

前列腺分两组,外为前列腺组,内为尿道腺组。前列腺增生有两类结节,包括由增生的纤维和平滑肌细胞组成的基质型和由增生的腺组织组成的腺泡型。增生的最初部位多在尿道腺组,增生的结节挤压腺体形成外科包膜,是前列腺摘除术的标志。前列腺增生使尿道弯曲、受压、伸长、狭窄,出现尿道梗阻。

(三)临床表现

1.尿频

尿频是最常见的症状,夜间明显,逐渐加重。早期是由膀胱颈部充血引起。晚期是由增生的前列腺引起尿道梗阻,膀胱内残余尿增多,膀胱有效容量减少所致。

2.进行性排尿困难

进行性排尿困难是最重要症状,表现为起尿缓慢,排尿费力,射尿无力,尿线细小,尿流滴沥,分段排尿及排尿不尽等。

3.尿潴留、尿失禁

前列腺增生晚期,膀胱残余尿增加,收缩无力,发生尿潴留。当膀胱内压力增高超过尿道阻力后，发生充盈性尿失禁。前列腺增生常因受凉、劳累、饮酒等诱发急性尿潴留。

4.其他表现

常因局部充血、出血发生血尿。合并感染或结石，可有膀胱刺激症状。

(四)辅助检查

1.尿流动力学检查

尿道梗阻时，最大尿流率小于每秒 15 mL；当尿流率小于每秒 10 mL 时，表示梗阻严重。

2.残余尿测定

膀胱残余尿量反映膀胱代偿衰竭的严重程度，不仅是重要的诊断步骤之一，也是决定手术治疗的因素。

3.膀胱镜检查

膀胱镜检查直接观察前列腺各叶增生情况。

4.B 超检查

B 超测定前列腺的大小和结构，测量残余尿量。

(五)诊断

1.临床表现

老年男性出现夜尿频、进行性排尿困难表现时就应考虑前列腺增生，排尿后直肠指检可触及增大的腺体，光滑、质韧、中央沟变浅或消失。

2.辅助检查

尿动力学、膀胱镜、B 超等检查有助于确定前列腺增生程度及膀胱功能。

(六)治疗

1.急性尿潴留的治疗

急性尿潴留是前列腺增生常见急症，需紧急治疗。选用肾上腺素受体阻滞剂、留置导尿管或耻骨上膀胱穿刺造瘘术等，以解除潴留。

2.药物治疗

药物治疗适用于尿道梗阻较轻或年老体弱、心肺功能不全等而不能耐受手术的患者。常用药物有特拉唑嗪、哌唑嗪等。

3.手术治疗

前列腺摘除术是理想的根治方法，手术方式有经尿道、经耻骨上、经耻骨后及经会阴四种，目前临床常用前两种。

4.其他治疗

尿道梗阻严重而不宜手术者，采用冷冻治疗、微波和射频治疗、激光治疗、体外超声、金属耐压气囊扩张术等都能产生一定疗效。

(七)护理评估

1.健康史

评估患者的年龄、诱因、既往病史。

2.目前身体状况

(1)症状体征：是否有夜尿频、进行性排尿困难的表现，是否合并尿潴留、尿失禁。

(2)辅助检查:尿流动力学、膀胱镜、B超检查。

3.心理和社会支持状况

评估患者对疾病和手术的心理反应及对并发症的认知程度,患者及家属对术后护理配合及有关康复知识的掌握程度。

(八)常见的护理诊断/问题

1.恐惧/焦虑

恐惧/焦虑与认识不足、角色改变、对手术和预后的担忧有关。

2.排尿型态异常

排尿型态异常与尿道梗阻、残余尿量增多、留置导管等有关。

3.有感染的危险

有感染的危险与尿路梗阻、导尿、免疫力低下、伤口引流有关。

4.潜在并发症

潜在并发症为出血。

(九)护理目标

(1)患者的恐惧/焦虑减轻。

(2)患者能够正常排尿。

(3)患者感染危险性下降或未感染。

(4)患者术后未发生出血。

(十)护理措施

1.非手术治疗的护理

(1)饮食护理:为防止尿潴留,不可在短期内大量饮水,忌饮酒、辛辣食物,有尿意勤排尿,适当运动,预防便秘。

(2)观察疗效:药物治疗3个月后前列腺缩小、排尿功能改善。

(3)适应环境:前列腺增生患者多为老年人,行动不便,对医院环境不熟悉,加之夜尿频,入院后需帮助患者适应环境,确保舒适和安全。

2.手术治疗的护理

(1)术前护理:观察生命体征,测量各项生理指标。做好重要脏器功能检查,了解患者能否耐受手术。术前已有造瘘管或留置导尿管的患者,保证引流通畅。

(2)术后护理:具体如下。

病情观察:观察并记录24小时出入量,判断血容量有无不足。观察患者意识状态和生命体征。

体位:平卧2日后改为半卧位,固定各种导管的肢体不得随意移动。

饮食与输液:术后6小时无不适即可进流质饮食,鼓励多饮水,1～2日后无腹胀即可恢复饮食,以易消化、营养丰富、富含纤维素的食物为主,必要时静脉补液,但要注意输液速度。

预防感染:早期预防性应用抗生素。保持切口敷料的清洁与干燥。置管引流者常规护理尿道外口。

膀胱冲洗:术后用生理盐水持续冲洗膀胱3～7日。保持引流通畅,必要时高压冲洗抽吸血块。根据尿液颜色控制冲洗速度，色深则快、色浅则慢。

不同手术方式的护理。①经尿道切除术(TUR)：观察有无 TUR 综合征的发生，即术后几小时内出现恶心、呕吐、烦躁、抽搐、昏迷或严重的脑水肿、肺水肿、心力衰竭等，这可能是冲洗液被吸收，血容量剧增，稀释性低钠血症所致，护理时应减慢输液速度，遵医嘱应用利尿剂、脱水剂，对症处理。②开放手术：固定各种引流管，观察并记录引流液量、颜色，保持引流通畅。及时拔除引流管，如耻骨后引流管，术后 3～4 日拔除；耻骨上引流管，术后 5～7 日拔除；膀胱造瘘管多在术后 10～14 日排尿通畅后拔除，瘘口无菌堵塞或压迫，以防止漏尿，一般 2～3 日愈合。③预防并发症：出血是常见并发症。术后 1 周，患者可逐渐离床活动，禁止灌肠、肛管排气，同时避免腹压增高的诱因。

(十一)护理评价

(1)患者的恐惧/焦虑是否减轻。

(2)患者能否正常排尿。

(3)患者感染未发生或得到及时治疗。

(4)患者术后是否出血，或出血后是否得到有效处理。

(十二)健康指导

(1)讲解手术、术式及手术前后护理的注意事项。

(2)术后 1～2 个月避免剧烈活动，忌烟酒，防感冒。

(3)指导患者学会提肛肌锻炼，以尽快恢复尿道括约肌的功能。

(4)指导患者定期复查尿流率及残余尿量。

二、肾积水

结石、肿瘤、结核等原因导致尿液排出受阻、肾内压力增高、肾盂肾盏扩张、肾实质萎缩、肾功能减退，称为肾积水。成人积水超过 1000 mL，小儿超过 24 小时的正常尿量，为巨大肾积水。

(一)临床表现

1.腰痛

腰痛是重要症状。慢性梗阻仅为钝痛；急性梗阻出现明显腰痛或肾绞痛。

2.腰部肿块

慢性梗阻形成肾脏肿大，长期梗阻者在腹部可扪及囊性肿块。

3.多尿和无尿

慢性梗阻致肾功损害表现为多尿，而双侧完全梗阻、孤立肾完全梗阻可发生无尿。

4.其他表现

因结石、肿瘤、结核等继发肾积水时，原发病表现掩盖了肾积水征象。肾积水并发感染或肾积脓时，出现全身中毒症状。

(二)辅助检查

1.实验室检查

血、尿常规检查，必要时做尿细菌检查，化验血生化、电解质等，以了解肾功能情况。

2.影像学检查

(1)B超检查:是鉴别肾积水和腹部肿块的首选方法。

(2)X线造影:排泄性尿路造影可了解肾积水程度和对侧肾功能。

(3)CT、MRI检查:明确腰部肿块的性质,对确诊肾积水有重要价值。

(三)诊断

根据原发病史、典型症状、腰腹部肿块以及B超等辅助检查结果可明确诊断,确定原发病对诊断有重要意义。

(四)治疗

1.病因治疗

最理想的治疗是根除肾积水的病因,保留患肾。

2.肾造瘘术

原发病严重或肾积水病因暂不能去除者,先行肾引流术,病情好转或稳定后行去除病因的手术。

3.肾切除术

肾积水后功能丧失或并发肾积脓,对侧肾功能良好者,可切除患肾。

(五)护理评估

1.健康史

评估患者是否有肾结石、肿瘤、结核等原发病史。

2.目前身体状况

(1)症状体征:原发病基础上是否出现腰痛、腰腹部肿块,是否有肾功能减退表现。

(2)辅助检查:血、尿常规检查,B超、X线等影像学检查。

3.心理和社会支持状况

评估患者对肾积水及治疗的认知程度,对术后康复知识的掌握程度。家人及社会对患者的心理和经济支持程度。

(六)常见的护理诊断/问题

1.排尿型态异常

排尿型态异常与尿路急慢性梗阻有关。

2.有感染的危险

感染与尿路梗阻、免疫低下、肾造瘘引流有关。

3.潜在并发症

潜在并发症为尿漏。

(七)护理目标

(1)患者排尿型态正常。

(2)患者感染危险性下降或未感染。

(3)患者未发生尿漏。

(八)护理措施

1.饮食

多食含纤维较高的食物,多饮水。

2.活动

鼓励患者加强床上活动,定时按序协助患者变换体位。

3.感染的护理

遵医嘱使用抗生素;用0.1%新苯扎氯铵清洗尿道口,每日2次;每天更换引流袋;及时更换浸湿的切口敷料。

4.引流管的护理

妥善固定,引流通畅,观察并记录引流量与颜色,冲洗肾盂引流管,每日2次。若无尿漏,肾周围引流物一般术后3～4日拔除;肾盂输尿管支架引流管一般于术后3周拔除;肾造瘘管在吻合口通畅后拔除。

(九)护理评价

(1)患者排尿型态是否正常。

(2)患者感染是否得到治疗或术后有无感染发生。

(3)患者有无发生尿漏。

(十)健康指导

(1)向患者讲解手术及术后引流的重要性。

(2)指导患者养成良好的排便习惯。

(3)指导患者正确进行摄水、饮食搭配。

三、尿道狭窄

尿道因损伤、炎症使尿道壁形成瘢痕,瘢痕萎缩导致尿道扭曲、狭窄。

(一)病因分类

1.先天性尿道狭窄

先天性尿道狭窄如尿道外口狭窄、尿道瓣膜狭窄等。

2.炎症性尿道狭窄

炎症性尿道狭窄如淋病性尿道狭窄、留置导尿管引起的尿道狭窄。

3.外伤性尿道狭窄

外伤性尿道狭窄最常见,尿道损伤严重,初期处理不当或不及时所致。

(二)病理生理

其与狭窄的程度、深度及长度有关。淋病性狭窄为多处狭窄,狭窄易继发感染,形成尿道憩室、周围炎、前列腺炎、附睾睾丸炎。尿道梗阻如长期不能解除,导致肾积水。肾功能损害者,出现尿毒症。

(三)临床表现

1.排尿异常

最常见的是排尿困难,重者出现尿潴留。

2.继发疾病表现

尿道长期狭窄继发膀胱炎、睾丸附睾炎等，出现膀胱刺激征、血尿症状。

3.并发症表现

由于排尿困难而使腹内压长期增高，并发疝、痔、直肠脱垂等，并出现相应症状。

(四)辅助检查

1.尿道探子检查

尿道探子检查可确定狭窄部位、程度。

2.B超检查

B超明确尿道狭窄长度、程度及周围瘢痕组织的厚度。

3.膀胱尿道造影

膀胱尿道造影确定尿道狭窄的部位、程度、长度。

(五)诊断

根据尿道外伤史、感染史及典型的排尿困难、尿潴留表现，结合尿道探子检查、B超检查、膀胱尿道造影结果，诊断尿道狭窄一般不难。

(六)治疗

1.尿道扩张术

尿道扩张术是防止和治疗尿道狭窄的有效措施。尿道狭窄的原因不同，扩张时间不同。

2.耻骨上膀胱造瘘术

耻骨上膀胱造瘘术适用于慢性尿潴留或已有肾功能损害的患者。

3.尿道内切开术

尿道内切开术是目前临床治疗的主要术式，术后放置网状合金支架管于狭窄部位扩张，一般放置4～8周，术后不需尿道扩张。

4.开放手术

切除尿道狭窄部及周围瘢痕后，行尿道端端吻合术。

(七)护理评估

1.健康史

儿童尿道狭窄多为先天性，成人有外伤、感染病史者，多为继发性狭窄。

2.目前身体状况

(1)症状体征：原发病基础上是否出现排尿困难、尿潴留，是否继发感染、结石。

(2)辅助检查：尿道探子检查、B超、膀胱尿道造影检查。

3.心理和社会支持状况

评估患者对尿道狭窄的严重性及手术治疗的认知程度，对术后康复知识的掌握程度。

(八)常见的护理诊断/问题

1.排尿型态异常

排尿型态异常与尿道狭窄、梗阻有关。

2.有感染的危险

感染与尿道梗阻、免疫力低下、膀胱造瘘引流、手术等有关。

3.潜在并发症

潜在并发症为尿失禁。

(九)护理目标

(1)患者排尿型态正常。

(2)患者感染危险性下降或未感染。

(3)患者未发生尿失禁。

(十)护理措施

1.尿道扩张术的护理

指导患者定时进行尿道扩张。术后观察尿量、颜色及有无尿道出血。患者疼痛明显时给予止痛处理。

2.尿道内切开术的护理

严密观察血尿转清情况。留置导尿管1个月左右,保持通畅,遵医嘱行尿道冲洗,及时拔出尿管,防止狭窄复发。

3.开放手术的护理

遵医嘱应用抗生素。及时更换切口浸湿的敷料,确保各种引流导管通畅。

4.并发症护理

术后尿失禁常为暂时性,用较细导尿管引流数日后可恢复。如不能恢复,指导患者进行肛门括约肌收缩练习。

(十一)护理评价

(1)患者排尿型态是否正常。

(2)患者是否感染或感染后是否得到控制。

(3)患者是否发生尿失禁。

(十二)健康指导

(1)指导患者定时进行尿道扩张。

(2)讲解尿道扩张的意义及护理配合注意事项。

(3)鼓励患者多饮水。适当运动,进食高纤维素的食物,防止便秘。

第五节　尿潴留

尿潴留是指尿液潴留在膀胱内不能排出,常常由排尿困难发展到一定程度引起。尿潴留分为急性与慢性两种。急性尿潴留发病突然,十分痛苦,是一种常见急症,需及时处理;慢性尿潴留起病缓慢,病程较长,下腹部可触及充满尿液的膀胱,但患者却无明显痛苦。

一、病因

引起尿潴留的病因很多,可分为机械性梗阻和动力性梗阻两类,其中以机械性梗阻病变最多见。

(一)机械性梗阻

任何导致膀胱颈部及尿路梗阻的病变均可引起尿潴留,例如良性前列腺增生、前列腺肿瘤、膀胱颈挛缩、膀胱颈部肿瘤;先天性后尿道瓣膜及各种原因引起的尿道损伤、尿道狭窄、异物、肿瘤和尿道结石也可引起尿潴留;此外,处女膜闭锁的阴道积血、盆腔肿瘤、妊娠的子宫等也可引起尿潴留。

(二)动力性梗阻

是指膀胱、尿道无器质性梗阻病变,尿潴留系排尿动力障碍所致。中枢和周围神经系统病变是最常见的病因,如脊髓或马尾损伤、肿瘤、糖尿病等造成神经源性膀胱功能障碍,继而引起尿潴留。妇科盆腔根治性手术损伤副交感神经分支、肛管直肠手术及腰椎麻醉术后均可能出现排尿困难,引起尿潴留。此外,各种松弛平滑肌的药物,如阿托品、山莨菪碱等,偶尔也可导致排尿困难,引起尿潴留;高热、昏迷、低血钾后不习惯卧床排尿者也会出现尿潴留。

二、临床表现

尿潴留患者体检时耻骨上区常可见到半球形膨隆,用手按压有明显尿意,叩诊为浊音。

(一)急性尿潴留

发病突然,膀胱胀满但滴不出尿,胀痛难忍,辗转不安,有时从尿道溢出部分尿液,但不能减轻下腹疼痛。

(二)慢性尿潴留

起病缓慢,膀胱内尿液长期不能完全排空,有残余尿存留,多表现为排尿不畅、尿频,常有排尿不尽感,有时出现尿失禁现象,因此慢性尿潴留患者多以充盈性尿失禁就诊。

三、诊断

根据病史及典型的临床表现,尿潴留诊断并不困难。超声检查可以明确诊断。

尿潴留应与无尿鉴别,无尿是指肾衰竭或上尿路完全梗阻,膀胱内空虚无尿,两者含义不同,不能混淆。

四、治疗

(一)急性尿潴留

1.非手术治疗

(1)病因处理:及时解除病因,对症处理,恢复排尿。

(2)诱导、用药或导尿:对术后动力性梗阻引起的尿潴留可采用诱导排尿、针灸、穴位注射新斯的明或病情允许下改变排尿姿势。如病因不明或梗阻一时难以解除,急诊处理可行导尿术,然后进行进一步检查,明确病因并进行治疗。

2.手术治疗

梗阻病因不能解除时,可行膀胱造瘘术,长期引流尿液。

急性尿潴留放置导尿管或膀胱穿刺造瘘引流尿液时,应间歇、缓慢地放出尿液,避免快速排空膀胱,一次放尿量不可超过 1000 mL,以免内压骤然降低而引起膀胱内大量出血。

(二)慢性尿潴留

若为机械性梗阻引起的尿潴留,有上尿路扩张、肾积水、肾功能损害者,应先引出膀胱内尿液,待肾积水缓解、肾功能改善后,针对病因择期手术或采取其他方法治疗。若为动力性梗阻引起的尿潴留，多数患者需间歇清洁自我导尿，如自我导尿困难或上尿路积水严重，可做耻骨上膀胱造瘘术或者其他尿流改道术(图 9-1)。

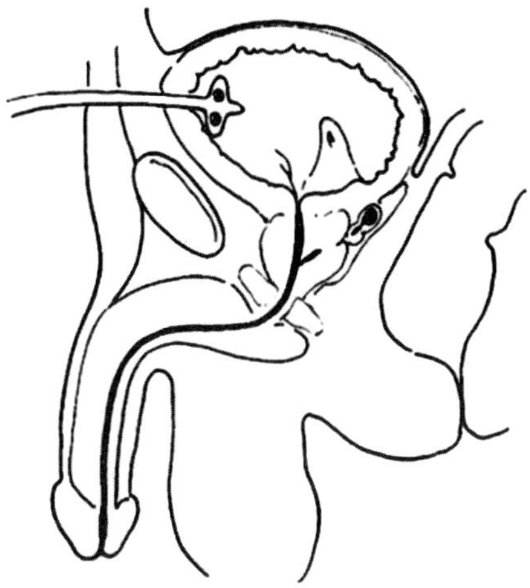

图 9-1　耻骨上膀胱造瘘术

五、护理

(一)常见的护理诊断/问题

1.焦虑

焦虑与患者对手术的惧怕、担心预后及住院费用高有关。

2.睡眠型态紊乱

睡眠型态紊乱与尿潴留、尿路梗阻有关。

3.排尿型态改变

排尿型态改变与留置尿管有关。

4.舒适的改变

舒适的改变与手术后卧床、留置尿管及手术创伤有关。

5.活动无耐力

活动无耐力与手术创伤所致乏力有关。

6.疼痛

疼痛与尿路梗阻、手术创伤有关。

7.营养失调:低于机体需要量

营养失调:低于机体需要量，与术后食欲下降、机体摄入不足或丢失过多有关。

8.有皮肤完整性受损的危险

皮肤完整性受损与年龄及卧床有关。

9.部分自理能力缺陷

部分自理能力缺陷与留置尿管有关。

10.知识缺乏

缺乏疾病、手术及麻醉相关知识。

11.潜在并发症

潜在并发症为膀胱出血。

(二)护理目标

(1)患者情绪平稳、心理状态稳定、焦虑程度减轻,能配合各项检查、治疗及护理。

(2)患者安静入睡,保证充足的睡眠时间。

(3)患者可以适应留置尿管,并且留置尿管能保持有效引流。

(4)患者主诉不适感减轻或消失,得到较好休息。

(5)患者能改善自身的活动状况,活动耐力增加,可以逐步增加活动量并达到特定的活动水平。

(6)患者主诉疼痛症状减轻或消失。

(7)患者食欲恢复,无明显体重下降,营养摄入量能满足日常活动和机体代谢所需。

(8)患者受压部位皮肤完整,无压红及压疮,四肢末梢温暖。

(9)患者合理的生活需要得到协助或可自行完成。

(10)患者对疾病和治疗的认识提高,充分了解疾病的相关知识及相关治疗配合要点。

(11)术后未发生相关并发症,或并发症发生后能得到及时治疗与处理,术后恢复顺利。

(三)护理措施

1.术前护理措施

(1)心理护理:充分了解患者的心理及身体情况,针对产生焦虑、恐惧及情绪不稳等心理反应的原因,给予正确的引导,向患者及家属详细讲解手术的必要性,消除其恐惧情绪,并积极配合治疗。选用盐酸坦索罗辛、非那雄胺等药物治疗时,向患者说明药物的用法、用量及注意事项。

(2)观察患者排尿情况:有尿潴留时,及时留置尿管或耻骨上膀胱造瘘。观察患者尿液颜色、性状及排尿量,有血尿者必要时可行持续膀胱冲洗,并及时通知医师。

2.术前常规准备

(1)协助完善相关术前检查:如心电图、X线摄片、B超、CT、MRI、出凝血试验等。

(2)预防尿潴留:忌辛辣刺激性饮食,如烟酒及咖啡,预防感冒和便秘。

(3)抗生素的选择:术前行抗生素皮试,术晨遵医嘱带入术中用药。

(4)饮食指导:术前进食易消化、高营养的食物,维持体液平衡和内环境稳定,有效改善患者的营养状况,提高对手术的耐受力。术前禁食8小时,禁饮4小时。

(5)术前健康教育:指导患者提前练习床上排尿、排便,自行调整卧位和床上翻身的方法。督促患者活动与休息相结合,减少明显的体力消耗,术前睡眠不佳者,可遵医嘱适当给予催眠药物,术晨需取下活动义齿、金属饰品及其他贵重物品。

(6)术前协助患者沐浴或清洁会阴部,做好手术区域皮肤准备,术晨更换清洁病员服。

(7)术晨与手术室人员进行患者相关信息的核对后,做好交接,将患者送入手术室。

3.术后护理措施

(1)外科术后护理常规:具体如下。

全麻术后护理常规:了解手术和麻醉方式、术中情况,了解切口部位及敷料包扎情况,了解皮肤及末梢循环情况，了解感知觉的恢复情况和四肢活动度，判断手术创伤对机体的影响，予以持续低流量吸氧，严密监测生命体征，采用床挡保护以防坠床。

管道观察及护理：留置针妥善固定且输液通畅，注意观察穿刺部位皮肤情况，常规留置尿管护理，如拔管，应注意观察患者排尿情况。

基础护理：做好口腔护理、会阴护理、皮肤护理，定时翻身，协助患者清洁，取舒适卧位等。

(2)饮食护理：术后 6 小时内禁食水；6 小时排气后可开始饮水，饮水后无恶心、呕吐等不适症状，则可改为普食。

(3)体位与活动：全麻清醒前，去枕平卧位，头偏向一侧。全麻清醒后手术当日，低半卧位，可床上轻微活动。术后第 1 日，床上自由体位，半卧位为主。

(4)缓解疼痛：了解患者疼痛的部位、程度、诱因等，遵医嘱给予止痛药。

(5)并发症预防：避免膀胱出血，注意一次放尿量不可超过 1000 mL，以免引起膀胱出血。

(四)健康指导

(1)患者应注意不可一次摄入水分过多，以防止诱发尿潴留；但也不可摄入水分过少，否则可能加重尿路结石、尿路感染等并发症。

(2)教会患者明确并注意避免尿潴留的诱因，对于药物引起的尿潴留，告知患者今后应禁用或慎用这类药物；对于前列腺增生引起的尿潴留者，戒烟、戒酒，告知不可久坐，不可过劳，防止便秘和憋尿等。

(3)教会患者及家属诱导排尿的方法，如听流水声、热敷下腹部，但嘱患者诱导排尿无效时应立即导尿，不可憋尿过久。

(4)长期留置尿管者应定期更换尿管，更换时注意避免污染。教会患者观察尿液的颜色及性质，如发现尿液浑浊、有异味或发热等全身症状时应及时就诊。

(5)定期随访，积极治疗引起尿潴留的原发病，避免疾病进展引起的肾功能损害等严重后果。

第六节　肾积水

尿液由肾排出受阻，蓄积后肾内压力增高，造成肾盂肾盏扩张和肾实质压迫性萎缩，功能减退，致尿液积聚在肾内称为肾积水。肾积水容量超过 1000 mL 或小儿超过 24 小时尿液总量时，称为巨大肾积水。各种原因所导致的尿路任何部位的梗阻最终都可引起肾积水，上至肾盂，下至尿道外口。正常妊娠所导致的肾积水是一种可复性生理改变。

一、病因和发病机制

由于泌尿系统发生梗阻的部位及程度不同，尿路中各个器官的病理改变亦各有异，但基本的病理改变是发生梗阻的部位以上压力增高，尿路扩张积水，长时间未能解除梗阻，将导致肾积水和肾功能损害。

上尿路慢性梗阻时，梗阻部位以上压力增高，输尿管收缩力增加，蠕动增强，管壁因平滑肌增生而增厚。当尿路内压力增高到一定程度时，可使肾小球滤过压降低，滤过率减少，但肾内的血液循环仍可保持正常，肾的泌尿功能仍能持续一段时间，此时肾内尿液可通过肾盂静脉、集合管、淋巴逆流，使肾盂和肾小管的压力有所下降，肾小球泌尿功能得以维持，起到暂时平衡作用。如尿路梗阻不能及时解除，尿液的回流无法缓冲不断分泌的尿液时，梗阻进一步加重，肾盂内压力持续升高，压迫肾小球、肾小管及附近的血管，造成肾脏缺血缺氧，尿路平滑肌逐渐萎缩，张力减退，管壁变薄，蠕动减弱乃至消失，失去代偿能力，导致肾内积水逐渐增多，肾功能受损，最后肾脏成为一个无功能的巨大水囊。

二、临床表现

肾积水由于原发病因、梗阻部位、程度、时间长短及病情发展快慢不同，肾积水的临床表现各不相同，甚至可全无症状。

(一)导致梗阻的原发病

泌尿系统肿瘤多为肉眼血尿，泌尿系统结石引起的梗阻常表现为镜下血尿，前列腺增生或尿道狭窄导致膀胱出口梗阻时可有排尿困难、炎症或结核所引起的继发性肾积水，多以原发病因的症状和体征为主要表现，很少显现出肾积水的征象。

(二)肿块

因肾下极异位血管或纤维束压迫输尿管、先天性肾盂输尿管连接处狭窄等所引起的肾积水，由于病情发展常较缓慢，临床症状常不明显或仅有腰部隐痛不适，但当肾积水达较严重程度时，可出现腹部肿块，有些患者特别是小儿以腹部肿块就诊时，体检时腹部可触及肿大的肾脏，表面光滑且多有囊性感，也是大多数此类患者就诊的最初原因。

(三)疼痛

疼痛是肾积水较常见的症状，多表现为间歇性腰部和(或)腹部胀痛。引起疼痛的主要原因是大量饮水，积水的肾脏增大，肾包膜受牵拉。

(四)感染

肾积水易引发感染，合并感染时可出现尿频、尿急、尿痛及脓尿，严重时可出现全身中毒症状，但是老年、免疫功能下降、营养不良患者的临床表现可不明显，甚至不出现任何症状。

(五)肾衰竭

尿路梗阻引起的肾积水，如梗阻长时间不能解除，可导致肾功能损害严重，出现不同程度的食欲缺乏、恶心呕吐、乏力、水肿等肾衰竭表现。双侧或孤立肾发生急性梗阻时，可出现少尿或无尿等急性肾衰竭表现。

三、辅助检查

根据临床表现和相关检查结果判断肾积水的存在及程度，还应同时明确引起肾积水的病因、梗阻的部位及有无感染，评估患侧肾脏的损害程度以及对侧肾脏的功能状况。

(一)实验室检查

1.血液检查

了解有无感染、氮质血症、酸中毒、电解质紊乱及总肾功能。

2.尿液检查

除尿常规检查和尿细菌培养外，必要时需进行结核杆菌和脱落细胞检查。发生慢性梗阻时，尿液检查可发现尿钠浓度升高、尿液渗透压降低、尿/血浆肌酐比率降低。

(二)影像学检查

1.X线平片

对肾积水的诊断有重要价值。如肾积水是结石所致,尿路平片可见到尿路结石影及积水增大的肾轮廓。

2.B超检查

超声可以明确判定增大的肾是实性肿块还是肾积水,清晰的显示肾实质、肾盂及输尿管扩张情况,并可确定肾积水的程度和肾皮质萎缩情况,也可显示梗阻的部位及病因,简便易行,无创伤,尤其是对造影剂过敏者、妊娠妇女、婴儿及胎儿更为适宜,是诊断肾积水的首选检查方法。

3.静脉尿路造影

早期可见肾盏、肾盂扩张,肾盏杯口消失或呈囊状显影,可了解肾积水的梗阻部位、原因、程度以及患肾的功能状况,也可反映对侧肾功能以及整个尿路状况。

4.肾图

尤其利尿性肾图,对判定上尿路有无机械性梗阻及梗阻的程度有一定帮助,利尿性肾图还可检查肾功能损害程度,对判定肾积水的治疗是否需要手术也有帮助,还可作为肾盂成形术后肾功能恢复的监测手段。

5.CT检查

CT尿路成像可清晰显示肾、输尿管、膀胱的形态,可清晰显示肾积水程度和肾实质萎缩情况,判断肾积水的原因和程度,有助于腹腔、腹膜后和盆腔病变的鉴别诊断。

6.MRI检查

主要了解肾积水的尿路形态学改变,对肾积水的诊断有独到之处。肾积水导致肾功能损害严重时,排泄性尿路造影患肾多不显影,MRI水成像则可以清晰地显示梗阻部位及其以上的尿路形态,可代替逆行性尿路造影。

7.内镜和尿动力学检查

膀胱尿道镜检查可了解下尿路梗阻情况,经膀胱镜将输尿管导管插至梗阻部位以上时,可见尿液快速滴出。输尿管镜检查则可了解上尿路梗阻的原因和部位。输尿管镜及膀胱镜可用于部分尿路梗阻患者的检查,对腔内病变引起的梗阻可明确诊断,而且还可以同时进行治疗。尿动力学检查可用来鉴别下尿路梗阻的原因,区别膀胱逼尿肌收缩功能障碍或膀胱出口梗阻。

四、治疗

尿路发生急性完全性梗阻24小时就可以导致肾单位损害,如梗阻未能及时解除,梗阻持续10日,则肾功能下降30%,梗阻持续30～40日造成的肾功能损害则难以恢复。慢性尿路梗阻病因解除后肾功能则可得到改善。因此,为尽早解除梗阻,去除病因、控制感染、最大限度地保护肾功能、预防并发症的发生是治疗肾积水的主要原则。

(一)非手术治疗

非手术治疗适用于可自行缓解的梗阻病变,如炎症、水肿、输尿管小结石、早期的肾盂输尿管连接部梗阻、间歇性发生肾积水的肾下垂等,但是对于此类患者必须进行严密随访观察。如果患者病情较危重,不能承受较大的手术或梗阻暂时不能解除时,可先在超声引导下进行造瘘，引流出尿液，有利于感染的控制和肾功能的改善。对于肾积水合并继发感染的患者，应定期检查尿常规和行尿培养，及时应用敏感抗生素控制感染，避免感染加重。

（二）手术治疗

对于全身情况许可，并且能够通过手术治疗解除梗阻的患者，均应尽早施行手术，去除病因，恢复肾功能。如遇输尿管周围严重病变导致梗阻需长期引流者，可经膀胱镜放置输尿管双J管。如患侧肾已无功能或严重受损，预测及时解除梗阻也无恢复的可能，则考虑肾切除术。

1.肾造瘘术

若肾功能损害较为严重，病情危重者，病因暂不能处理时，应先在梗阻以上部位进行引流，待感染控制、肾功能改善后，再针对病因治疗。如梗阻病因不能去除，肾造瘘则作为永久性治疗措施。

2.肾切除术

严重肾积水导致肾实质显著破坏、萎缩，剩余的肾实质过少且功能受损严重，引起肾性高血压，或伴有严重感染致肾积脓时，在确保健侧肾功能良好的情况下，可根据情况切除患肾。

五、护理

（一）常见的护理诊断/问题

1.焦虑

焦虑与患者对手术的惧怕、担心预后及住院费用高有关。

2.排尿型态改变

排尿型态改变与留置尿管有关。

3.舒适的改变

舒适的改变与手术后卧床、留置尿管及手术创伤有关。

4.活动无耐力

活动无耐力与手术创伤所致乏力有关。

5.疼痛

疼痛与尿路梗阻、手术创伤有关。

6.营养失调

营养失调与术后食欲下降、机体摄入不足或丢失过多有关。

7.有皮肤完整性受损的危险

皮肤完整性受损与年龄及卧床有关。

8.部分自理能力缺陷

部分自理能力缺陷与留置尿管有关。

9.知识缺乏

缺乏疾病、手术及麻醉相关知识。

10.潜在并发症

潜在并发症为肾脓肿、肾衰竭。

（二）护理目标

（1）患者情绪平稳、心理状态稳定、焦虑程度减轻，能配合各项检查、治疗及护理。

(2)患者可以适应留置尿管,并且留置尿管能保持有效引流。

(3)患者主诉不适感减轻或消失,得到较好休息。

(4)患者能改善自身的活动状况,活动耐力增加,可以逐步增加活动量并达到特定的活动水平。

(5)患者主诉疼痛症状减轻或消失。

(6)患者食欲恢复,无明显体重下降,营养摄入量能满足日常活动和机体代谢的需要。

(7)患者受压部位皮肤完整,无压红及压疮,四肢末梢温暖。

(8)患者合理的生活需要得到协助或可自行完成。

(9)患者对疾病和治疗的认识提高,充分了解疾病的相关知识及相关治疗配合要点。

(10)术后未发生相关并发症,或并发症发生后能得到及时治疗与处理,术后恢复顺利。

(三)护理措施

1.术前护理措施

(1)心理护理:充分了解患者的心理及身体情况,针对产生焦虑、恐惧及情绪不稳等心理反应的原因,给予正确的引导,向患者及家属详细讲解手术的必要性,消除其恐惧情绪,并积极配合治疗。

(2)用药指导:向患者说明药物的用法、用量及注意事项。

(3)观察患者排尿情况:观察患者尿液颜色、性状及排尿量,并及时通知医师。

2.术前常规准备

(1)协助完善相关术前检查:如心电图、X线摄片、B超、CT、MRI、出凝血试验等。

(2)预防尿潴留:忌辛辣刺激性饮食,如烟酒及咖啡,预防感冒和便秘。

(3)抗生素的选择:术前行抗生素皮试,术晨遵医嘱带入术中用药。

(4)饮食指导:术前进食易消化、高营养的食物,维持体液平衡和内环境稳定,有效改善患者的营养状况,提高对手术的耐受力。术前禁食8小时,禁饮4小时。

(5)术前健康教育:指导患者提前练习床上排尿、排便,自行调整卧位和床上翻身的方法。督促患者活动与休息相结合,减少明显的体力消耗,术前睡眠不佳者可遵医嘱适当给予催眠药物,术晨需取下活动义齿、金属饰品及其他贵重物品。

(6)术前协助患者沐浴或清洁会阴部,做好手术区域皮肤准备,术晨更换清洁病员服。

(7)术晨与手术室人员进行患者相关信息的核对后,做好交接,将患者送入手术室。

3.术后护理措施

(1)外科术后护理常规:具体如下。

全麻术后护理常规:了解手术和麻醉方式、术中情况,了解切口部位及敷料包扎情况,了解皮肤及末梢循环情况,了解感知觉的恢复情况和四肢活动度,判断手术创伤对机体的影响,予以持续低流量吸氧,严密监测生命体征,采用床挡保护以防坠床。

管道观察及护理:留置针妥善固定且输液通畅,注意观察穿刺部位皮肤情况,常规留置尿管护理,如拔管应注意观察患者排尿情况。

基础护理:做好口腔护理、会阴护理、皮肤护理,定时翻身,协助患者清洁,取舒适卧位等。

(2)饮食护理:术后6小时内禁食水;6小时排气后可开始饮水,饮水后无恶心、呕吐等不适症状,则可改为普食。

(3)体位与活动:全麻清醒前,去枕平卧位,头偏向一侧。全麻清醒后手术当日,低半卧位,可床上轻微活动。术后第1日,床上自由体位,半卧位为主。活动能力应当根据患者个体化情况,循序渐进,对于年老体弱患者应减慢活动进度。术后适度活动对于预防肺不张、肺感染、静脉血栓,促进疾病康复等有重要意义,但不能活动过度,否则容易造成创面出血的增加。

(4)缓解疼痛:了解患者疼痛的部位、程度、诱因等,遵医嘱给予止痛药物。

(5)并发症的观察、预防和护理。

观察和预防感染:注意患者排尿情况、腹部肿块大小和体温变化。肾盂成形术后保持各引流管通畅及切口清洁,若无漏尿,肾周引流管可于术后3～4日拔除。若切口处或肾周引流管内流出较多的淡黄色液体,常提示有吻合口漏的发生,应及时与医师联系,予以相应处理。体温过高的患者应给予物理降温,注意末梢保暖,必要时遵医嘱用药,对并发感染者合理使用抗菌药。

观察和预防肾衰竭:给予低盐、低蛋白质、高热量饮食,严格限制入量,记录24小时出入量。如发生肾衰竭,应及时通知医师并协助处理,以尽早恢复肾功能。

(四)健康指导

(1)多饮水以冲洗尿路,防止尿路感染。

(2)保持造瘘口周围皮肤清洁、干燥,防止感染。

(3)放置双J管的患者,告知将于术后1～3个月经膀胱镜拔除。

(4)长期留置尿管者应定期更换尿管,更换时注意避免污染。教会患者观察尿液的颜色及性质,如发现尿液浑浊、有异味或发热等全身症状时应及时就诊。

(5)恢复期患者均衡饮食、合理摄入营养,注意休息,劳逸结合,活动量从小到大。

(6)定期复诊,了解肾积水程度是否减轻及肾功能恢复情况。

第七节 肾肿瘤

肾肿瘤是泌尿系统常见的肿瘤之一,多为恶性,且发病率正逐年上升。在临床上常见的恶性肿瘤肾细胞癌(renal cell carcinoma,RCC)是起源于肾实质泌尿小管上皮系统的恶性肿瘤,又称肾腺癌,简称为肾癌。肾细胞癌在成人恶性肿瘤中占2%～3%,占肾恶性肿瘤的85%左右,各国或各地区发病率不同,发达国家高于发展中国家,城市地区高于农村地区。男性肾细胞癌发病率是女性的两倍。任何年龄都可能发病,但高峰期在60岁左右。肾盂癌较少见。肾母细胞瘤是小儿最常见的恶性实体肿瘤。

一、病因

引起肾癌的病因至今尚未明确,其病因可能与以下因素有关。

(一)职业因素

有报道长期接触金属铬和铅的工人,从事石棉、皮革相关工作的人群等患病危险性会增加。

(二)吸烟

吸烟导致肾癌的发病机制并不十分明确,但国外已经有前瞻性的研究证明,吸烟人群的肾癌发病率会有所上升,升高约50%左右。亚硝基复合物可能起到一定作用。

(三)肥胖

越来越多的流行病学研究的证据都趋向肥胖是肾癌的危险因素,机制可能与某些激素水平升高有关。

(四)其他危险因素

与高血压、饮食、遗传因素、免疫功能障碍有关。有文献报道,在饮食方面,多食蔬菜可降低肾癌发病风险。

二、病理生理

大多数肾癌多发于一侧肾,常为单个肿瘤,10%～20%为多发病灶。双侧先后或同时发病者占2%左右。瘤体多数为类似圆形的实性肿瘤,肿瘤的大小不等,平均以7 cm多见,与周围肾组织相隔。肾癌的组织病理多种多样,透明细胞癌是其主要构成部分,占肾癌的89%,主要由肾小管上皮细胞发生。

三、分类

1977年,美国癌症联合委员会(American Joint Committee on Cancer,AJCC)依据手术前影像学和(或)手术后病理学将T(tumor)、N(lymph nodes)、M(metastasis)三个方面的评价结果对恶性肿瘤进行TNM分期(表9-1)。

表9-1　2010年AJCC肾癌的TNM分期

分期	标准
原发性(T)	
T_x	原发肿瘤无法评估
T_0	未发现原发肿瘤的证据
T_1	肿瘤局限于肾内,最大径≤7 cm
	T_{1a}肿瘤局限于肾内,肿瘤最大径≤4 cm
	T_{1b}肿瘤局限于肾内,肿瘤最大径>4 cm但<7 cm
T_2	肿瘤局限于肾内,肿瘤最大径>7 cm
	T_{2a}肿瘤最大径>7 cm但≤10 cm
	T_{2b}肿瘤局限于肾内,肿瘤最大径>10 cm
T_3	肿瘤侵及主要静脉、肾上腺、肾周围组织,但未超过肾周筋膜
	T_{3a}肿瘤侵及肾上腺、肾周围组织和(或)肾窦脂肪组织,但未超过肾周筋膜
	T_{3b}肉眼见肿瘤侵入肾静脉或肾静脉段分支(含肌层)或膈下下腔静脉
	T_{3c}肉眼见肿瘤侵入膈上下腔静脉或侵犯腔静脉壁
T_4	肿瘤浸润超过肾周筋膜
区域淋巴结(N)	
N_x	区域淋巴结转移无法成功
N_0	无区域淋巴结转移
N_1	单个区域淋巴结转移
远处转移(M)	
M_0	无远处转移
M_1	有远处转移

四、临床表现

有30%～50%的肾癌患者缺乏早期临床表现，大多在健康体检或其他疾病检查时被发现。常见的临床表现如下。

（一）肾癌三联症

典型的临床症状是腹部肿块、腰痛和血尿，由于早期肾癌检出增多，临床这些症状只在少数患者中出现，为6%～10%。间歇无痛肉眼血尿为常见症状，大约50%的患者都会发生。血尿通常为肉眼血尿，偶尔为镜下血尿。出现血尿表明肿瘤已侵入肾盏、肾盂。疼痛常为腰部钝痛或隐痛，多由于肿瘤生长，牵张肾包膜或侵犯腰肌、邻近器官所致，血块通过输尿管时可发生肾绞痛。肿瘤较大时，在腹部或腰部易被触及。

（二）副瘤综合征

10%～40%有症状肾癌患者出现副瘤综合征，表现常有发热、高血压、红细胞沉降率增快等。发热可能因肿瘤坏死、出血、毒性物质吸收引起，高血压可能因瘤体内动-静脉瘘或肿瘤压迫动脉及其分支，肾素分泌过多所致。约20%的肾癌患者可出现副瘤综合征，容易与其他全身性疾病症状相混淆，应注意鉴别。

（三）转移症状

约30%的患者因转移症状，如病理性骨折、咳嗽、咯血、神经麻痹及转移部位出现疼痛等初次就诊，40%～50%的患者在初次诊断后出现远处转移。

五、辅助检查

肾癌的临床诊断主要依靠影像学检查，胸部X线摄片和腹部CT平扫加增强扫描、MRI扫描检查是治疗前临床分期的主要依据。

（一）实验室检查

实验室检查包括血、尿、便常规检查以及病毒指标、血生化以及血液肿瘤标志物检查，目前尚无公认的、可用于肾癌诊断、鉴别诊断及预后判断的肿瘤标志物。

（二）影像学检查

1.X线检查

为肾癌患者的常规检查项目，泌尿系统平片（KUB）可见肾外形增大，偶然可见肿瘤散在钙化。胸部X线摄片是术前临床分期的主要依据之一。

2.B超检查

超声检查经济、简便、普及率高，是首选的筛查方法，也是诊断肾肿瘤最常用的检查方法。B超也可判断恶性的指征，但部分RCC需借助CT和MRI进行鉴别诊断。

3.MRI检查

灵敏度与CT相似，MRI检查对肾肿瘤分期的准确性略优于CT，特别在静脉瘤栓大小、范围以及脑转移的判定方面，MRI优于CT，在压脂序列中可以观察到少血供肿瘤。

4.CT检查

具有密度及空间分辨率高的特点，对肾脏肿块的检出率近100%，肿瘤诊断正确率达95%以上。

(三)组织学检查

在非肿瘤性肾病中,肾穿刺活检已成为常规检测手段。但由于 CT 和 MRI 诊断肾肿瘤的准确性高达 95%以上,而肾穿刺活检有 15%假阴性率及 2.5%假阳性率,且可能出现并发症。对影像学诊断难以判定性质的小肾肿瘤患者,可以选择行保留肾单位手术或定期(1～3 个月)随诊检查,不推荐对能够进行保留肾单位手术的肾肿瘤患者行术前穿刺检查。同时,对具有较高的特异性和敏感性,但准备进行手术的患者一般也不推荐穿刺活检。对不能手术治疗,需系统治疗或其他治疗的晚期肾肿瘤患者,治疗前为明确诊断,可选择肾穿刺活检,以获取病理诊断。

六、治疗

(一)局限性肾癌

外科手术是局限性肾癌治疗的首选方法。

1.根治性肾切除

根治性肾切除是肾癌最主要的治疗方法。根治性切除范围包括肾周筋膜、肾周脂肪、患肾、区域淋巴结及髂血管分叉以上的输尿管。

2.保留肾单位手术

肾癌发生于解剖性或功能性的孤立肾,根治性肾切除术将会导致肾功能不全或尿毒症的患者,也可以选择保留肾单位手术。

(二)局部进展性肾癌

首选治疗方法为根治性肾切除术。对转移的淋巴结或血管瘤栓应根据病变程度、患者身体状况等选择是否切除。术后尚无标准辅助治疗方案。

(三)转移性肾癌

一般采用综合治疗。应用生物制剂、白细胞介素等免疫治疗对预防和治疗转移癌有一定疗效。肾癌具有多药物耐药基因,对放射治疗及化学治疗不敏感。

七、护理

(一)护理评估

1.术前评估

健康史及相关因素:包括家族相关疾病遗传史,了解肾癌的发生时间,有无对生活质量的影响,发病特点。

(1)一般情况:年龄、性别、婚姻和职业等。

(2)发病特点:患者血尿程度,有无排尿形态改变和经常性腰部疼痛。本次病情发现情况,如发病是体检时无意发现、自己扪及包块还是因持续性腰痛从而就医。

(3)相关因素:患者是否吸烟,吸烟的频率及数量。患者是否有饮咖啡的习惯,患者以前长期服用哪些药物等。

2.术后评估

是否有尿瘘、腹腔内脏器损伤、继发出血、感染等并发症发生。

(二)常见的护理诊断/问题

1.营养失调:低于机体需要量

营养失调:低于机体需要量,与长期血尿、癌肿消耗、手术创伤有关。

2.恐惧与焦虑

恐惧与焦虑与对癌症和手术的恐惧有关。

3.疼痛

疼痛与疾病本身、手术创伤有关。

4.知识缺乏

缺乏疾病相关知识。

5.潜在并发症

潜在并发症为出血、感染。

(三)护理目标

(1)患者营养失调得到纠正或改善。

(2)患者恐惧与焦虑程度减轻或消失。

(3)患者疼痛缓解或消失。

(4)患者了解疾病相关知识。

(5)并发症得到有效预防或发生后得到及时发现和处理。

(四)护理措施

1.改善患者的营养状况

(1)饮食:指导胃肠道功能健全的患者尽量选择高蛋白、高热量、高纤维素、低脂、易消化、少渣的食物,改善就餐环境,以促进患者食欲。

(2)营养支持:对胃肠功能障碍者,可以通过静脉途径给予营养。

2.心理护理

(1)疏导患者情绪以减轻其内在压力:对担心得不到及时有效诊治的患者,护理人员要主动关心,倾听患者诉说,告知手术治疗的必要性和可行性,稳定患者情绪,鼓励患者表达自身感受。

(2)担心术后恢复的患者:应加强术前各项护理措施的落实,让患者体会到手术前的充分准备,树立战胜疾病的信心。可通过已手术患者的现身说法,消除其恐惧心理。争取患者的积极配合。

3.并发症的预防和护理

(1)预防术后出血:密切观察病情,定时监测生命体征。观察引流管引流物状况:若患者术后引流量较多,色鲜红且很快凝固,同时伴血压下降、脉搏增快,常提示有出血,应立即通知医师处理。

(2)预防感染:监测体温变化情况,保持伤口干燥,严格无菌操作。若体温升高或伤口出现红、肿、热、痛,有脓性分泌物,应及时告知医师。遵医嘱应用抗菌类药物,防止感染的发生。

(五)健康指导

1.康复指导

保证充分的休息,适度身体锻炼,循序渐进运动,加强营养,饮食以清淡优质蛋白为主,增强体质。

2.用药指导

定时规律用药。由于肾癌对放、化疗均不敏感,生物素治疗可能是此类患者康复期的主要方法。在用药期间,患者不良反应,如低热、乏力等,应及时就医,在医师指导下用药。

3.定期复查

本病的近期、远期复发率均较高,患者需定期复查,术后1个月门诊随访,以后每3个月复查一次,遵医嘱行后续治疗。

参考文献

[1] 田河.泌尿外科手术及肿瘤微创治疗[M].北京：科学技术文献出版社，2018.

[2] 李沙丹.泌尿外科常见疾病诊疗技巧[M].南昌：江西科学技术出版社，2019.

[3] 栾杰，何平胜.现代临床泌尿外科疾病诊断与治疗[M].开封：河南大学出版社，2019.

[4] 韩明辉.泌尿外科常见病处置精要[M].北京：科学技术文献出版社，2019.

[5] 郭俊生.现代泌尿外科疾病手术实践[M].沈阳：沈阳出版社，2019.

[6] 刘光泉.泌尿外科微创技术与临床诊疗[M].武汉：湖北科学技术出版社，2018.

[7] 刘蕊旺.泌尿外科诊疗技术与临床实践[M].北京：科学技术文献出版社，2018.

[8] 张旭.泌尿外科临床路径[M].北京：人民军医出版社，2018.

[9] 王立成.泌尿外科诊疗技术[M].长春：吉林科学技术出版社，2018.

[10] 蔡平昌.现代泌尿外科诊疗实践[M].昆明：云南科技出版社，2018.

[11] 葛波，高漓，吴杰英，等.泌尿外科诊疗思维与实践[M].北京：科学技术文献出版社，2018.

[12] 韩献成.泌尿外科专科诊疗学[M].哈尔滨：黑龙江科学技术出版社，2018.

[13] 孙德明.泌尿外科临床诊治路径[M].北京：科学技术文献出版社，2018.

[14] 杨凯.泌尿外科诊治与进展[M].长春：吉林科学技术出版社，2019.

[15] 康绍叁.泌尿外科专科诊治精要[M].长春：吉林科学技术出版社，2019.

[16] 高平.泌尿外科综合诊疗学[M].长春：吉林科学技术出版社，2018.

[17] 何秉勋.泌尿外科常见疾病诊断与治疗[M].北京：科学技术文献出版社，2019.

[18] 侯本国.泌尿外科疾病诊疗思维与实践[M].长春：吉林科学技术出版社，2019.

[19] 王乾.实用泌尿外科规范诊疗与新进展[M].北京：科学技术文献出版社，2018.

[20] 仇世钦.泌尿外科微创手术与临床诊疗[M].北京：科学技术文献出版社，2018.

[21] 刘蕊旺.现代泌尿外科基础与临床研究[M].长春：吉林科学技术出版社，2019.

[22] 李欣，王勇，石华.现代泌尿外科综合治疗学[M].天津：天津科学技术出版社，2018.

[23] 侯明强.泌尿外科常见疾病诊疗规范[M].长春：吉林科学技术出版社，2019.

[24] 李刚琴.临床泌尿外科基础与治疗[M].北京：科学技术文献出版社，2019.

[25] 刘发刚.现代泌尿外科疾病诊疗学[M].哈尔滨：黑龙江科学技术出版社，2019.

[26] 陈放.实用临床泌尿外科疾病诊疗学[M].长春：吉林科学技术出版社，2018.

[27] 孙国华.泌尿外科常见疾病诊治精要[M].北京：科学技术文献出版社，2018.

[28] 程袆，李梅，刘文刚.泌尿外科临床诊疗实践[M].长春：吉林科学技术出版社，2019.

[29] 田洪民.临床外科诊疗精粹[M].北京：科学技术出版社，2019.

[30] 王连政.泌尿外科疾病综合治疗精要[M].北京：科学技术文献出版社，2019.

[31] 姚常雷.实用临床泌尿外科诊断与治疗[M].北京：科学技术文献出版社，2018.

[32] 崔为国.实用泌尿外科诊疗学[M].北京：科学技术文献出版社，2019.